ŒUVRES

COMPLÈTES

DE CABANIS

ACCOMPAGNÉES
D'UNE NOTICE SUR SA VIE ET SES OUVRAGES

TOME I

Elibron Classics
www.elibron.com

Elibron Classics series.

ISBN 0-543-99748-0 (paperback)
ISBN 0-543-99747-2 (hardcover)

This Elibron Classics Replica Edition is an unabridged facsimile of the edition published in 1823 by Bossange frères, Firmin Didot, Paris.

ŒUVRES

COMPLÈTES

DE CABANIS.

DE L'IMPRIMERIE DE FIRMIN DIDOT,
IMPRIMEUR DU ROI ET DE L'INSTITUT, RUE JACOB, N° 24.

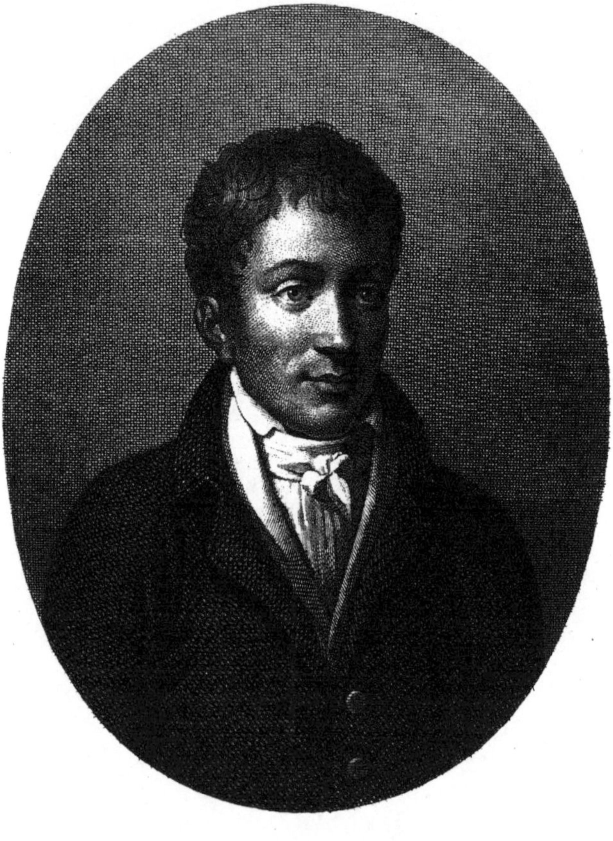

CABANIS.

ŒUVRES

COMPLÈTES

DE CABANIS,

MEMBRE DU SÉNAT, DE L'INSTITUT, DE L'ÉCOLE ET SOCIÉTÉ DE MÉDECINE DE PARIS, ETC.;

ACCOMPAGNÉES

D'UNE NOTICE SUR SA VIE ET SES OUVRAGES.

TOME PREMIER.

PARIS,

BOSSANGE FRÈRES, RUE DE SEINE, N° 12;
FIRMIN DIDOT, PÈRE ET FILS, RUE JACOB, N° 24.

M DCCC XXIII.

TABLE

DES OUVRAGES CONTENUS DANS LE PREMIER VOLUME.

RÉVOLUTIONS ET RÉFORME DE LA MÉDECINE.

DU DEGRÉ DE CERTITUDE DE LA MÉDECINE.

FIN DE LA TABLE.

RÉVOLUTIONS
ET RÉFORME
DE LA MÉDECINE.

Ἰητρὸς γὰρ φιλόσοφος ἰσόθεος.
Medicus enim philosophus est deo æqualis.
(Hippocrates, *de decenti habitu*.)

AVERTISSEMENT.

L'OUVRAGE suivant a été écrit dans l'hiver de l'an III. Garat, aujourd'hui sénateur, était alors commissaire de l'instruction publique. Lié avec lui d'une amitié dont le temps, nos goûts, nos travaux, nos vœux communs pour le progrès des lumières et pour l'accroissement du bonheur des hommes, avaient de plus en plus resserré les nœuds, je mettais un intérêt particulier à l'exécution du plan vaste qu'il avait formé pour l'organisation de toutes les parties de l'enseignement (1). Il jugea que je pouvais y

(1) Les écoles de Médecine, créées en l'an II, reçurent alors un nouveau perfectionnement. Le gouvernement actuel les a consolidées; et il a pris des mesures pour arrêter le brigandage des charlatans. Quoique son but n'ait peut-être pas encore été complètement atteint, c'est un bienfait pour lequel on lui doit d'autant plus de reconnaissance, que tous les efforts tentés auparavant dans la même vue avaient été toujours infructueux.

concourir. Quelques vues que je lui avais communiquées sur l'application des méthodes analytiques à l'étude de la médecine, lui avaient paru justes et utiles. Ses pressantes invitations m'encouragèrent à les mettre en ordre; et mon intention était de les publier alors sans retard.

Mais, comme il arrive presque toujours quand on se donne la peine de considérer un sujet sous toutes ses faces, à mesure que je rassemblais mes idées pour en faire un tout, mon cadre s'agrandissait, et la matière prenait à mes yeux plus d'étendue et d'importance. J'osai concevoir le projet de ramener à des éléments très-simples toutes les parties de la médecine, en indiquant pour chacune la méthode qui, selon moi, peut seule en diriger avec sûreté l'étude et l'enseignement.

Un si grand travail, destiné à présenter la science sous des points de vue entièrement nouveaux, avait besoin d'être appuyé d'avance de quelques considérations préliminaires : il aurait été précédé d'une introduction, dans laquelle j'avais jugé convenable d'esquisser rapidement les différentes révolutions de la médecine, et d'exposer d'une manière sommaire les principes généraux qui doivent présider à sa réforme.

Cette introduction est la seule partie que j'aie pu terminer. Je m'étais refusé jusqu'à ce moment à la rendre publique, dans l'espoir de compléter un jour l'ouvrage entier tel que je l'avais conçu. Mais le dépérissement total de ma santé ne me permet plus de nourrir cet espoir, qui fut toujours peut-être beaucoup trop ambitieux pour moi. Je finis donc par céder aux vœux de quelques amis, et par livrer au public cette faible esquisse. J'aurais voulu la rendre plus digne de lui et d'eux: mais la même raison qui m'engage à la tirer de mon portefeuille, m'ôte le courage et les moyens de la perfectionner. Telle qu'elle est, elle renferme, je crois, des idées utiles: c'est assez pour écarter les conseils de mon amour-propre, qui peut-être la condamneraient à l'oubli: et si nos jeunes élèves, auxquels elle est particulièrement destinée, retirent quelque fruit de cette lecture, l'avantage de les avoir aidés dans leurs travaux sera pour mon cœur bien au-dessus de tous les succès les plus glorieux.

Auteuil, ce 25 ventose an XII.

COUP-D'OEIL

SUR LES RÉVOLUTIONS

ET SUR LA RÉFORME

DE LA MÉDECINE.

OBJET DE CET ÉCRIT.

A mesure que les sciences s'agrandissent, il devient de plus en plus nécessaire d'en perfectionner les méthodes. Ce qui est vrai pour toutes, en général, l'est plus particulièrement encore pour celles d'observation. On finit bientôt par se perdre dans la multitude des faits recueillis, si l'esprit philosophique ne vient les ranger dans un ordre convenable, d'où sortent, comme d'eux-mêmes, les principes généraux propres à chaque science. Quand ces principes ont été déduits légitimement de tous les faits réunis, comparés et coordonnés, le système ou l'ensemble dogmatique qui en résulte, n'est plus une vaine hypothèse; c'est le tableau véritable de la science, du moins autant que l'état des lumières permet de le tracer : et les découvertes nouvelles pourront se rattacher facilement aux principes particuliers qui s'y rapportent, soit qu'elles les confirment, soit qu'elles les combattent et doivent y nécessiter des changements, ou des modifications.

Dans cette dernière supposition, c'est-à-dire, lorsque les nouvelles découvertes renversent certaines conséquences que tous les faits antérieurement connus faisaient regarder comme des vérités générales, on sent facilement que la classification de ces mêmes faits, et l'expression ou l'enchaînement des principes, qui ne peuvent être que leur résultat direct, exigeront des corrections plus ou moins importantes. Chaque époque marquée par de notables progrès de la science, le sera nécessairement par des réformes analogues dans la langue et dans les éléments de cette science. L'esprit humain ne peut se passer, pour le rappel et l'emploi facile de ses connaissances, d'un lien qui les unisse, les coordonne, et fasse un tout complet de ces parties, insignifiantes tant qu'elles restent éparses. Chacune de ces époques s'attribuera l'exclusive possession de la vérité; et toutes pourront avoir également raison, si les systèmes qu'elles ont fait naître embrassent et lient d'une manière naturelle tous les faits connus : car les vérités générales ne sont et ne peuvent être que les conséquences de toutes les observations, ou de toutes les notions particulières qu'on a recueillies sur un sujet donné.

Il est enfin des découvertes qui ébranlent les fondements même d'une science, et qui la renouvellent tout entière. Comment serait-il possible alors que son système d'exposition et sa méthode d'enseignement ne fussent pas totalement renouvelés aussi?

Mais lors même que les nouveaux faits observés, ou les nouvelles idées acquises, trouvent naturellement leur place dans l'ordre antérieurement admis, le nombre toujours croissant de ces faits et de ces idées force, de temps en temps, à revoir et à simplifier les classifications qui les enchaînent, et les méthodes qui ont pour objet de faciliter leur étude. La science ressemble, dans ce cas, à un voyageur curieux qui, sur sa route recueillant tout ce qui l'intéresse, voit se grossir à chaque instant son bagage, et se trouve fréquemment forcé d'en faire l'examen, soit pour se débarrasser des objets inutiles, ou qui font double emploi, soit pour disposer dans un meilleur ordre d'arrangement ceux dont il ne peut se détacher, afin qu'ils occupent moins d'espace, et que leur transport, ou leur emploi, devienne plus facile et plus commode.

S'il est une science surchargée (qu'on me permette cette expression) de bagage surabondant, c'est sans doute la médecine : aucune n'a plus besoin que l'esprit philosophique préside à sa réforme. Il faut qu'une méthode sévère, en la débarrassant de tout ce qui lui est étranger, ou inutile, simplifie, par une meilleure exposition, le système des connaissances indispensables dont elle se compose, et jette un nouveau jour sur les véritables points de contact qui la lient à plusieurs autres sciences. Les objets de ses études sont si nombreux; les qualités d'esprit qu'exige sa culture sont si diverses, et même en apparence si contraires; la pratique de l'art est hérissée de tant de difficultés; le but principal qu'il se propose est d'une si haute importance, que ses progrès, la perfection de son enseignement et son utilité directe ou d'application, réclament également une réforme entière et semblable à celle qui fut jadis exécutée par Hippocrate. A l'intérêt de la science se joint ici celui de l'humanité.

Dans un moment où toutes les branches de la science se renouvellent en quelque sorte, les médecins doués de quelque philosophie doivent regarder comme un devoir, de réunir leurs efforts pour consommer cette grande régénération de la science et de l'art. L'état des lumières semble permettre de la rendre plus complète, et ses effets plus durables, qu'Hippocrate même ne put le faire de son temps. Dans ce mouvement rapide et progressif qui entraîne toutes les connaissances humaines, il ne suffirait même pas d'achever les réformes exigées par le moment actuel : on doit vouloir encore préparer d'avance celles qui pourront devenir nécessaires par la suite; car toutes devront être dirigées par le même esprit, sinon exécutées sur le même plan. Témoins des progrès journaliers que font aujourd'hui les autres parties de la physique, auxquelles d'excellents esprits ont fait l'application des vraies méthodes, les médecins ne seraient plus excusables de laisser la belle et vaste science qu'ils cultivent, étouffée sous cet amas indigeste de matériaux que les observateurs ont si souvent recueillis sans discernement, et que les théoriciens ont mis en usage sans critique. Il ne peut plus surtout être permis, au milieu d'objets si multipliés, si fugitifs, si mobiles, et dans l'examen desquels les moindres vices de raisonnement ou de déduction conduisent aux plus dangereuses erreurs, de tolérer un langage vague et sans précision, capable d'osbcurcir les vérités les plus simples, et de donner à de pures visions toutes les apparences de la réalité. Le moment est venu de mettre la médecine en harmonie avec les autres sciences, et de déterminer avec exactitude leurs rapports mutuels. Placée entre la physique et la morale, ce sont surtout ses rapports véritables avec l'une ou l'autre de ces deux sciences, qu'il s'agit maintenant de reconnaître et de montrer avec évidence et avec exactitude. Il faut qu'elle emprunte le langage sévère et précis de la première, le ton communicatif et pour ainsi dire vulgaire de la seconde. Il faut qu'elle s'éclaire de tout ce que la philosophie rationnelle a de plus rigoureusement déterminé dans ses théories, et de ce que son application journalière à la nature sensible, offre de plus délicat et de plus fin. En un mot, après avoir systématisé ses principes par des méthodes d'observation, d'expérience et de raisonnement complètement sûres, il faut que la perfection de son enseignement forme, pour la pratique, des esprits tout ensemble profonds, étendus, fermes et souples, qui joignent aux lumières d'une raison transcendante cette connaissance de la vie et cette sagesse d'application, sans lesquelles tous les dons de la nature et de l'art semblent presque inutiles: réunion précieuse, et peut-être indispensable, pour empêcher que la pratique d'une science, dont les objets sont si variés et si mobiles, devienne un fléau de plus pour l'humanité.

D'après ces considérations puissantes, j'avais osé concevoir le plan d'une classification nouvelle des différentes parties de la médecine. J'avais cru devoir adopter un nouvel ordre d'exposition des faits sur lesquels elle repose, et des idées ou des notions particulières que fournit leur examen réfléchi; et sans avoir la prétention de changer sa terminologie ou sa nomenclature, j'avais espéré, par une détermination plus rigoureuse du sens des mots, pouvoir bannir entièrement de sa langue ce vague et cette obscurité qui la défigurent presque partout. Cela me paraissait d'autant plus indispensable, que ces défauts peuvent égarer même des hommes instruits, et que surtout en fournissant un asyle, pour ainsi dire impénétrable, au charlatanisme ignorant, ils deviennent la source des plus fatales erreurs, et les consacrent bientôt par une sorte d'attrait mystérieux. Comme je me proposais de considérer la médecine plus particulièrement sous le point de vue de son application au traitement des maladies, c'était avec la division qui porte le nom de *thérapeutique*, que toutes les autres devaient se coordonner; c'était par rapport à elle que leurs subdivisions devaient être tracées, et leurs relations mutuelles fixées: et les conclusions résultantes de cette manière nouvelle d'envisager les faits, devaient toutes avoir pour but commun de perfectionner l'art des traitements.

Des occupations et des devoirs de différents genres ne m'ont pas permis de conduire à sa fin un si grand ouvrage, qui d'ailleurs est vraisemblablement au-dessus de mes forces. L'écrit suivant, destiné à lui servir d'introduction, est la seule partie qui soit terminée; c'est du moins la seule que je me permette d'offrir dans ce moment à nos jeunes élèves, pour lesquels je désire sincèrement qu'elle ne soit pas sans utilité.

L'objet direct de cet écrit est donc de tracer, d'une manière rapide et sommaire, l'histoire des révolutions de la médecine; de caractériser chaque révolution par les circonstances qui l'ont fait éclore, et par les changements qu'elle a produits dans l'état, ou dans la marche de la science; enfin, de chercher à voir si ces différents tableaux, rapprochés des méthodes philosophiques modernes, ne peuvent pas fournir quelques vues utiles à sa réforme et à celle de son enseignement.

Pour remonter à toutes les causes des différentes phases par lesquelles a passé la médecine, et pour en décrire avec exactitude les particularités, il faudrait entrer dans tous les détails de son histoire; il faudrait y joindre celle de plusieurs autres sciences collatérales; il faudrait même tracer, en quelque sorte, celle de la société civile tout entière. Ce n'est peut-être, en effet, qu'en se remettant sous les yeux ces différents objets à la fois, en examinant l'influence réciproque de l'état social et des événements politiques, leur influence commune sur la marche de l'esprit humain en général, et celles des différentes sciences sur la médecine en particulier, qu'on peut avoir une idée précise et complète de l'état de celle-ci, dans toutes les époques, jusqu'à nos jours. Rien sans doute ne serait plus philosophique que son histoire exécutée sur ce plan et dans cet esprit : il en rejaillirait une nouvelle et vive lumière sur plusieurs parties de l'histoire générale du genre humain, avec lesquelles la médecine semble, au premier coup-d'œil, n'avoir aucun rapport. Mais notre but ne nous impose point un plan si vaste. Il nous suffit de bien marquer les principales époques de la médecine;

de saisir, dans chaque révolution, le véritable état des esprits; d'en apprécier les circonstances et les effets; de rechercher enfin les moyens propres à rendre plus utile celle qui se prépare depuis quelque temps, et qui ne peut ni manquer, ni tarder de s'accomplir.

Tel est, dis-je, l'objet de l'écrit suivant.

CHAPITRE PREMIER.

§ Ier.

L'art de guérir est-il fondé sur des bases solides?

Mais en entrant en matière, je me trouve arrêté dès le premier pas. Plusieurs philosophes ont regardé l'art de guérir comme un art mensonger, dont l'empire se fonde uniquement sur la crédulité et la faiblesse. Les ressorts de la machine humaine sont, disent-ils, trop déliés pour qu'on puisse se flatter de bien connaître les causes de leurs dérangements. La nature a placé dans son ouvrage les moyens d'y ramener l'ordre; et toutes les fois que ces moyens sont insuffisants par eux-mêmes, les prétendues ressources de la médecine sont absolument inutiles.

Quelques médecins éclairés ont eux-mêmes appuyé cette opinion; du moins ils resserrent tellement la puissance de l'art, qu'ils en regardent les études comme un objet de curiosité, plutôt que d'utilité. La connaissance de l'homme sain et malade n'est, à leurs yeux, qu'une partie de l'histoire naturelle, intéressante sans doute, mais presque point applicable à la conservation des individus.

Dans l'une et dans l'autre de ces deux manières de le considérer, l'art mériterait peu d'attention de la part des gouvernements. En adoptant la première, on ne lui devrait, comme aux autres jongleries, que la surveillance d'une police sévère : en se renfermant dans la seconde, on devrait se hâter de le soumettre à l'examen le plus attentif, faire choix du petit nombre de ses connaissances réelles, et livrer le reste au mépris.

J'ai discuté, dans un autre ouvrage, cette question de la certitude de la médecine. J'ai présenté les objections dans toute leur force; et je crois avoir levé les doutes et les difficultés qui n'avaient pu manquer de frapper les bons esprits.

Voici, en peu de mots, les conclusions qui résultent de cet examen.

L'étude de la nature est en général celle des faits et non celle des causes : nous observons les apparences et les changements sensibles, sans avoir souvent les moyens de reconnaître comment ces apparences ont lieu, pourquoi s'opèrent ces changements.

Pour étudier les phénomènes que présentent les corps vivants, et pour en tracer l'histoire fidèle, nous n'avons pas besoin de connaître la nature du principe qui les anime, ni la manière dont il met en jeu leurs ressorts : il nous suffit de bien constater les phénomènes eux-mêmes, d'épier à la fois l'ordre suivant lequel ils se reproduisent et leurs rapports mutuels, et de les classer dans un enchaînement qui fasse bien sentir cet ordre et ces rapports. Pour étudier l'état sain et l'état malade, pour suivre la marche et le développement de telle ou de telle maladie en particulier, nous n'avons pas besoin de connaître l'essence de la vie, ni celle de la cause morbifique: l'observation, l'expérience et le raisonnement nous suffisent; il ne faut rien de plus.

De même que, durant la santé, des mouvements réguliers s'exécutent, pour l'entretenir et la renouveler, en quelque sorte, à chaque instant; de même, d'après les lois de l'organisation animale, la maladie amène toujours une autre série de mouvements, qui semblent destinés à la combattre, et qui en effet, quand ils ne sont ni trop faibles, ni trop violents, ni détournés de leur but par des perturbations nouvelles, tendent le plus souvent au rétablissement de l'ordre et de la santé.

Ces mouvements se manifestent par des phénomènes qui leur sont propres, et qui les caractérisent suffisamment à des regards attentifs. Ce sont des vomissements de matières qui fatiguent l'estomac; des évacuations, par le bas de saburres intestinales; ce sont d'abondantes diurèses, des hémorragies, des sueurs, etc.

Quelquefois les changements qui s'opèrent dans l'économie animale, sont plus sourds et plus cachés; leurs signes extérieurs sont moins frappants; leur nature n'est pas la même. Des dégoûts, ou des appétits singuliers; des exaltations, ou des affaiblissements passagers de différentes fonctions vitales; certaines altérations soumises à un ordre périodique, ou revenant à des époques indéterminées, sont tout à la fois et le signe des altérations internes, et l'instrument par lequel la nature en opère la guérison. Il ne faut encore que de l'attention pour épier ces divers phénomènes, pour reconnaître dans quelles circonstances ces efforts spontanés sont utiles ou nuisibles.

L'observation nous apprend également quel ensemble de phénomènes signale les maladies dans lesquelles il est pernicieux pour le malade, ou favorable à sa guérison, de suivre en lui les inspirations de l'instinct, et de leur obéir.

Mais certaines substances appliquées aux corps vivants, y déterminent les mêmes efforts, y produisent les mêmes phénomènes. Prises à l'intérieur, les unes purgent ou font vomir, provoquent des sueurs, ou des flux d'urine, excitent ou modèrent l'action vitale : d'autres apaisent les douleurs excessives, amènent le sommeil, dont le retour est si nécessaire au maintien de la santé; ou, par une action spécifique, elles suspendent et suppriment certains mouvements particuliers. Il en est enfin qui, par une action plus lente, changent l'état des humeurs et la manière d'être et d'agir des solides.

Tantôt en irritant les extrémités, on peut exercer sur tout le corps une action directe et générale, capable d'en changer toutes les dispositions; tantôt ces impressions locales et vives enchaînent les mouvements désordonnés, leur font prendre une autre direction, ou même en établissent d'autres tout nouveaux; tantôt elles peuvent occasioner diverses évacuations d'humeurs, dont les effets se rapportent au caractère de la maladie et aux circonstances dans lesquelles ces mouvements sont imprimés.

Enfin, l'entretien de la vie demande en général la présence de l'air : cette présence est indispensable pour tous les individus de l'espèce humaine, du moment qu'ils ont vu le jour. Or, ce fluide peut se trouver dans des états différents : et il produit ainsi, sur les corps, des effets très-variés. Les aliments et les boissons sont également nécessaires, soit pour exciter et soutenir le jeu de l'économie animale, soit pour réparer ses pertes journalières. Or, l'action de ces nouvelles matières, introduites dans les organes digestifs, dans le torrent des humeurs et dans l'intime contexture des fibres, y devient la cause de nombreuses modifications, ressenties par le système vivant tout entier.

Ajoutons que l'air n'est pas le même dans les divers lieux de la terre. La nature du sol, sa disposition, la manière dont il est regardé par le soleil, le voisinage des eaux vives ou croupissantes, des bois ou des montagnes, peuvent changer entièrement les qualités de l'atmosphère.

Quelques-unes de ces qualités sont sensibles et, en quelque sorte, extérieures, comme le refroidissement ou la chaleur, la sécheresse ou l'humidité. Quant aux autres, elles ne se manifestent que par leurs effets.

L'observateur peut encore ici vérifier, par des moyens sûrs, tous les objets de ses recherches: il peut évaluer avec précision l'effet des médicaments, et se tracer des règles qui rapprochent de plus en plus leur administration d'un haut degré de certitude, en classant avec méthode, et les cas avec leurs nuances, et les remèdes eux-mêmes dans leurs diverses associations. Il peut déterminer l'influence de l'air suivant ses différents états, celle des aliments suivant leur nature et leurs qualités apparentes; en un mot, tous les effets du régime, pris dans le sens le plus étendu, peuvent être immédiatement appréciés. Car le sommeil et la veille, la vie active ou sédentaire, les travaux du corps et de l'esprit, la manière de se vêtir ou de se loger, les habitudes de l'imagination, les affections de l'ame; toutes ces circonstances, dis-je, peuvent ou contribuer à la conservation de la santé, ou devenir, pour l'économie vivante, la cause de nouvelles perturbations.

Enfin, les médecins de l'antiquité nous ont laissé de vastes tableaux de maladies: ces tableaux se sont étendus entre les mains des modernes; et malheureusement le genre humain a fait, dans ces derniers siècles, la funeste acquisition de quelques maladies nouvelles. Parmi tous les désordres physiques, que le développement, souvent mal entendu, de notre existence morale peut aggraver encore et multiplier chaque jour, il en est plusieurs qui, livrés aux secours précaires de la nature, sont presque toujours mortels, et que l'art a trouvé les moyens de guérir fréquemment.

Cette assertion générale est prouvée par les traitements méthodiques inventés pour la guérison des hydropisies dues à de vieilles obstructions; pour celle du scorbut, des maladies vénériennes, et surtout des fièvres intermittentes malignes. Il serait facile de la fortifier encore, par l'histoire de plusieurs traitements particuliers, moins importants, de différentes maladies aiguës, ou chroniques: mais j'évite d'entrer dans les détails; et je conclus.

L'art de guérir est donc véritablement fondé, comme tous les autres, sur l'observation et sur le raisonnement. Ses efforts ayant pour but l'un de nos premiers besoins, il est donc, même dès ce moment, et surtout il peut devenir dans la suite, d'une utilité directe très-étendue: et si l'on a vu, dans tous les temps, de bons esprits la nier, ou la révoquer fortement en doute, c'est uniquement aux vices de son langage, au vague de ses théories, au caractère peu philosophique de la plupart de ses livres et de ses méthodes d'enseignement, qu'il faut s'en prendre. Ainsi donc, l'art de guérir mérite la plus sérieuse attention de la part de tout gouvernement ami des hommes; et sa place, dans tout plan d'instruction nationale, doit être digne de l'importance de son but.

Insisterait-on, en disant que, si l'art existe dans la nature, ou si la nature en a mis les divers objets à notre portée, et si réellement nous avons reçu d'elle les moyens de les étudier et de les éclaircir, la seule difficulté de son application suffit encore cependant pour la rendre d'un effet nul, ou dangereux dans la pratique? Je n'en tombe point d'accord. Mais, cette assertion fût-elle exacte, il n'en résulterait pour nous, qu'un nouveau et plus pressant motif de perfectionner les méthodes d'observation et d'expérience qui s'appliquent aux recherches de la médecine, de hâter la réforme de son enseignement, et de surveiller avec attention tous ses travaux.

§ II.

Différents points de vue sous lesquels doit être considéré l'art de guérir.

Mais, pour se faire une juste idée de l'art de guérir, il ne suffit pas de le considérer sous le simple rapport des individus qu'il peut conserver, ou des maux qu'il peut soulager. Ce double résultat de ses efforts en est sans doute l'objet principal : telle est son utilité directe. Et n'exerce-t-il pas en effet le pouvoir de la nature bienfaisante, celui qui peut ramener à la vie l'être défaillant, dont tous les pas descendent rapidement vers la tombe? N'est-il pas la vive image de ces êtres supérieurs, que l'imagination se représente portant sur la terre les messages propices de la Divinité? Une famille éplorée, des amis frappés souvent d'une consternation plus profonde encore, vous redemandent l'objet de leurs affections; vous le rendez à tant de vœux réunis : n'êtes-vous pas à leurs yeux un dieu favorable? Quand vous renouez la trame du bonheur pour deux êtres nécessaires l'un à l'autre, et prêts à se séparer pour toujours, ce n'est pas seulement la vie de celui qui ressuscite par vos soins, dont vous rallumez le flambeau : ce sont deux couronnes civiques que vous méritez à la fois. Et que dis-je? ne faites-vous pas, en quelque sorte, plus que la main qui nous appela du néant à la vie? Conserver à la patrie ses utiles serviteurs, prolonger les bienfaits du génie et l'exemple des vertus, n'est-ce pas l'acte le plus noble et le plus méritoire aux yeux des nations et du genre humain?

Cependant, je le répète, il est d'autres rapports sous lesquels la médecine intéresse et peut servir éminemment la société, soit par son influence immédiate sur plusieurs objets d'utilité journalière, soit par les lumières et les secours qu'empruntent d'elle les autres parties de la science.

1° L'étude de l'économie animale est une branche essentielle de celle de l'histoire naturelle, ou de la physique: et l'économie animale elle-même ne peut être complètement connue, que par l'observation détaillée de l'état sain et de l'état malade; par l'examen le plus exact, et des phénomènes qui s'y manifestent spontanément, d'après les lois des forces vivantes, et de ceux que produit l'action des agents extérieurs, ou l'application de certaines substances prises intérieurement.

Dans l'étude de la nature, on ne peut ni séparer les objets qui se tiennent par des rapports constants, ni scinder ceux qui forment un tout. Or, les sciences naturelles embrassent dans leur ensemble le système animal, qui même, par la raison qu'il nous touche de plus près, y tient la première place: et la nue description de ce système, quand on se bornerait à le peindre dans l'état sain, exigerait encore la connaissance des maladies; parce que ces dernières, faisant ressortir beaucoup de phénomènes très-difficiles à bien apprécier sans cela, dévoilent plusieurs ressorts, ou propriétés, qui s'effacent et disparaissent dans l'uniformité d'un état plus régulier et plus constant.

2° Le tableau général de la nature humaine se divise en deux parties principales : son histoire physique, et son histoire morale. De leur réunion méthodique, et de l'indication des points nombreux par lesquels elles se touchent et se confondent, résulte ce qu'on peut appeler la *science de l'homme*, ou l'*anthropologie*, suivant l'expression des Allemands. Soit en effet que la médecine veuille établir des axiomes de régime, et tirer de l'observation des maladies une suite de principes applicables à leur traitement; soit que par des règles individuelles de conduite, le moraliste cherche à perfectionner la vie privée, ou que, par les lois et les formes du gouvernement, le législateur essaie de perfectionner les nations et leur bonheur; soit enfin que l'artiste et le savant veuillent appeler nos regards vers de nouveaux objets d'intérêt, et nous préparer des jouissances inconnues : c'est toujours, si l'on peut s'exprimer ainsi, le tableau de l'homme à la main, qu'ils doivent procéder : et comme la partie physique en forme l'esquisse fondamentale, l'art de guérir qui l'éclaire et la complète, se rapporte plus ou moins à tous les autres; et surtout il jette un jour nécessaire sur la base de toutes les sciences morales.

3° En vertu de son organisation, l'homme est doué d'une perfectibilité (1) dont il est impossi-

(1) Cette perfectibilité a sans doute des bornes, comme

ble d'assigner le terme. A partir de l'état de dénuement et d'imbécillité, où la nature le laisse en le jetant sur le globe, jusqu'à la première, à la plus imparfaite association, quel intervalle immense ! Que d'essais infructueux, que d'efforts réitérés pour le franchir !

De cette enfance sociale, ou, pour prendre des termes plus fixes et moins arbitraires, de ces polices sauvages que nous peignent les premières annales du monde, et plusieurs voyages modernes, jusqu'au point où les nations civilisées de l'Europe sont parvenues, les progrès ne sont pas moins étonnants. Certaines catastrophes, physiques ou politiques, ont, il est vrai, paru faire rétrograder le genre humain. Les Grecs et les Romains, qui avaient fait de si grandes choses sous le régime de la liberté, sont tombés dans l'avilissement sous le joug du despotisme et de la superstition. Mais une vérité consolante résulte de la lecture judicieuse de l'histoire : c'est que les choses tendent toujours vers l'amélioration; que ce mouvement n'est jamais interverti, ni même suspendu, sans l'intervention de causes accidentelles, assez puissantes pour troubler cette marche naturelle; et qu'aussitôt que ces mêmes

---

toutes les forces de la nature : mais ces bornes ne peuvent être assignées; et tout nous porte à croire qu'il nous restera toujours de grands espaces à parcourir pour y atteindre.

causes cessent d'agir, le mouvement recommence avec plus d'énergie et d'intensité.

Tout ce que les travaux des siècles ont fait jusqu'à ce jour, n'est rien sans doute en comparaison de ce qui nous reste, et de ce que nous laisserons encore à faire aux races futures. Mais une belle carrière est ouverte devant nous : et nous leur devons un compte fidèle des circonstances présentes, les plus heureuses, peut-être, où le genre humain ait jamais été placé.

L'homme est perfectible sous deux rapports généraux. L'éducation physique et le régime, en prenant l'un et l'autre mot dans leur acception la plus étendue, développent les forces de ses organes, lui créent des facultés, et même, en quelque sorte, des sens nouveaux : et lorsque ces moyens ont agi sur plusieurs générations successives, ce ne sont plus les mêmes hommes, ce n'est plus la même race, tout restant égal d'ailleurs.

L'éducation morale développe l'intelligence, cultive les affections, dirige tous les penchants de la nature vers le but le plus utile au bonheur de chacun et de tous. La distance qu'elle peut mettre, à dispositions primitives égales, entre un homme et un homme, est très-grande; personne ne l'ignore. Fortifiée de toute l'influence du gouvernement et des lois, elle enfante ces grands phénomènes sociaux que l'histoire offre à notre admiration, dans quelques intervalles trop isolés et trop fugitifs des siècles passés. Développée elle-même par la durée de ses effets, et perpétuée avec tous ses accroissements successifs, par une espèce de transmission des pères aux enfants, le terme où elle peut être portée, se dérobe à toute estimation précise : ce terme est sans doute bien au-delà de ce qu'on imagine communément.

C'est par le concours de ces deux puissants ressorts, que la nature humaine est susceptible d'acquérir un haut degré de perfection : ils se secondent mutuellement dans leur action simultanée. L'ensemble des causes qui perfectionnent le physique, prépare en quelque sorte la matière, ou fournit les instruments : l'ensemble des causes qui perfectionnent le moral, met ces instruments en activité, leur donne la vie; il dirige dans des routes favorables les facultés les plus susceptibles d'écarts.

Les premières de ces causes sont uniquement du domaine de l'art de guérir. Nous avons vu ses rapports indirects, mais nombreux, avec les secondes.

L'art de guérir peut donc avoir une grande influence sur le perfectionnement du genre humain.

4° L'état naturel de l'homme est sans doute l'état de santé. Mais la maladie est aussi dans la nature, puisqu'elle résulte de ses lois, et même, en grande partie, de celles qui sont établies pour la conservation de la santé. La sensibilité singulière des organes de l'homme ; les dispositions morbifiques que leur développement produit à certaines époques ; l'action des causes extérieures que nous sommes si rarement les maîtres de régler ; les inévitables accidents qu'entraîne le cours ordinaire de la vie ; enfin, les imprudences dont les personnes les plus sages ne se garantissent pas toujours : toutes ces circonstances réunies font que l'homme est faible, valétudinaire, malade, tout aussi naturellement qu'il est sain, alégre, vigoureux.

Mais quand l'homme souffre, une voix impérieuse, plus forte que toutes les subtilités, le porte à chercher du soulagement. Il attribue son mal à certaines causes : il en cherche le remède dans l'application de certaines substances, ou de certaines impressions, considérées comme des causes capables d'agir dans un autre sens, et de produire des effets différents, ou contraires. Le voilà déja saisissant le premier anneau d'une chaîne d'observations ; et c'est ainsi qu'il devient bientôt médecin et chirurgien.

L'état de faiblesse résultant de la maladie, se fait sentir aux organes de la pensée, comme à ceux des autres fonctions animales : la maladie énerve les forces de l'intelligence, comme celles du mouvement musculaire ; elle peut altérer le jugement comme la digestion. Un malade devient surtout crédule touchant l'objet de ses craintes et de ses espérances. Quiconque lui promet la santé peut facilement obtenir sa confiance. Il tombe bientôt dans les mains des charlatans et des bonnes femmes. Ne vaudrait-il pas mieux qu'il fût dans celles d'un médecin éclairé?

Pour tous les objets dont chaque homme peut en général être juge compétent, et relativement auxquels le genre même de l'erreur la rend excusable, ou peu dangereuse pour les dupes, le gouvernement doit livrer le cours des choses à la plus entière liberté. Il est même de son devoir de respecter toutes les industries, et de laisser s'exécuter en paix toutes les transactions amiables. Le besoin réciproque, réel ou imaginaire, en doit être le seul, comme il en est le véritable régulateur.

Mais, quand les objets des transactions sont de nature à ne pouvoir être convenablement appréciés par les individus, et qu'en même temps les erreurs y peuvent avoir des suites dangereuses pour eux; quand le besoin pressant et journalier les force de faire un choix, souvent même de le faire à la hâte, et que l'astuce ou l'imposture sont également encouragées à leur tendre des piéges, par les avantages et par la facilité du succès, le gouvernement ne peut plus rester indifférent spectateur : il est de son devoir de surveiller celui des deux contractants qui peut vouloir abuser de la bonne foi de l'autre; il doit à celui-ci des précautions générales, qui le garantissent de la déception, autant du moins qu'il est possible; il lui doit même, dans certaines circonstances, des soins et des avis particuliers. Mais, pour continuer la comparaison, il n'est point de commerce dans lequel un champ plus vaste soit ouvert à la charlatanerie, que la pratique des différentes parties de la médecine; il n'est aucun besoin qui dispose aussi puissamment l'esprit à la crédulité la plus facile et la plus ridicule, que celui de conserver, et surtout celui de recouvrer la santé. Le gouvernement laissera-t-il ici les citoyens sans aucune sauvegarde, en proie à leur propre faiblesse et à l'audace des charlatans?

Cette seule considération rendrait des écoles d'art de guérir indispensables. Puisque l'homme malade invoquera toujours le secours des remèdes, il vaut mieux sans doute que ces remèdes soient administrés par des mains habiles; et puisqu'il y aura toujours des médecins, ceux qu'ont formés de savants maîtres sont préférables sans doute à ceux que produit le hasard. Enfin, quel est le gouvernement sage et humain qui ne doive vouloir réprimer et détruire cette foule de misérables jongleurs qui dévastent nos grandes villes, aussi-bien que nos campagnes, et qui dévorent la substance du pauvre cultivateur et de l'artisan?

5° Il y a plusieurs denrées et plusieurs matières commerciales dont la qualité doit être vérifiée légalement, et le débit surveillé par la police. L'art approprie à différents besoins des substances dangereuses. Les médicaments les plus utiles peuvent être aisément falsifiés et dénaturés; et dans leur état même le plus pur, on ne doit pas toujours permettre qu'ils soient débités au hasard et sans précaution. Il est évident que dans tous ces cas, les lumières de la médecine peuvent seules diriger les mesures du gouvernement.

De grandes maladies épidémiques ont été souvent occasionées par l'altération des aliments journaliers du peuple. Les chairs des animaux, corrompues par diverses causes accidentelles, ou tirées d'individus morts eux-mêmes de certaines maladies; les poissons, ou pris à des époques particulières, qui les rendent mal sains, ou gâtés, soit par une putréfaction commençante, soit par l'effet des préparations elles-mêmes qui ont pour but de les conserver plus long-temps; enfin, les graines céréales et les farines altérées par les maladies de la plante, par le défaut de soins, par des mélanges indiscrets, ont souvent répandu le germe des plus funestes contagions.

D'ailleurs, l'état social entraîne et nécessite plusieurs travaux qui ne peuvent être avantageusement exécutés que sous l'inspection d'hommes instruits dans l'économie animale. L'assainissement des grandes villes et des ports; les distributions et la police des maisons publiques, où beaucoup d'hommes se trouvent entassés; le dessèchement des lacs et des terrains abreuvés d'eaux croupissantes; la direction des canaux et l'établissement des aquéducs et des égouts, ne demandent pas moins peut-être les lumières de médecins éclairés, que celles d'habiles architectes et ingénieurs. Il est possible quelquefois d'arrêter les progrès d'une maladie contagieuse, soit en prescrivant certaines précautions aux citoyens, soit en coupant les communications par une force armée, soit en opposant des digues naturelles aux éléments eux-mêmes, chargés de principes malfaisants.

On sait qu'une police éclairée est le plus puissant et le plus indispensable secours dans les temps de peste. Acron en Sicile, et Hippocrate dans le Péloponnèse, arrêtèrent, dit-on, celle dont Agrigente et Athènes étaient menacées (1), en faisant boucher, dans les montagnes, certains passages par où les vents soufflaient sur ces deux villes les germes de la contagion.

6° Enfin, parmi les éléments dont se compose

---

(1) La peste, telle qu'elle existe aujourd'hui dans le Levant, telle qu'on l'a vue à Marseille, à Toulon, à Londres, à Moscow, etc., ne se communique que par le contact immédiat, ou du moins par le voisinage très-prochain du foyer de l'infection. Mais les anciens comprenaient sous le nom de peste, toutes les épidémies où la fièvre est accompagnée de dépôts aux glandes et de charbons. Plusieurs de ces épidémies sont en effet causées par l'état de l'air, ou par les miasmes qu'il transporte au loin.

la prospérité publique, la conservation des animaux utiles et le perfectionnement de leurs races seront toujours de la plus haute importance aux yeux d'une sage administration. Le bœuf, l'âne, le cheval, le mulet partagent nos travaux; ils suppléent les bras, ou les économisent. Leurs forces, d'autant plus considérables et d'autant mieux employées que ces animaux sont plus vigoureux et plus sains, accroissent, dans une progression relative, les produits de l'industrie, et diminuent ses dépenses. De la dépouille de plusieurs espèces, l'homme compose ses plus utiles et ses plus commodes vêtements : transformée en cent manières diverses, elle orne ses meubles et sa demeure. La chair de quelques-uns lui fournit une partie importante de ses aliments.

Sans doute, malgré l'opinion de quelques philosophes, la nourriture animale est très-convenable à l'organisation de l'homme : mais elle l'est beaucoup moins quand les animaux sont faibles et chétifs; elle devient malsaine, ou dangereuse, quand ils sont malsains, ou malades.

Enfin, plusieurs espèces nous rendent certains services particuliers : celles-là ne méritent pas moins qu'on s'occupe des moyens de les perfectionner; de conserver les individus dans l'état de force et de santé; de diriger leur éducation d'après des vues et des méthodes qui les approprient de plus en plus à nos besoins.

Cette partie de l'économie rurale est entièrement subordonnée à l'art vétérinaire. Or, l'art vétérinaire n'est lui-même qu'une branche de l'art de guérir; et les points nombreux par lesquels il tient et se rapporte à la médecine humaine, deviendront plus distincts et plus frappants, à mesure qu'on fera de nouveaux progrès dans tous les deux.

Tel est le tableau qui s'offre à l'observateur, quand il envisage ce sujet avec un peu d'attention : tels sont les différents aspects qu'il me paraît indispensable d'y considérer, si l'on veut porter sur le fond du sujet lui-même de solides jugements, et surtout tirer de cet examen des résultats utiles et véritablement généraux.

Il est aisé de voir en effet, que la science n'est pas un arbre dont on puisse rejeter au hasard les branches présumées superflues. Il n'y a pour elle de superflu que le nuisible et l'absurde. Tout ce qui ne lui est pas contraire, c'est-à-dire, tout ce qui ne peut ni l'embarrasser ni l'obscurcir, lui appartient et la sert. Dans la nature des choses, toutes les vérités forment sans doute une chaîne, dont les anneaux sont invinciblement unis entre eux. Dans l'état actuel de nos connaissances, nous ne pouvons saisir et suivre que des parties isolées de cette chaîne; mais à mesure qu'on avance, les lacunes se remplissent, les points de contact, ou les relations des diverses parties entre elles, et de chacune avec le tout, se multiplient de jour en jour : tout porte à croire que, si l'on parvient à mettre en ordre et à resserrer toutes les connaissances humaines dans de véritables éléments, on ne découvrira plus entre elles d'intervalles ni de séparations; ce ne sera plus, pour ainsi dire, qu'un corps organisé, dont les divers membres sont faits l'un pour l'autre, et dont tous les mouvements se prêtent un appui mutuel. Enfin, dans cet arrangement méthodique et complet, toutes les vérités venant aboutir à un petit nombre de principes, qui leur serviront comme de base, ou de point d'attache commun, l'esprit en suivra sans peine les différents chaînons et les ramifications nombreuses ; et le droit de les embrasser dans leur ensemble, ne sera plus l'attribut exclusif du génie.

L'importance de la médecine, les services que la société peut attendre d'elle, les avantages que les autres sciences peuvent retirer de son commerce, enfin la nécessité de perfectionner ses principes et son enseignement, résultent avec trop d'évidence de tout ce qui précède, pour qu'il soit nécessaire de peser ici sur ces conclusions. Entrons donc plus avant en matière, et commençons par jeter un coup d'œil sur l'état de l'art de guérir, et sur celui de son enseignement, aux différentes époques dont l'histoire nous a transmis le souvenir.

CHAPITRE II.

Tableau des révolutions de l'art de guérir, depuis sa naissance jusqu'à son introduction chez les Romains.

§ Ier.

La médecine entre les mains des chefs de peuplades, des poètes, et surtout des prêtres.

Les ténèbres qui environnent le berceau de la médecine, lui sont communes avec les autres parties des connaissances humaines. Nous savons seulement que dès les premières époques historiques, elle était déja pratiquée avec un certain éclat : c'en est assez pour juger qu'à l'apparition des arts naissants, elle avait pris place à côté d'eux. Les recherches qu'on pourrait tenter sur la manière dont elle était enseignée alors, seraient entièrement inutiles : les matériaux nous manquent; et les amis de la vérité ne doivent pas se perdre dans des conjectures toujours vaines, quelque savantes qu'elles puissent être d'ailleurs.

Ce n'est pas du moins dans un écrit de la nature de celui-ci, que les recherches d'une érudition, trop souvent trompeuse, pourraient trouver grace devant le lecteur.

En partant de la nature constante des choses, on voit que l'homme, soumis à l'action d'une foule de circonstances qui peuvent troubler le jeu de ses organes, a dû chercher de très-bonne heure les moyens d'apaiser les douleurs et de guérir les maladies, dont il était si fréquemment atteint. Comme il ne peut se dérober entièrement à l'influence continuelle de plusieurs de ces causes; comme il en porte dans son sein plusieurs autres qui doivent agir à des époques fixes de la vie, ou qui peuvent se développer à chaque instant, on est en droit d'assurer que les premiers essais de remèdes ne sont guère moins anciens que le genre humain lui-même. Chez les peuplades les plus grossières, comme celles de la Nouvelle-Hollande et de la Nouvelle-Zélande, de la Laponie et du Groënland, du nord de l'Amérique et de l'intérieur de l'Afrique, on trouve les vestiges d'une médecine et d'une chirurgie véritables : des hommes y savent discerner différentes maladies, et leur appliquer un traitement, plus ou moins convenable; on y connaît l'emploi de certains remèdes qui ne font point partie des aliments journaliers. Ces sociétés informes nous présentent le genre humain dans son enfance : c'est l'image fidèle des premiers temps, chez toutes les nations.

Du moment qu'il y eut des hommes, ils éprouvèrent des maladies : ils voulurent ou les guérir, ou les soulager; ils firent toute sorte de tentatives pour atteindre l'un ou l'autre but. Mais on doit présumer qu'en général les découvertes furent très-lentes : elles furent souvent le produit de hasards heureux, plutôt que de combinaisons raisonnées. Les hommes recevaient par tradition la connaissance des découvertes déja faites : bientôt les besoins les forçaient de faire eux-mêmes de nouvelles observations, et les trésors de la science naissante se grossissaient par degrés. Dans ces premiers temps, toutes les connaissances étaient une propriété commune : des arts bornés pouvaient être exercés par toutes les personnes douées de quelque intelligence. Il y avait une médecine avant qu'il y eût des médecins.

Ces hommes nouvellement entrés dans la civilisation, dont les idées sont resserrées dans un cercle étroit, dont l'activité se consume à satisfaire les besoins les plus pressants, et qui se trouvent forcés de pourvoir à tous à la fois, sont incapables sans doute de faire sortir de l'enfance les sciences et les arts. Cependant il ne faut pas croire qu'ils manquent toujours de jugement et de pénétration. Leurs sens exercés sans relâche, sont même en général plus fins que ceux des hommes qui vivent dans un état social plus avancé ; leur esprit, qui tire en quelque sorte tout de son propre fonds, est d'autant plus juste, qu'il s'est formé par une suite de sensations frappantes, et d'autant plus fermes, que les objets n'en ont pas été trop multipliés et trop divers. On connaît le bon sens et la finesse des sauvages. Ainsi, peut-être certaines vues très-générales de médecine, et l'usage de plusieurs remèdes importants, remontent-ils aux premières époques de la société, du moins dans les climats qui favorisent le développement des facultés intellectuelles. Ce que nous savons avec certitude, c'est que leur connaissance remonte, chez les Grecs, à la plus haute antiquité.

La médecine fut donc cultivée d'abord, par les malades eux-mêmes, ou par ceux qui les environnaient. Chaque famille avait ses traditions et ses pratiques; chaque peuplade profitait de toutes les expériences faites dans son sein.

Les hommes riches et puissants, qui cherchaient à consacrer leur pouvoir et leurs richesses, en devenant utiles à leurs concitoyens, cultivaient avec ardeur tous les arts naissants : ils se gardèrent bien de négliger la médecine, qui leur fournissait les moyens de se rendre souvent nécessaires. Chiron, Ariste, Thésée, Télamon, Teucer, Patrocle, Autolicus, Ulysse, et quelques autres grands personnages, dont il est fait mention dans les anciens poètes, ne furent pas moins honorés en Grèce, pour leurs connaissances en médecine, que pour ces fameux exploits qui, vrais ou faux, font vivre leurs noms dans la postérité.

Les poètes furent les premiers philosophes de

toutes les nations. Par leurs chants, ils adoucirent les hommes sauvages. Pour frapper plus vivement des imaginations encore neuves, et dans l'espoir de prêter aux leçons de la morale l'appui d'une force plus vigilante et plus active que celle des lois, ils enseignèrent le culte de la divinité. Ils donnèrent surtout aux langues leur premier et leur plus indispensable degré de perfectionnement; et par là, ils eurent l'avantage de préparer de loin tous ces bienfaits nouveaux, que la marche plus sûre des esprits devait répandre un jour sur l'état social.

Non moins avides de gloire que les héros dont ils nous entretiennent, les poètes cultivèrent comme eux la médecine : tantôt pour se rendre plus recommandables par sa pratique ; tantôt pour consigner dans leurs ouvrages ce que ses préceptes offraient de plus curieux et de plus intéressant. Dans ces premières époques, où l'écriture était peu répandue, ou même absolument ignorée, les formes précises et le rhythme harmonieux de la poésie étaient infiniment utiles, pour fixer dans la mémoire des vérités applicables à nos besoins de tous les instants. Linus, Orphée, Musée et plusieurs autres, ont chanté l'art bienfaisant qui prolonge la vie, apaise la douleur, et rend avec la santé le bonheur et les plaisirs. Hésiode avait composé des poèmes entiers sur les propriétés des plantes. Dans celui *des OEuvres et des Jours*, il conseille plusieurs pratiques médicales ou diététiques. Homère parle souvent des blessures de ses héros, en homme à qui la structure du corps humain n'était point entièrement inconnue; et quoiqu'il fût très-facile, malgré les prétentions d'un enthousiasme indiscret, de montrer dans ses ouvrages des erreurs anatomiques grossières, il est certain qu'on y rencontre plusieurs observations fines de physiologie, quelques passages curieux sur la manière de panser alors les plaies, et des particularités dignes de remarque touchant l'effet des remèdes. Ce qu'il dit de la puissance du népenthès, porte à croire que l'effet et l'emploi des plantes stupéfiantes étaient anciennement connus. Quant à l'usage qu'un de ses héros fait du moly, pour se garantir des enchantements de Circé, il tenait sans doute aux idées superstitieuses du temps. L'application du vin sur les blessures, et la méthode de les agrandir et de les scarifier, étaient usitées dans le camp des Grecs devant Troie : ce qui ne prouve pas au reste, comme auraient voulu l'établir quelques savants, qu'Homère était profond en chirurgie; mais ce qui nous permet d'affirmer avec une entière certitude, que l'invention de ces pratiques date d'époques antérieures à lui.

Certains commentateurs admirent beaucoup la sagesse et l'utilité du conseil que Thétis *aux pieds d'argent*, donne à son fils Achille, de voir des femmes pour dissiper son humeur noire. Il ne faut pas être bien profond médecin, pour savoir que leur commerce peut en effet guérir la mélancolie : mais il peut aussi la causer quelquefois.

Pline paraît surpris qu'Homère n'ait point parlé des eaux thermales ; il conclut de son silence, que ce genre de remède n'était pas encore employé de son temps. Philostrate prétend le contraire. Selon lui, les bains chauds indiqués aux Grecs par l'oracle, pour la guérison de leurs blessés, étaient ceux d'Ionie, situés à quarante stades de la ville de Smyrne, et nommés *thermes d'Agamemnon.*

La peste régnait dans le camp. Elle avait été causée par les traits d'Apollon ; c'est-à-dire, par l'action d'un soleil brûlant sur les marais et le rivage limoneux de la Troade. Homère dit qu'elle dura neuf jours entiers, et finit avant que le dixième fût entièrement écoulé. Là-dessus, on a prétendu, plus doctement que raisonnablement, qu'il connaissait le pouvoir des nombres impairs et des jours critiques. Mais la doctrine des nombres, et celle des crises (1), n'ont paru sur la scène, du moins en Grèce, que long-temps après lui.

Les prêtres ne tardèrent pas à s'emparer de la

---

(1) Il paraît qu'elles étaient connues en Égypte et dans l'Inde : c'est vraisemblablement de là, qu'elles furent apportées par Pythagore, leur fondateur chez les Grecs.

médecine : il leur fut très-facile de l'identifier avec leurs autres moyens de pouvoir. L'art de guérir et l'art sacerdotal avaient en effet plusieurs traits de ressemblance ou d'analogie. L'un et l'autre mettent en jeu les mêmes ressorts, la crainte et l'espérance; et quoique les objets de ces deux passions ne soient pas les mêmes dans les mains du prêtre et dans celles du médecin, leurs effets avaient alors à peu près le même degré de force en faveur de tous les deux. Il est certain que la médecine, comme la superstition, exerce sur les imaginations une influence proportionnée à leur faiblesse; encore même la première, agissant sur des objets plus palpables et plus réels, il arrive que les hommes les plus raisonnables et les plus éclairés ne résistent jamais entièrement à son pouvoir. En un mot, aucun art ne pénètre plus avant dans le cœur humain; aucune fonction ne met à portée de s'emparer plus facilement du secret des familles: aucune doctrine (sauf celles-là même qui se rapportent à l'action des puissances invisibles) ne touche de si près à toutes ces idées fantastiques, dont l'esprit de l'homme, trop resserré dans le champ de la réalité, se nourrit avidement; aucune ne fournit des mobiles plus indépendants de toutes les révolutions de l'état social, aux hommes qui vivant de la crédulité publique la cultivent avec soin comme un fertile domaine. Les prêtres durent donc bientôt vouloir devenir, et ils devinrent en effet médecins (1).

Dès ce moment, la médecine et la religion ne formèrent plus qu'un système unique. Pour accréditer le culte de leurs dieux, les prêtres annonçaient des cures merveilleuses, opérées en leur nom. Pour rendre leur médecine plus respectable, ils en fondaient la certitude sur leur commerce habituel avec la divinité. Ils prêchaient et guérissaient tout à la fois.

Suivant Strabon, les gymnosophistes prétendaient posséder beaucoup de remèdes précieux : ils en avaient pour faire un grand nombre d'enfants; pour faire, à volonté, des garçons ou des filles. Leur temps était plus propre que le dix-neuvième siècle à l'établissement de ces visions. Les druides, au sein de leurs forêts, employaient le gui de chêne et le sélago, plante analogue à la sabine : le premier contre les poisons et la stérilité ; le second dans une infinité de maux, comme une sorte de panacée, ou remède universel. La santé, dont ils voulaient passer pour les arbitres, se payait d'avance, par de riches offrandes, souvent même par le sang des victimes humaines, que les malades amenaient, ou faisaient conduire aux autels.

---

(1) Chez la plupart des sauvages, la médecine est aussi pratiquée par les prêtres, ou jongleurs.

Les prêtres juifs paraissent avoir été dans l'origine les seuls médecins de la nation. C'était aux lévites qu'on s'adressait pour le traitement de la lèpre; c'étaient eux qui décidaient du sort des maisons et des hommes attaqués de cette maladie. On voyait dans le vestibule du temple de Jérusalem un formulaire complet de remèdes, dont Salomon passait pour être l'auteur. Les Esséniens, secte célèbre par la morale pure et douce qu'elle cherchait à propager au milieu d'un peuple ignorant et fanatique, cultivaient la médecine, non-seulement pour se rendre plus recommandables, mais pour trouver les moyens de perfectionner les ames, en rendant les corps plus sains. Apôtres zélés de leur doctrine, ils l'appuyaient par des guérisons. C'est par là qu'ils rendaient vaine quelquefois la fureur jalouse des pharisiens, prêtres hypocrites et dominateurs. Les premiers étaient désignés indifféremment par le nom d'*Esséniens*, ou par celui de *Thérapeutes*, qui signifie *guérisseurs*, *médecins*.

Mais c'est en Égypte, que les prêtres avaient porté leur système politique au plus haut degré de perfection : c'est là, qu'ils offraient aux yeux de l'observateur un spectacle également capable d'inspirer l'admiration et l'effroi. Le pouvoir, les richesses, les lumières, le charlatanisme, ils avaient tout fait concourir à consolider leurs monstrueuses institutions et l'avilissement du peuple. Possesseurs du tiers du territoire, ils jouissaient encore d'une foule de priviléges et d'immunités. Leurs fonctions étant héréditaires, l'esprit du corps entier de ces prêtres était encore plus immuable que celui d'aucun clergé de l'univers. Cette redoutable aristocratie pesait violemment et uniformément sur toutes les parties de la nation. C'est à l'un d'eux, qu'appartiennent ces mots profonds et terribles, consignés dans le cinquième chapitre de l'Exode, et qui peignent, avec tant de naïveté, les sentiments et les vues dont sont animés tous les oppresseurs: car les Pharaon appartenaient à l'ordre sacerdotal; ils étaient prêtres eux-mêmes: et les bandeaux sacrés, entrelacés dans leur couronne, présentaient une fidèle image du caractère de leur domination hypocrite, si puissante sur le peuple ignorant par la superstition, et sur la classe éclairée par les préjugés populaires et par un despotisme sans contre-poids.

Ce n'est pas tout. A ces moyens divers de gouverner, et d'empêcher de naître une opinion publique, les prêtres égyptiens joignaient toutes les connaissances de leur temps et de leur pays. Nous n'examinerons point si ces connaissances étaient réellement fort étendues, mais il n'en existait pas d'autres alors; et rien n'était plus facile pour eux, que d'étouffer toute découverte faite hors des temples, ou qu'ils n'auraient pas eu les moyens de faire tourner à leur profit. Médecine, astronomie, physique, philosophie morale : eux seuls enseignaient tout, donnaient à tout la couleur utile à leurs intérêts. L'appareil mystérieux des initiations imprimait encore dans les ames de plus profonds sentiments de respect et de crainte : et la conduite réservée, ainsi que les doubles doctrines de ceux des Grecs qui se vantaient d'avoir reçu leurs leçons, prouvent que, pour obtenir quelque communication de leurs dogmes, il fallait s'engager au secret, ou promettre de n'en faire part qu'à des adeptes liés par le même serment. Qu'on juge combien durent être avilissants et cruels l'asservissement et le malheur de cette ancienne Égypte, regardée comme le berceau de la sagesse, et comme l'une des premières écoles du genre humain !

Pour rendre cette vérité plus frappante, on pourrait observer encore que les lumières qui, librement répandues dans toute une nation, deviennent la sûre sauve-garde de la morale, de la liberté, du bonheur particulier et public, ne sont qu'un moyen de plus de tyrannie, une cause nouvelle de dégradation et de malheur, lorsqu'elles se trouvent resserrées par les institutions, dans une classe particulière de la société.

L'usage où l'on était en Égypte d'embaumer les corps, semblait devoir conduire ces prêtres médecins à quelques découvertes anatomiques : mais il est aisé de voir qu'elles furent nécessairement très-bornées, si l'on considère la manière dont se faisait cette opération.

Leurs contemporains et leurs voisins ont à l'envi célébré les profondes connaissances qu'ils leur supposaient en hygiène : la santé presque toujours égale, et la longévité des Égyptiens, étaient un sujet d'étonnement pour des peuples dévorés de passions turbulentes, et livrés à des excès de tout genre. Faudra-t-il chercher la cause de ce prétendu phénomène (dont la salubrité du climat de l'Égypte donnerait seule peut-être une explication satisfaisante) dans des lumières extraordinaires, sur lesquelles d'ailleurs on ne nous fournit aucun détail?

Nous savons seulement que les Égyptiens avaient sur la gymnastique des idées absolument fausses. Ils ne la jugeaient capable, que d'altérer l'ordre et l'équilibre des fonctions vitales. Ils connaissaient bien, à la vérité, qu'elle peut produire une exaltation momentanée des forces; mais ils soutenaient qu'elle en épuise la source, et qu'elle en trouble la juste distribution. Pour justifier, ou plutôt pour excuser des assertions si dépourvues de fondement, on pourrait dire que la chaleur du climat d'Égypte y rend l'exercice moins nécessaire, et que les violents mouvements du corps y peuvent devenir quelquefois nuisibles aux personnes qui mènent habituellement une vie sédentaire. Peut-être aussi ces prêtres ne voulaient-ils parler que de la gymnastique appliquée au traitement des maladies aiguës, dont Hérodicus faisait en Grèce des essais si malheureux, et dont

Hippocrate faisait si bien sentir les inconvénients et les dangers.

Ainsi donc, en Égypte, les prêtres avaient usurpé l'empire exclusif des lumières : ils étaient les seuls médecins. Dépositaires de toutes les connaissances réelles ou fausses, ils dominaient également le peuple, et par les mensonges dont ils avaient soin de le nourrir, et par les vérités dont ils se réservaient pour eux seuls la jouissance et les avantages. La médecine s'enseignait dans leurs temples, avec ces cérémonies d'initiation qui font des croyants, et non des hommes éclairés. On l'avait d'ailleurs soumise à des lois absurdes, qui ne lui permettaient plus de progrès ultérieurs. Celle qui fixait l'époque de l'application des remèdes, dans toutes les maladies, interdisant toute expérience et même toute observation nouvelle, eût seule suffi pour retenir l'art dans une éternelle enfance. Celle qui le divisait en autant de branches, qu'il pouvait se rencontrer de maladies, ou d'organes affectés, considérait le corps humain comme une machine, dont les différentes pièces peuvent être fabriquées et raccommodées séparément ; sans tenir compte de cette influence de la sensibilité qui, répandue dans toutes, les fait agir les unes sur les autres, suivant des règles dont leur structure particulière ne peut souvent rendre raison. Enfin, celle qui liait le fils aux travaux de son père, avait sans doute pour but de faire hériter chaque âge des découvertes du précédent : mais elle suppose autant d'ignorance des véritables procédés de l'esprit, que des circonstances qui peuvent déterminer sa première et constante direction.

Chez les Chaldéens et chez les Babyloniens, qu'on nous représente comme livrés aux observations et aux études astronomiques, la médecine dut emprunter, de ces études et de ces observations, les vues qui pouvaient avoir quelque rapport avec son objet particulier. On trouve encore des vestiges de cette application des connaissances astronomiques à la médecine, chez les Grecs, qui la cultivèrent avec beaucoup plus de gloire. Hippocrate lui-même n'a pas dédaigné ces résultats généraux, que la connaissance du ciel et la marche des saisons peuvent fournir au médecin.

Au reste, si l'on en croit Hérodôte, les malades étaient placés à Babylone, dans les lieux publics. Ils restaient exposés à la vue des passants, auxquels on demandait pour eux des conseils et des moyens de guérison. Le premier venu, s'il reconnaissait, ou s'il croyait reconnaître dans leur état, quelque analogie avec d'autres maladies qu'il eût eu déja l'occasion d'observer, indiquait les remèdes, ou les plans de traitement par le moyen desquels ces dernières avaient été guéries : on forçait même, suivant Hérodote, tout le monde à donner un avis quelconque sur chaque maladie : on exécutait souvent la consultation ; et le malade n'en mourait pas toujours.

En Grèce, la médecine fut d'abord, à l'imitation de l'Égypte, cultivée dans les temples. Plusieurs dieux avaient alors la prétention de veiller sur la santé des hommes : ils se partageaient leurs hommages et surtout leurs offrandes. Mais les plus accrédités ne se bornaient pas à cet unique talent : Apollon guérissait les malades, et prédisait l'avenir. Bientôt ses prêtres, voyant que le dernier métier devenait beaucoup plus lucratif, renoncèrent pour lui à la médecine. Des hommes de bon sens, que déja ces bons prêtres cherchaient à faire considérer comme fort dangereux, ne firent pas difficulté d'en conclure dès-lors, que la curiosité la plus vaine l'emporte dans le cœur de l'homme sur tous les autres intérêts, et que, de deux jongleries, la plus absurde est encore celle qui réussit le mieux.

Diane-Épione, Minerve, Junon, se mêlaient aussi de guérir.

Mais Esculape prit bientôt le dessus. Quelques prêtres d'Apollon se réunirent pour cette sainte et profitable entreprise. Recueillant la médecine, comme un héritage délaissé dont on pouvait encore tirer parti, ils bâtirent des temples spacieux et commodes au nouveau dieu de la santé. C'est pour cela que les Grecs, dont la langue animait tout par les métaphores et l'allégorie, disaient Esculape fils d'Apollon. On devine facilement ce que devint l'art à peine au berceau, cultivé par ces prêtres avides et menteurs. Aristophane nous apprend de quelle manière leur dieu rendait ses oracles. Ceux qui venaient le consulter, commençaient par se purifier dans l'eau lustrale : ils déposaient leur offrande sur l'autel, et se couchaient au milieu du temple. Aussitôt qu'on les supposait endormis, un prêtre vêtu des habits d'Esculape, imitant ses manières et suivi des filles du dieu, c'est-à-dire, de jeunes comédiennes, instruites à jouer lestement ce rôle, entrait pour indiquer à chacun le remède que le récit de sa maladie faisait juger le plus utile pour sa guérison. Comme le dieu ne devait se dévoiler qu'en songe, les malades étaient couchés sur des peaux de bélier, destinées à procurer des songes divins. C'était un crime de ne pas feindre le plus profond sommeil, même lorsqu'on était le mieux éveillé, et il fallait bien se garder de mettre en doute que ce qu'on avait entendu de ses oreilles, ou vu de ses yeux, ne fût une vision céleste. Le valet, dans la bouche duquel Aristophane met tout ce récit, peint, d'une manière comique, l'astuce de ces hommes divins et leur pieuse avidité. L'adresse, la promptitude du sacrificateur à ramasser, et à mettre dans son sac, tout ce qui se trouvait sur les autels et sur la table des sacrifices, excita, dit-il, son admiration, et lui donna la plus grande idée du savoir-faire de son dieu.

Du temps de Lucien, les jongleries sacerdotales étaient déja tombées dans le mépris. Mais les fainéants dont elles étaient le patrimoine, ne perdirent pas courage. Les personnes qui ne sont pas entièrement étrangères à l'histoire de cette époque, savent quels efforts et quelle persévérance ils employèrent à ressusciter des croyances et des pratiques rejetées par tous les hommes de bon sens; efforts et persévérance très-inutiles sans doute! mais qui fournirent, plus d'une fois, l'occasion d'observer l'hypocrisie profonde et l'audace de ces imposteurs sacrés. On trouve dans Lucien l'histoire d'un misérable de cette espèce, qui, s'étant établi dans un ancien temple d'Esculape, s'y jouait effrontément de la crédulité du peuple, et qui même trouva le moyen de prendre dans ses filets quelques sénateurs romains vieux et imbécilles. Cette histoire, curieuse à tous égards, est très-propre à dévoiler ces artifices si puissants, quoique presque toujours si grossiers, par lesquels on a trompé de tout temps la partie ignorante et crédule des nations (1).

Les anciens prêtres, suivant l'observation de Plutarque, construisaient leurs temples sur des hauteurs et dans une belle exposition. L'air qu'on y respirait, naturellement pur à cause de l'élévation du sol, était encore assaini par l'influence des bois qui les environnaient. Ces bois devinrent eux-mêmes l'objet d'une vénération religieuse: on les conservait avec soin; et leur ombre ajoutait beaucoup au respect que ne pouvait manquer

(1) Voyez l'*Alexandre* de Lucien.

d'inspirer au peuple la demeure de ses dieux. Les temples d'Esculape jouissaient surtout de ces avantages, qui leur semblaient plus spécialement appropriés. Un séjour malsain ne pouvait convenir au dieu de la médecine. Si ses avis ne rendaient pas toujours la santé, il fallait du moins qu'on ne vînt pas contracter de nouvelles maladies aux pieds de ses autels. Moyennant quelques sages précautions sur ce point, beaucoup de guérisons devaient s'opérer par la distraction que les malades trouvaient sur leur route, en se rendant aux temples, par un exercice souvent inaccoutumé, par la salubrité d'un air nouveau, par ces impressions vivifiantes que les sites élevés produisent sur l'homme et même sur la plupart des animaux; enfin, par l'espérance plus vivifiante encore. Esculape avait fait comme certains médecins, plus rusés peut-être que véritablement habiles : il s'était placé dans des lieux dont l'heureuse influence ne lui laissait souvent rien à faire; et il soutenait d'autant mieux sa réputation, qu'il avait moins besoin de la mériter.

Les temples d'Esculape étaient vastes; dans leur enceinte se trouvaient des logements commodes pour les prêtres : mais, comme le dieu ne permettait pas qu'on y mourût, ce qui, dans le fait, eût été fort indécent, les personnes attaquées de maladies graves, et les femmes sur la fin de la grossesse, étaient obligées de se faire transporter dans le voisinage; et souvent elles restaient en pleine campagne, exposées à toutes les injures du temps. Le dieu défendit aussi de consommer ailleurs que dans l'enceinte du temple, aucune partie des offrandes et des victimes. Cette défense était encore assez politique : on voit que, sage et rempli de prévoyance, il n'avait pas moins à cœur le bien-être de ses ministres que sa propre considération.

Parmi le grand nombre de temples consacrés à Esculape, les plus fameux furent ceux d'Épidaure, de Pergame, de Cos et de Cnide. Celui de Cos fut brûlé du temps d'Hippocrate. Les murs et les colonnes en étaient chargés d'inscriptions qui retraçaient brièvement l'histoire des maladies, et celle des traitements employés avec succès, d'après le conseil du dieu. Les gens riches faisaient graver ces inscriptions sur des métaux, sur le marbre, ou sur la pierre; les pauvres sur de simples tablettes de bois. Quelque imparfaites que fussent ces descriptions de maladies et de traitements, leur collection n'en était pas moins précieuse : c'étaient les premiers rudiments de l'art; et la méthode d'observation et d'expérience, qui peut seule lui donner des fondements solides, commençait à s'y montrer.

Les prêtres d'Esculape voulaient tous passer pour ses descendants. Ceux qui présidaient aux écoles de Cnide, de Rhodes et de Cos, se disaient également Asclépiades.

L'école de Rhodes n'existait plus du temps

d'Hippocrate : celle de Cos, au sein de laquelle naquit ce grand homme, et celle de Cnide sa rivale, fleurirent quelque temps ensemble. La médecine dut à leur jalousie mutuelle les progrès qu'elle fit, en quelque sorte, tout à coup à cette époque. Cnide produisit plusieurs médecins distingués, entre autres Euryphon qui publia les *Sentences Cnidiennes*, pendant la jeunesse d'Hippocrate, et Ctésias qui pratiquait la médecine à la cour d'Artaxerxès, à peu près dans le même temps. Ce dernier se rendit également célèbre par les succès qu'il obtint dans son art, et par les monuments historiques dont il enrichit la littérature de son pays (1).

§ II.

La médecine cultivée par les premiers philosophes.

Jusque-là, les médecins, successivement poètes, héros ou prêtres, n'avaient été que de simples empiriques, et souvent même que de misérables charlatans. Ils observaient les maladies et leurs signes; ils expérimentaient les remèdes; ils en notaient les effets; et dans les cas nouveaux, ils

(1) Ces monuments étaient au fond très-peu de chose; et ils ne méritaient guère de donner une grande réputation à leur auteur.

se décidaient par les analogies. Leur théorie, aussi vague que leur pratique était vacillante, se trouvait noyée dans des détails de règles minutieuses et subtiles, ou renfermée dans quelques généralités trop loin du positif des faits, pour y pouvoir devenir d'une utile application. L'ignorance des peuples avait dispensé les médecins de donner à l'art une forme plus rationnelle; et la crédulité publique, fruit de cette même ignorance, avait rendu presque général parmi les personnes plus éclairées, un système coupable de supercherie et de mensonge habituel.

Mais bientôt des hommes d'un caractère plus noble et d'une raison plus ferme commencèrent à diriger leur curiosité vers l'étude de tous les arts naissants. Ils s'occupèrent d'abord de ceux qui se rapportent aux premiers besoins de la vie. La morale privée et publique était sans doute à leurs yeux de ce nombre: on les voit, employant la sagacité de leur attention, à en rechercher les lois; la force de leur jugement, à les tracer; l'ascendant de leur éloquence, à faire sentir les avantages qui résultent, pour les individus et pour les sociétés, d'une soumission raisonnée, mais entière à ces lois éternelles. La physique générale, l'astronomie, la géométrie, toutes sciences encore au berceau, étaient simultanément l'objet de leurs méditations. Dans cet examen, quoique bien superficiel, des différentes classes de phénomènes que présente la nature, ils contractaient l'habitude d'une certaine méthode : bientôt même elle devint pour eux d'une absolue nécessité.

Quand ensuite ces mêmes sages portèrent leurs regards sur la médecine, ils purent commencer à l'éclairer d'une lumière plus pure. Accoutumés à ranger dans un ordre quelconque leurs diverses connaissances, à chercher des rapports entre elles, à les enchaîner les unes aux autres, ils sentirent combien il devenait indispensable de classer cette foule incohérente d'observations médicales, afin de les soumettre avec plus de fruit à l'examen du raisonnement. Et si, d'un côté, pour se reconnaître au milieu de tant de faits sans liaison connue, il fallait absolument adopter une classification; il n'était pas moins nécessaire, de l'autre, pour en fixer les résultats dans la mémoire, de les rédiger et de les énoncer en principes généraux.

La révolution que les premiers philosophes firent subir à l'art de guérir, était en effet indispensable. Le temps était venu de le tirer du fond des temples, et de dissiper, au moins en partie, les ténèbres dont l'ignorance et le charlatanisme l'avaient enveloppé. Quand ces premières tentatives n'auraient fait que le produire au grand jour, c'était déja beaucoup pour hâter ses progrès ultérieurs. Dès-lors, une doctrine raisonnée fut mise à la place de ces recueils indigestes de formules : des combinaisons plus hardies commencèrent à lier les principes de la science à ceux des autres connaissances humaines; et son étroite connexion avec les diverses branches de la physique et de la morale, devint de plus en plus sensible, pour des yeux que les livres ne pouvaient encore distraire de la pure observation.

Ces philosophes firent donc perdre à la médecine son caractère hypocrite et superstitieux: ils transformèrent une doctrine occulte et sacerdotale, en science vulgaire, en art usuel. Cette révolution fut infiniment utile; elle le fut également à la médecine et à la philosophie. Mais, il faut en convenir, ses heureux effets se trouvèrent, en quelque sorte, identifiés avec de graves inconvénients. En remédiant à des défauts, on tomba dans un excès dangereux. Non contents d'appliquer à la médecine cette métaphysique générale et supérieure, qui plane sur toutes les sciences, et qui peut seule en éclaircir les principes et les procédés, les philosophes s'efforcèrent d'y transporter les prétendues lois de leur physique, et différentes autres hypothèse , d'autant plus fécondes en erreurs dans cette application, que leurs objets particuliers étaient absolument étrangers à l'étude du corps vivant.

Ainsi, Pythagore voulait expliquer les lois de l'économie animale, la formation des maladies, l'ordre de leurs phénomènes, l'action des médicaments, par la puissance des nombres; Démocrite, par le mouvement et par les rapports de forme ou de situation des atomes; Héraclite, par les diverses modifications que peut éprouver l'influence du feu créateur et conservateur de l'univers. Il était naturel que l'hypothèse dont chacun d'eux se servait pour concevoir la production de tous les êtres, leur fournît aussi l'explication de cette suite de faits que présentent leur développement, l'action exercée sur eux par les autres substances, les altérations dont ils sont susceptibles, et leur destruction finale, ou le changement de forme que nous appelons leur mort. De là, naquirent tant de futiles théories, qu'on retrouve encore dans les ouvrages de Platon, d'Aristote, de Plutarque, et dont ceux d'Hippocrate lui-même ne sont pas entièrement dégagés. Par exemple, Empédocle, disciple de Pythagore, composait la chair, des quatre éléments unis dans une égale proportion; il faisait refroidir les nerfs (1) par l'action de l'air extérieur, pour donner naissance aux ongles; il mettait le sang dans un état de fonte, et il en voyait résulter la sueur et les larmes; enfin il unissait la terre et l'eau, pour former la charpente osseuse des corps vivants. Timée de Locres avait imaginé une cosmogonie nouvelle: il en faisait aussi découler ses vues physiologiques et ses plans de traitement. Eudoxe, Épicharme, Dé-

(1) C'étaient les tendons que les anciens entendaient, en général, par le mot *nerfs :* cependant ce mot paraît avoir quelquefois, chez eux, désigné les nerfs véritables.

mocède, etc., suivaient les sentiments de l'école italique, fondée par Pythagore : et leur médecine avait pour base et pour guide cette philosophie si célèbre et pourtant si mal connue, même chez les anciens; mais pour laquelle, en considérant ses utiles résultats politiques et moraux, il est impossible de ne pas éprouver un sentiment de respect.

Enfin, tous les gens de lettres, que la vie sédentaire et la nature de leurs travaux disposent aux affections mélancoliques, étudiaient la médecine, comme un objet de méditations sur eux-mêmes : leur état valétudinaire habituel les forçant d'invoquer souvent son secours, ils avaient aussi pour but de veiller plus immédiatement et plus utilement sur leur propre santé. Cette instruction, souvent superficielle, ne pouvait manquer de jeter dans des imaginations actives les germes de beaucoup d'erreurs. Ceux d'entre ces gens de lettres qui ne joignaient pas l'observation des maladies à leurs connaissances théoriques, telles qu'elles étaient transmises dans les écoles par l'enseignement oral, ou consignées dans le petit nombre d'écrits répandus à ces époques reculées, se laissèrent entraîner facilement à des visions singulières : et ce fut l'habitude même d'ordonner et de systématiser toutes leurs idées, qui rendit leurs écarts plus graves et plus dangereux.

De tous les philosophes livrés alors à l'étude

de la médecine, celui qui sut le mieux se garantir de l'esprit d'hypothèse, fut Acron, originaire d'Agrigente en Sicile. Ce génie original et hardi, que les empiriques des siècles postérieurs ont regardé comme leur chef, voulut ramener l'art de guérir à la seule expérience. Il y réduisit tous les raisonnements à l'appréciation des symptômes, qu'il permettait de comparer, et à l'examen des analogies, desquelles il reconnaissait qu'on peut souvent tirer les indications. Mais quoique, de son vivant, il jouît déja de beaucoup de gloire, ses opinions ne purent alors balancer l'ascendant des théories plus affirmatives et plus dogmatiques: ce fut long temps après, qu'elles devinrent le point de ralliement d'une secte de médecins respectables. Quoique ces opinions fussent moins dangereuses dans la pratique de l'art, que celles de leurs adversaires, il est trop certain que l'esprit de rivalité poussa presque également les unes et les autres au-delà des limites de la raison: la raison les eût au reste facilement rapprochées; car la dispute, comme je l'ai fait voir ailleurs (1), ne roulait, à proprement parler, que sur des mots.

Les premiers philosophes firent donc du bien et du mal à la médecine. Ils l'arrachèrent à l'ignorance sans méthode; mais ils la précipitèrent

---

(1) Dans l'écrit intitulé: *Du degré de certitude de la Médecine.*

dans plusieurs hypothèses hasardées : ils la firent passer de l'empirisme aveugle au dogmatisme imprudent. Son sort fut en tout le même que celui de la morale. La médecine n'était d'abord entre les mains des poètes, qu'un recueil d'images, ou de sensations fines ; entre les mains des prêtres, elle adopta le langage vague et l'accent mystérieux de la superstition : entre les mains de ces premiers philosophes, dont les efforts méritent d'ailleurs beaucoup de reconnaissance, ses matériaux épars, confus, incohérents se réunirent pour former des ensembles plus ou moins réguliers, plus ou moins complets : mais elle adopta les principes de plusieurs autres sciences qui n'étaient pas encore faites elles-mêmes ; elle partagea leurs erreurs, qui la défiguraient d'autant plus, que ces sciences n'avaient, pour la plupart, rien de commun avec elle. On peut même dire qu'elle parcourut, en quelque sorte, le cercle entier des faux systèmes, qui régnaient dans les diverses parties des connaissances humaines, et qui se remplaçaient tour à tour.

§ III.

Hippocrate.

Enfin, parut Hippocrate. Il était de la famille des Asclépiades. Ses ancêtres, de père en fils, durant dix-sept générations, avaient exercé la profession de médecin dans l'île de Cos, dont l'école leur était confiée. Hippocrate suça donc les principes de l'art avec le lait maternel. Entouré dès l'enfance de tous les objets de ses études, cultivé par les maîtres les plus célèbres dans l'éloquence et la philosophie, enrichi du plus vaste recueil d'observations qui pût exister alors; enfin doué, par la nature, d'un génie à la fois observateur et étendu, hardi et sage, il entra dans la carrière sous les plus heureux auspices, et la parcourut, pendant plus de quatre-vingts ans, avec une gloire également due à ses talents et à l'élévation de son caractère vertueux.

Euryphon venait, comme nous l'avons déja vu, de publier les *Sentences Cnidiennes*. Hérodicus, en faisant renaître la médecine gymnastique, dont la première invention était attribuée à Esculape, lui donnait un caractère plus scientifique et plus régulier. On savait étudier les maladies : on connaissait la plupart des remèdes généraux, tels que la saignée, les vomitifs, les purgatifs, les bains, l'emploi des instruments tranchants et du cautère actuel, ou du feu: et quoique la routine, les fausses théories, et la superstition défigurassent encore la plupart des traitements, un meilleur esprit commençait à luire, par intervalles, dans presque toutes les parties de l'art.

A cette époque, les doctrines de Pythagore et d'Héraclite se partageaient l'empire de la philosophie. Sans avoir perdu tout l'éclat de la nouveauté, elles jouissaient déja du respect que la puissance de l'habitude attache aux opinions anciennes; respect d'autant plus profond, que les peuples sont plus ignorants et plus grossiers.

En même temps, florissait à Crotone, dans la Grande-Grèce, l'école italique, fondée par Pythagore, ou plutôt par ses disciples, qui, perfectionnant ses vues bienfaisantes, embrassaient toutes les sciences, et les faisaient concourir à leur vaste plan d'amélioration du genre humain.

Ce fut dans ces circonstances, qu'Hippocrate (1) se montra, pour ainsi dire, tout à coup, et donna pour toujours à l'école de Cos, une prééminence qu'elle méritait sans doute, puisqu'elle avait su développer de si rares talents. Ce fut au milieu des jeux de l'enfance, qu'il reçut de la bouche de ses parents les notions élémentaires de la médecine; à l'aspect des maladies, qu'il apprit à les reconnaître; en voyant préparer et mettre en usage les remèdes, qu'il se rendit également familiers leur préparation et leur emploi. Les premiers tableaux qui frappent des sens avides d'impressions, les premières comparaisons qu'elles produisent dans une intelligence toute neuve, les premiers jugements d'une raison naissante, ont d'autant plus d'influence sur le reste de la vie, que leurs traces et les habitudes qu'ils produi-

(1) Il était né dans la quatre-vingtième olympiade.

sent, sont ordinairement ineffaçables. C'est alors que sont déterminés, et la tournure du caractère, et le genre ou la direction des travaux de l'esprit. La funeste aptitude à se payer de mots, en n'attachant à ceux dont on se sert que des idées fausses ou vagues, tient peut-être en grande partie à l'habitude de se peindre sans cesse des objets qu'on n'a pas vus, et de remplacer l'ouvrage des sens par celui de l'imagination. Une manière de juger entièrement saine dépend de sensations complètes et justes; et les organes destinés à les recevoir ont besoin de culture, c'est-à-dire d'un exercice bien dirigé. Or, la nature ou les objets étant nos véritables maîtres, et leurs leçons, à la différence de celles des hommes ou des livres, se proportionnant toujours à nos facultés, ce sont les seules qui ne soient presque jamais infructueuses, les seules qui ne nous égarent jamais. Il faut donc, en général, se familiariser de bonne heure avec les images qui doivent fournir dans la suite les matériaux de tous les jugements: et par rapport à chaque art en particulier, l'homme qui s'y destine, ne saurait se placer trop tôt au milieu des objets de ses études, et dans le point de vue convenable au genre, au caractère et au but de ses observations.

Hippocrate ne fut pas moins bien traité par les circonstances que par la nature. La nature l'avait doué de l'organisation la plus heureuse : les circonstances l'environnèrent, dès l'âge le plus tendre, de tout ce qui pouvait concourir le plus utilement à son éducation.

Le bon sens, joint à l'esprit d'invention (1), est ce qui distingue un très-petit nombre d'hommes privilégiés. (J'entends ici le bon sens qui plane au-dessus des opinions régnantes, et dont les jugements devancent ceux des siècles.) Hippocrate fut de ce petit nombre. Il vit qu'on avait fait trop et pas assez pour la médecine. Il la sépara donc de la philosophie, à laquelle on n'avait pas su l'unir par leurs véritables et mutuelles relations. Il la ramena dans sa route naturelle, l'expérience raisonnée. Cependant, comme il le dit lui-même, il transporta ces deux sciences l'une dans l'autre; car il les regardait comme inséparables : mais il leur assigna des rapports absolument nouveaux. En un mot, il délivra la médecine des faux systêmes, et il lui créa des méthodes sûres; c'est ce qu'il appelait avec raison, rendre la médecine philosophique : d'un autre côté, il fit rejaillir sur la philosophie morale et physique les lumières de la médecine; c'est en effet ce qu'on peut appeler avec lui, transporter celle-ci dans la première. Tel fut son but général.

Le véritable esprit philosophique d'Hippocrate se retrouve tout entier dans ses Épidémies, et dans ses livres aphoristiques. Ses Épidémies ne sont pas seulement de magnifiques tableaux des

(1) C'est le véritable génie.

maladies les plus graves : elles montrent encore sous quels points de vue les observations doivent être faites ; comment on peut en saisir les traits frappants, sans se perdre soi-même, et sans égarer et fatiguer le lecteur, ou l'auditeur, dans des détails inutiles. Ses livres aphoristiques ont passé, dans tous les temps, pour des modèles de grandeur dans les vues et de précision dans le style. On y retrouve partout cette méthode vraiment générale, la seule qui soit appropriée à la manière dont s'exercent nos facultés intellectuelles, et qui, dans chaque art ou dans chaque science, faisant naître les axiomes des observations, transforme les résultats des faits en règles ; méthode qui n'est elle-même réduite en principes que depuis peu de temps, et qui, dans les siècles passés, ne pouvait être devinée que par quelques génies heureux.

Ce nouvel esprit, porté dans l'art de guérir, fut comme une lumière soudaine qui dissipe les fantômes de la nuit, et rend aux objets leur véritable forme et leur couleur naturelle. En repoussant les erreurs des siècles passés, Hippocrate apprit à mieux s'emparer de leurs utiles travaux. On vit, avec un degré d'évidence inconnu jusqu'alors, l'enchaînement et la dépendance ou des faits observés, ou des conséquences qui se déduisaient légitimement de leur comparaison. Toutes les découvertes n'étaient pas sans doute faites encore : mais dès ce moment, on était dans la route qui peut seule y conduire; dès lors, on aurait eu, si l'on avait su ne pas s'en écarter, un moyen sûr d'apprécier avec exactitude les idées nouvelles que le temps devait faire éclore : et si les disciples d'Hippocrate eussent bien compris ses leçons, ils auraient pu jeter tous les fondements de cette philosophie analytique, par le secours de laquelle désormais l'esprit humain se créera, pour ainsi dire, chaque jour, des instruments nouveaux et plus parfaits.

Ainsi, ce grand homme, bien loin de bannir de la médecine la vraie philosophie, dont elle ne peut se passer, étendit au contraire les avantages qu'elles peuvent tirer l'une de l'autre, en fixant les limites qui les séparent; et il réunit leurs principes et leurs doctrines, par les seuls points de vue qui leur soient réellement communs.

Hippocrate n'a point exposé sa méthode d'une manière assez détaillée, pour qu'on en puisse examiner tous les procédés avec une exactitude minutieuse : mais il indique, dans plusieurs traités particuliers, l'esprit général qui lui paraît le seul propre à diriger sûrement les recherches de la médecine, et à perfectionner, ou à faciliter son enseignement. Tels sont les deux morceaux intitulés : Περὶ ἀρχαίης ἰητρικῆς, et Περὶ τέχνης.

Mais cette excellente méthode se montre bien mieux encore dans ses ouvrages de pratique, par exemple, dans ses Épidémies, dans ses livres aphoristiques, dans ses différents traités sur le régime;

j'ajoute, et dans celui des Airs, des Eaux et des Lieux : c'est là, que sa philosophie médicale est véritablement en action, et que l'auteur, en nous initiant à tous les secrets d'une observation fine et sûre, nous dévoile l'art, plus savant et plus difficile encore, d'en circonscrire les résultats, avec une précision de raisonnement qui ne laisse aucun doute sur la légitimité de ces derniers. Les pures observations sont, en quelque sorte, la matière de toutes ses vues générales : il faut, comme le remarque Bordeu, que ces dernières n'en soient que la conclusion. C'est pour cela que ces différents écrits sont encore une des lectures les plus instructives qu'on puisse faire : non que les faits qui s'y trouvent recueillis, n'aient été fondus par les modernes dans des collections infiniment plus riches et plus complètes ; mais parce que nul autre écrivain, sans exception, ne nous introduit si avant dans le sanctuaire de la nature, et ne nous apprend à l'interroger avec cette sage retenue et cette scrupuleuse attention, qui seules nous mettent en état de tracer, d'après ses réponses, des principes et des règles qu'elle ne puisse jamais désavouer.

Nous avons dit qu'Hippocrate avait trouvé dans sa famille, et pour ainsi dire autour de son berceau, tous les moyens de développer son génie. Mais il ne s'en était point tenu à cette première culture. Des maîtres célèbres, dans presque tous les genres, commençaient à marquer la place honorable que les peuples grecs ont occupée parmi toutes les nations de l'univers. Nous avons dit aussi que la médecine gymnastique d'Hérodicus était alors dans toute sa vogue. Ce médecin, profitant de la passion des Grecs pour les exercices du corps, s'efforçait d'y faire voir un moyen général de traiter les maladies. On savait, par expérience, que rien n'est plus utile pour conserver la santé : il ne fut pas difficile de persuader que ce même moyen est également propre à la rétablir. Dans des temps où l'ignorance était beaucoup plus profonde, les prêtres avaient combiné la médecine avec la religion : Hérodicus la combinait avec l'institution publique le plus généralement adoptée dans les divers états de la Grèce; avec le genre d'amusement pour lequel le peuple témoignait partout le plus de passion.

Hippocrate devint son disciple. Il profita de ce que sa pratique pouvait offrir d'utile et de vrai. Mais il fut un des premiers à sentir combien les dogmes de son maître avaient besoin d'être limités dans leur application : et bientôt des observations et des expériences plus attentives lui prouvèrent que dans un grand nombre de maladies, non-seulement l'exercice ne guérit pas, mais qu'il en rend tous les accidents plus graves et plus dangereux.

Dans le même temps, l'orateur Gorgias donnait à Athènes des leçons publiques d'éloquence. Hippocrate regarda cette étude comme une espèce de complément à son éducation. Il savait combien le talent de parler et d'écrire contribue au succès de la vérité : il paraît aussi n'avoir pas méconnu combien l'art du raisonnement lui-même tient à celui du langage. C'est dans cette excellente école, qu'il reçut les principes de ce style mâle et simple qui lui est particulier : style parfait dans son genre, et spécialement propre aux sciences, par la clarté des tours et le naturel de l'expression; et non moins remarquable encore, par la vivacité des images, et par cette rapidité qui semble ne faire que parcourir les objets, mais qui cependant les approfondit tous en saisissant et rapprochant leurs traits véritablement distinctifs. Si l'histoire nous donne une idée juste de cet orateur célèbre, Hippocrate put effectivement lui devoir en partie le talent précieux d'embellir toujours sa pensée sans y joindre aucun ornement étranger, et de retenir son langage dans ce degré moyen d'éclat et d'élégance, qui peut-être est le seul permis au médecin, sans cesse détourné de ses études solitaires par les travaux journaliers de son art.

Celse et Soranus veulent aussi qu'Hippocrate ait eu Démocrite pour maître. Mais le médecin était déja célèbre dans la pratique, quand il vit le philosophe pour la première fois. Appelé près de lui par les Abdéritains, il vit un sage dans celui que ce peuple lui donnait à traiter comme un fou : mais il n'était plus d'âge à rentrer dans une école; et s'il tira véritablement des lumières de son prétendu malade, ce fut uniquement dans quelques courtes conversations. Au reste, les doctrines d'Héraclite sont celles qu'Hippocrate paraît avoir adoptées de préférence : elles forment la base de sa physique générale, qui n'est, à vrai dire, qu'un tissu de pures hypothèses; il les a fait entrer dans sa physiologie; et même il ne les a pas toujours entièrement bannies de ses observations pratiques et de ses plans de traitements.

A son début dans le monde, Hippocrate se fit connaître par un trait infiniment remarquable. Tel est, du moins, le récit de Soranus. Hippocrate, dit-il, traitait conjointement avec Euryphon de Cnide, médecin plus âgé que lui, le jeune Perdiccas, fils d'Alexandre, roi de Macédoine. Ce prince était attaqué d'une fièvre lente, dont on ne pouvait découvrir la cause, mais qui minait en lui les forces de la vie, et le conduisait rapidement au tombeau. La sagacité du jeune médecin lui fit présumer que la maladie dépendait de quelque affection morale. Comme il observait attentivement les démarches, les paroles, les gestes, et jusqu'aux plus légères impressions de son malade, il s'aperçut que la présence de Phila, ancienne maîtresse de son père, le faisait changer de couleur. Il jugea que l'amour seul pouvait guérir le mal qu'il avait causé : et la belle Phila ne s'étant point montrée insensible à l'état du jeune prince, l'application d'un très-doux remède eut le succès le plus heureux.

On attribue une cure du même genre au médecin Érasistrate.

Hippocrate, à l'exemple des philosophes de son temps, entreprit différents voyages. Il parcourut toute la Grèce d'Asie et d'Europe, et la plupart des îles de l'Archipel : il remonta même du côté du Nord, jusqu'aux cantons habités par les Scythes nomades. La Thessalie et la Thrace furent les deux parties de la Grèce où il résida le plus de temps. Les observations des maladies épidémiques ont été faites à Larisse, à Périnthe, à Thase, à Olynthe, à Œniade, à Phères et à Élis.

Dans la harangue de la députation qu'on attribue à Thessalus son fils, il est dit que l'Illyrie et la Pæonie se trouvant ravagées par la peste, leurs habitants firent offrir à Hippocrate des sommes considérables pour l'engager à venir les secourir; mais que, certains vents qui régnaient alors lui faisant prévoir que le mal allait bientôt pénétrer dans la Grèce, il ne voulut point quitter son pays, dans un danger si pressant.

Par son ordre, ses fils, son gendre et ses disciples se répandirent dans les différents États, avec les instructions et les remèdes nécessaires, soit pour prévenir la contagion, soit pour traiter les malades qui déja en seraient atteints. Il se rendit lui-même en Thessalie; et de là, quelque temps après, à Athènes, où ses avis furent d'une si grande utilité, que, par un décret solennel du peuple, il reçut une couronne d'or, et fut initié aux grands mystères de Cérès et de Proserpine.

Ce récit ne peut que difficilement être mis d'accord, avec celui de Galien et celui de Thucydide. Galien dit que la peste d'Athènes, pendant laquelle Hippocrate donna beaucoup d'utiles conseils, était venue d'Éthiopie. C'est donc la grande peste que Thucydide a peinte avec des couleurs si frappantes. Or, ce fléau déploya ses premières fureurs pendant la guerre du Péloponèse, la seconde année de la quatre-vingt-septième olympiade: et l'on s'accorde à placer la naissance d'Hippocrate vers la quatre-vingtième. D'après ces différentes données, il n'avait alors que trente ans. Il pouvait être déja célèbre dans la médecine: mais il n'avait pas assurément deux fils et un gendre en état de la pratiquer. D'ailleurs, comment Thucydide n'a-t-il pas même rappelé son nom dans une description si détaillée et si exacte? Comment dit-il positivement au contraire, que les médecins n'entendaient rien à la maladie, que l'on mourait également avec, ou sans médecin; et que même les médecins mouraient, proportion gardée, en beaucoup plus grand nombre, parce que leur devoir les rapprochait sans cesse des personnes attaquées de la contagion?

En attendant que ces difficultés s'éclaircissent, l'auteur des Voyages du jeune Anacharsis admet comme certains les faits rappelés dans la harangue de Thessalus.

Parmi les lettres attribuées à Hippocrate, il en est plusieurs qui sont évidemment supposées, comme, par exemple, celles à Cratévas qui vivait du temps de Pompée; à Denys d'Halicarnasse, contemporain d'Auguste; à Mécène, favori de ce trop célèbre empereur; à Philopémen, général de la ligue Achéenne. Mais les deux lettres de Démocrite à Hippocrate portent un grand caractère de vérité. Le philosophe lui rappelle leur première entrevue, et les objets de leur entretien. « J'écrivais alors, dit-il, sur l'ordre de l'univers, « sur la direction des pôles, sur la marche des « astres. Vous eûtes occasion de juger que la folie « était du côté de ceux qui m'accusaient d'être « fou. » La réponse d'Hippocrate est digne de tous les deux; elle respire une profonde mélancolie. Il s'y plaint des peines de sa profession, des faux jugements auxquels on y est exposé, de l'injustice du public envers ceux qui l'exercent avec le plus de zèle et de talent. Quoique avancé en âge, il ne fait pas difficulté d'avouer qu'il est encore loin d'avoir porté la théorie et la pratique de son art au degré de perfection dont elles sont susceptibles: et il déclare que dans le cours d'une longue vie, consacrée à servir ses semblables, et qui n'avait pas été sans éclat, il a recueilli bien plus de blâme qu'obtenu de succès.

Cependant, qui mérita mieux que lui d'être

heureux? qui jamais a marqué son passage sur cette terre, par plus de bienfaits, par l'exemple journalier de plus de vertus? qui s'est fait des idées plus sublimes des devoirs de sa profession? On les trouve retracés et résumés, pour ainsi dire, dans le serment de son école : il les a rappelés dans plusieurs endroits de ses écrits, avec cet accent de vertu et de vérité qui touche; et surtout, il les a pratiqués avec un sentiment d'humanité, qui doit faire chérir sa mémoire, autant qu'on admire son génie et ses travaux.

En faisant l'énumération des qualités nécessaires au médecin, et des moyens les plus propres à les développer et à les cultiver, il semble se peindre lui-même; il fait sa propre histoire. « Le médecin, dit-il, doit être décent dans son « extérieur; ses manières doivent être graves, sa « conduite modérée. Dans les rapports intimes « où sa profession le met avec les femmes, il est « de son devoir de conserver beaucoup de retenue « et de respect: qu'il ait sans cesse devant les yeux « la sainteté de ses fonctions! Il ne doit être ni « envieux ni injuste envers les autres médecins, « ni dévoré de la soif de l'or. Il évitera de se « montrer grand parleur: mais cependant il sera « toujours prêt à répondre aux questions, avec « douceur et simplicité. Il doit être modeste, « sobre, patient, adroit et prompt à faire, sans « se troubler, tout ce qui tient à son ministère;

« pieux sans superstition; honnête dans toutes « les actions communes de la vie, comme dans « l'exercice de sa profession. En un mot, qu'il « soit un parfait homme de bien; et qu'il joigne « aux habitudes d'un cœur droit, la sagesse, l'es-« prit, les talents, le savoir et la dextérité, qui « peuvent seuls rendre véritablement utile l'ap-« plication pratique des règles de l'art. »

Son éducation avait été conduite d'après le plan qu'il trace: le modèle qu'il s'était fait d'un médecin vertueux, est le tableau de sa propre vie; il en avait pris tous les traits dans son cœur. Ce ne sont pas seulement des malades guéris par ses soins, des pauvres secourus par sa bienfaisance, des malheureux consolés par ses avis compatissants, qui déposeront à jamais en l'honneur de cet excellent et grand homme: il fut un digne citoyen; il défendit, il honora la cause sacrée de la liberté, que les armes des Perses mettaient bien moins encore peut-être en danger, que leur or corrupteur. Ses opinions fortes et généreuses ne furent pas le seul hommage qu'il rendit à cette divinité de toutes les grandes ames, à cette source unique des véritables vertus et du bonheur. Car il n'est pas possible de passer ici sous silence les tentatives que fit le grand-roi pour l'attirer à sa cour, le refus d'Hippocrate, et la manière noble dont il en explique les vrais motifs. Un sénatus-consulte de la ville d'Athènes, et plusieurs lettres qui s'y trouvent rappelées, nous font connaître ce fait dans un assez grand détail (1).

La Perse était ravagée par la peste. Les satrapes de l'Asie-Mineure écrivent à Artaxerxès, pour lui faire part de la grande réputation du médecin de Cos. Artaxerxès leur répond, et il les charge de lui faire de sa part les offres les plus libérales, pour l'attirer dans ses états. Les satrapes font parvenir à Hippocrate la lettre du grand-roi : ils promettent, en son nom, toutes les récompenses, tous les honneurs qu'il pourra désirer. Le médecin répond par ces beaux mots, gravés dans le souvenir de tous ceux de ses successeurs qui pensent et qui sentent :

« J'ai dans mon pays la nourriture, le vê-
« tement et le couvert : je n'ai besoin de rien.
« Comme Grec, il serait indigne de moi d'aspirer
« aux richesses et aux grandeurs des Barbares : et
« je n'irai point servir les ennemis de ma patrie
« et de la liberté. »

Là-dessus, le grand-roi, à qui l'ivresse du pouvoir avait facilement persuadé que ses moindres fantaisies devaient être des lois pour le reste des hommes, et qu'il n'en était aucun qui ne dût se tenir honoré de leur obéir; le grand-roi ne put

---

(1) Je l'ai déja cité dans le Traité *du degré de certitude de la Médecine :* mais on peut se permettre de le citer encore, dans un moment où certains écrivains semblent avoir pris à tâche d'étouffer tous les sentiments libres et généreux.

contenir sa fureur. Il écrivit aux habitants de l'île de Cos, qu'ils eussent à lui livrer sur-le-champ Hippocrate, dont il voulait châtier l'insolence; les menaçant, en cas de refus, de toute sa colère. Mais les divers états de la Grèce étaient alors unis par des liens solides, qui garantissaient leur commune indépendance. La petite île de Cos osa braver le roi de Perse. Ses habitants répondirent qu'ils regarderaient comme une lâche ingratitude de livrer leur concitoyen, auquel ils avaient d'importantes obligations; qu'en choisissant leur île pour y résider et pour y cultiver son art, il avait mérité la protection spéciale des lois qui la gouvernaient; et ils finissaient par déclarer qu'ils étaient résolus de défendre à tout prix sa vie et sa liberté.

Après une longue carrière, employée à pratiquer son art avec beaucoup d'éclat; à fondre en corps de doctrine les principes sur lesquels reposent sa théorie et sa pratique; à perfectionner son enseignement, et à former des disciples dignes de le remplacer : après une vie qui par conséquent fut heureuse, quoi que lui-même en ait pu dire dans des moments de dégoût, Hippocrate mourut à Larisse en Thessalie, à l'âge de quatre-vingt-cinq, ou quatre-vingt-dix, ou de cent quatre, ou même de cent neuf, si l'on en croit Soranus son historien. Il fut inhumé entre cette ville et Gyrtone : et suivant la tradition, son tombeau fut long-temps couvert d'un essaim d'abeilles, dont le miel était employé avec beaucoup de confiance, pour la guérison des aphtes des enfants.

La mort est le juge suprême des renommées : sa main fatale arrache le masque au charlatan; mais elle rend le grand homme plus grand encore, et pour ainsi dire plus sacré. La mort fait ordinairement taire l'envie; du moins elle la décourage : ou, dans la certitude de n'être plus importunée par leur présence, l'envie permet souvent alors qu'on sente tout le prix des talents et des vertus, et qu'on leur paye un tribut d'hommages, dont l'excès même la choque d'autant moins, qu'il peut servir à rabaisser les vivants. Les amertumes dont on a cherché presque toujours à abreuver ces bienfaiteurs, et ces modèles du genre humain, s'offrent alors, dans toute leur ingratitude, aux yeux des hommes doués de quelque générosité : on prodigue à des cendres insensibles les éloges et les honneurs; et celui qui fut persécuté constamment avec fureur, pendant qu'il eût pu jouir de la bienveillance de ses concitoyens, devient l'objet de leur culte, quand aucun de leurs sentiments ne saurait plus le toucher.

Hippocrate reçut, après sa mort, des témoignages universels de reconnaissance et d'admiration. Son génie et ses vertus furent appréciés; les services qu'il avait rendus à sa patrie et au genre humain furent reconnus. Dans ces premiers temps de leur civilisation, les Grecs plaçaient encore leurs hommes célèbres au rang des dieux: ces imaginations vives et sensibles renvoyaient dans le ciel tous leurs bienfaiteurs, qu'ils en supposaient descendus; elles se plaisaient à croire que celui qui, pendant son passage sur la terre, avait pu faire du bien, devait le pouvoir toujours: ces peuples réclamaient avec plus de confiance la main qui les avait déja servis. On bâtit des temples à Hippocrate: ses autels furent couverts d'encens et d'offrandes, comme ceux d'Esculape lui-même; et puisqu'il fallait un dieu pour les malades, qui, mieux que le médecin de Cos, méritait de recevoir leurs prières, ou les vœux de leurs parents et de leurs amis.

Les médecins de toutes les écoles, les philosophes de toutes les sectes s'empressèrent de lire, de citer, de commenter ses écrits. Chaque école voulut le faire passer pour son chef; chaque secte voulut qu'il lui appartînt. Dans tous les pays où les sciences et les arts ont été en honneur, son nom a volé de bouche en bouche, avec celui de ce petit nombre de génies originaux, regardés avec raison comme les créateurs de l'esprit humain. Parmi les médecins des siècles suivants, ceux qui méritent le plus de gloire ont été les plus empressés à proclamer celle d'Hippocrate. Les moralistes et les politiques ont puisé chez lui des idées générales, des aperçus vastes, des principes féconds. Les philosophes qui s'occupent des opérations de l'entendement, ont admiré cette sûreté de méthode, ces procédés d'un esprit qui connaît et ses propres bornes, et toute l'étendue de ses moyens; cet art de se placer sous le véritable point de vue pour observer les différents objets de ses recherches, de classer les observations dans leur ordre naturel, de les lier à des principes généraux, c'est-à-dire, d'en tirer des résultats qui ne font qu'exprimer leurs rapports et leur enchaînement. Les jurisconsultes ont donné force de loi à ses opinions, dans toutes les questions où le physiologiste doit diriger la décision du magistrat. Les littérateurs ont trouvé chez lui, comme nous l'avons déja fait observer, le modèle d'un genre particulier de style, et même, on peut le dire, d'éloquence, qui réunit la majesté à la simplicité naïve; une marche rapide à l'exactitude des détails; les couleurs d'une brillante imagination à la sévérité d'un esprit juste et ferme, dont le premier besoin est la vérité; enfin, la clarté la plus facile à la plus étonnante précision. Et de nos jours encore, médité par les médecins, consulté par les philosophes, lu par les hommes de goût, il est, et sera toujours pour chacun d'eux, l'un des plus beaux génies de l'antiquité; et le recueil de ses ouvrages sera toujours considéré comme l'un des plus précieux monuments de la science.

Nous nous sommes appesantis sur ces premières époques, les plus importantes sans doute de la médecine : nous passerons plus rapidement sur les siècles qui vont suivre.

§ IV.

Autres écoles de la Grèce.

L'école de Cnide, rivale de celle de Cos, ne nous est connue que par ce qu'Hippocrate nous en apprend lui-même. Si l'on doit l'en croire en tout, elle réunissait dans son enseignement les inconvénients de l'empirisme aveugle à ceux de l'esprit d'hypothèse : car il affirme que d'un côté, l'on n'y considérait les maladies qu'individuellement, et sans les ramener, par leurs ressemblances, à certains chefs de classes, de genres, ou de familles ; et que de l'autre, on ne faisait pas difficulté d'établir, sur ces observations isolées, des règles qui, ne pouvant se rapporter à rien de général et de constant, ne laissaient aucune trace dans l'esprit.

L'école de Pythagore, ou l'école italique, forma des esprits distingués dans différents genres : elle produisit aussi plusieurs grands médecins. Cet homme, vraiment extraordinaire, après avoir embrassé toutes les parties des sciences naturelles et morales, avait formé le plus vaste établissement d'éducation, qu'un simple particulier ait jamais pu concevoir. Il vint à bout de l'exécuter : il lui donna même des bases si solides, que son école subsista long-temps après sa mort, avec le même éclat, et que les tyrans et les fanatiques se crurent obligés de la détruire, la flamme et le fer à la main.

Nous n'avons, pour apprécier ce philosophe, que quelques débris échappés aux ravages du temps : mais, si l'on se transporte à l'époque qui le vit naître, ces faibles restes ont droit de nous étonner.

Il est vraisemblable que ce fut Pythagore, ou quelqu'un de ses disciples, qui transporta la doctrine des nombres dans la médecine; c'est-à-dire, qui rapprocha de l'ensemble des observations faites sur l'économie animale les principes de leur doctrine favorite. On s'est beaucoup moqué, dans les temps postérieurs, de la puissance des nombres, et de l'utilité que les anciens attribuaient à la connaissance de leurs propriétés, pour l'étude des autres sciences. On ne s'est pas moins moqué de la prédilection qu'ils imputaient à la nature pour certains nombres, ou pour certaines formes périodiques, qui, suivant leur opinion, ramènent fidèlement ces nombres dans les phénomènes de l'univers. Enfin, l'on n'a pas épargné plusieurs parties de la physiologie hippocratique, pas même ces crises qui, dans leurs marches régulières, reproduisent les nombres sacrés des Pythagoriciens. Il reste à savoir si l'on a eu, sur tous ces points, également raison.

Au degré d'avancement où les anciens avaient

poussé la géométrie, et plus encore sans doute à ce coup d'œil observateur et pénétrant, qu'ils portèrent dans la science des nombres, il est difficile de ne pas juger qu'ils avaient fait d'importantes découvertes relativement à leurs propriétés. L'application de ces découvertes à la géométrie, dont une arithmétique quelconque est nécessairement inséparable, dut se présenter d'elle-même à leur esprit. De la géométrie, ils purent en étendre l'application à diverses parties des sciences physiques : et nous savons qu'ils le firent en effet; témoin les magnifiques essais de statique et de mécanique d'Archimède : et long-temps auparavant, par le secours de l'analyse expérimentale, Pythagore avait ramené les vibrations du corps sonore aux lois du calcul. Enfin, l'activité de ces génies entreprenants, qui se plaisaient tant à généraliser, pouvait-elle ne pas chercher à transporter dans les sciences morales, des vues, ou des moyens de recherches qui les avaient si puissamment aidés dans les autres branches de leurs études? En supposant cette conjecture aussi fondée qu'elle paraît l'être, leur système des nombres aurait été pour eux ce que l'algèbre, qui n'est elle-même qu'une arithmétique plus abstraite et plus générale, est devenue, à plusieurs égards, pour les modernes : la méthode et presque la langue universelle des sciences. Comme elle, le système numérique des anciens, tout imparfait qu'il paraît avoir été, aurait éclairé plusieurs parties d'une lumière directe : comme elle, il aurait servi de point de comparaison et de régulateur aux méthodes des autres; il leur aurait fourni des moyens de se rectifier, ou des procédés utiles pour suppléer à leur imperfection.

Nul raisonnement antérieur à l'expérience ne porte sans doute à croire que la nature affecte tel nombre, plutôt que tel autre. Mais c'est ici pourtant une question de fait, que l'observation seule peut résoudre. Quand le qui ne serait revenu vingt fois de suite, dans une partie de trictac, les probabilités purement rationnelles de son retour au vingt-unième coup, resteraient toujours les mêmes. Cependant quel joueur, dans ce cas, ne parierait point avec assez d'assurance contre ce retour?

L'expérience seule a pu nous apprendre que la nature affectant la variété dans les chances fortuites, il y a toujours à parier contre celles qui se sont déja présentées plusieurs fois, et pour celles qui n'ont pas encore eu lieu.

N'est-ce donc pas également sur les faits et sur les faits seuls, qu'il faut juger la doctrine des nombres? Dans les opérations qui nous semblent le plus irrégulières, et le moins susceptibles de ne l'être pas, l'observation nous découvre toujours un certain ordre quelconque : pourquoi les anciens n'auraient-ils pas découvert, dans différentes opérations de la nature, celui que les nombres

6.

suivent pour leur retour? Je suis loin d'affirmer que cet ordre soit réel: mais il peut l'être; et les anciens peuvent l'avoir connu. Il me semble que nous ne serons en droit de les contredire en cela, formellement et en tout point, que lorsque nous aurons fait toutes les expériences qu'exige la solution complète des diverses questions relatives à cette doctrine; et que nous les aurons faites assez en grand, pendant un espace de temps assez long, et avec assez de soin, pour lever à cet égard toutes les difficultés.

Quant à la périodicité des mouvements vitaux, soit dans la formation et le développement des organes, soit dans la marche de leurs fonctions, et dans les crises des maladies, la collection des faits existe: elle est assez nombreuse, et l'on peut juger. Hippocrate, Galien, Arétée, et quelques autres parmi les anciens; leurs abréviateurs Lomnius et Sennert; leurs commentateurs Duret, Jacot, Houllier, Prosper Martian; leurs sectateurs, Baillou Fernel, Rondelet, Prosper Alpin, Piquer, et plusieurs autres parmi les modernes; enfin, beaucoup d'observateurs de maladies particulières qui, se bornant à leur simple description historique, sont d'un plus grand poids encore pour l'exactitude des faits, puisqu'ils n'avaient point de système à établir: tous ces écrivains, dis-je, semblent avoir travaillé de concert, quoique sous différents points de vue, à constater dans cette partie l'exactitude de la doctrine des nombres adoptée par les anciens.

D'après de nouvelles recherches, Staalh n'a pas seulement embrassé leurs idées; il les a étendues et agrandies encore : il les a même appliquées avec plus de détail et de précision à l'histoire des phénomènes de la vie. Dans quelques Traités particuliers, il les fait concorder avec plusieurs aperçus ingénieux et nouveaux sur les époques, la marche et les transformations de différentes maladies, tant aiguës que chroniques. Hoffman, esprit plus timide, s'en est rapproché dans plusieurs excellentes dissertations. Boërhaave a fini lui-même par rendre hommage à l'exactitude des anciens; et tous les bons praticiens de son école proclament à l'envi cette doctrine des crises, rejetée d'abord comme absurde et presque cabalistique.

Mais en voilà beaucoup trop sur ce sujet.

Depuis long-temps, Acron d'Agrigente avait, comme nous l'avons dit ci-dessus, ébauché la doctrine de la secte empirique : mais les principes n'en étaient pas réduits en système; ils ne faisaient point un corps d'enseignement. Cette doctrine, ou son complément, fut l'ouvrage de Sérapion, fondateur de la fameuse école d'Alexandrie, qui jouit du plus grand éclat, pendant une longue suite d'années.

J'ai déja dit que la querelle des dogmatiques

et des empiriques n'était qu'une pure dispute de mots. Les uns, il est vrai, se conduisaient d'après des règles et des axiomes ; ils fouillaient dans les causes prochaines, ou éloignées : les autres s'en rapportaient uniquement à l'expérience, et rejetaient toute hypothèse, comme corruptrice de l'observation. Mais les empiriques raisonnaient l'expérience, et les dogmatiques expérimentaient (si l'on peut s'exprimer ainsi) le raisonnement : ceux-ci regardaient comme causes, ce que ceux-là faisaient entrer dans l'histoire même de la maladie. L'analogie et l'induction étaient pour les empiriques, ce qu'étaient pour les dogmatiques l'enchaînement des dogmes et leur application méthodique aux plans de traitement. Les premiers avaient cependant l'avantage de prendre plus immédiatement la chose par le commencement. Le nom même qu'ils portaient, les termes dont ils faisaient usage, ainsi que les règles fondamentales qu'ils s'étaient imposées, les ramenaient sans cesse dans la véritable route de l'analyse, qui doit commencer par l'observation.

Si la secte pneumatique n'avait pas produit Arétée, elle mériterait à peine qu'on en fît mention. Quelques visionnaires ont voulu la ressusciter à diverses reprises : on n'a pas eu besoin de les combattre ; leurs rêveries n'ont pu laisser de traces, et l'on n'y pense plus.

Arétée passe encore aujourd'hui pour un des meilleurs observateurs, et pour un de ces excellents peintres de maladies, dont les tableaux seront toujours instructifs, quoiqu'ils datent des premières époques de l'art.

§ V.

Depuis l'établissement de la Médecine à Rome, jusqu'à l'époque des Arabes.

Rome régnait sur le monde. Son tyrannique empire achevait par les vexations la ruine des peuples, commencée par l'invincible fureur de ses armes. Elle transportait violemment dans son sein les arts et les sciences, ou plutôt leurs chefs-d'œuvre qu'elle enlevait aux autres, sans savoir les apprécier et en jouir elle-même. Les richesses de l'univers venaient assouvir son insatiable avarice. Le luxe marcha bientôt à leur suite: et les merveilles des beaux siècles de la Grèce finirent par attirer de toutes parts à Rome, les philosophes, les savants, les gens de lettres, les artistes les plus célèbres de ce malheureux pays, qui ne pouvaient plus retrouver que dans la capitale du monde les objets nécessaires à la culture de leur esprit, et chers encore à leur imagination.

Les médecins furent long-temps repousés de Rome par les magistrats. Il nous reste à ce sujet, une lettre de Caton l'ancien, vraiment curieuse par la stupide férocité qu'elle respire. Cet esprit violent et borné voulait gouverner les possesseurs des trésors du monde, comme un couvent de moines, ou comme il gouvernait sa propre maison. Avare, cruel, capricieux, on sait qu'il y faisait tout ployer sous le joug le plus tyrannique. Pour réunir tous les genres de despotisme, c'était lui-même qui traitait sa famille et ses esclaves malades : les moyens dont il faisait usage supposaient la plus dégoûtante ignorance et la plus risible superstition.

Cependant les mœurs s'adoucirent par l'effet immédiat des nouvelles jouissances que la richesse avait amenées. Le besoin d'acquérir des hommes instruits dans tous les genres se fit sentir généralement, et les médecins purent se montrer.

Bientôt ils arrivèrent en foule. L'époque de leur établissement à Rome n'est pas glorieuse pour la science (1). Mais Asclépiade lui donna, peu de temps après, beaucoup de considération.

Les praticiens ne fixent guère l'attention publique par une conduite simple et mesurée. L'esprit humain contracte presque partout des habitudes, et peut-être a-t-il reçu de la nature des

---

(1) Cassius Hémina, cité par Pline, prétend qu'Archagatus introduisit le premier la médecine à Rome : qu'on lui donna d'abord une boutique, avec le titre de *guérisseur de plaies ;* mais qu'on remplaça bientôt ce titre par celui de *bourreau*, à cause des douleurs que faisaient éprouver ses opérations.

dispositions qui lui font rechercher l'extraordinaire, embrasser avec empressement le merveilleux. Pour le captiver, la vérité toute nue est souvent un faible moyen : il faut l'étonner pour le convaincre, et le transporter hors du monde réel pour obtenir son assentiment (1). Asclépiade, élevé dans les écoles des rhéteurs, et rhéteur lui-même, porta dans la médecine l'art d'entraîner le jugement par l'imagination. Les succès de cet art sont peu difficiles avec les malades, que leur faiblesse rend si souvent crédules et superstitieux. Des nouveautés singulières, des remèdes bizarres, des systèmes philosophiques hardis, éloignés des idées communes, une éloquence riche et facile, enfin un fond inépuisable de complaisance pour toutes les fantaisies de ceux qui se mettaient entre ses mains : tels furent les moyens de cet homme qui, sans être un véritable médecin, ne fut cependant pas un homme sans vues et sans talent.

La philosophie corpusculaire de Démocrite, développée et rendue plus complète par Épicure, n'avait pris et germé que dans un petit nombre de têtes : elle était regardée avec une sorte d'effroi par les esprits timides. C'est peut-être pour cela même qu'Asclépiade en fit avec le plus grand

---

(1) Cela est d'autant plus vrai, que les peuples sont plus ignorants; et le devient, de jour en jour, d'autant moins, qu'ils deviennent plus éclairés.

succès le fondement de sa médecine. Par le moyen des petits corps et des petits pores, il expliquait tout, étonnait les esprits, et il guérissait quelquefois. Il se moquait des idées d'Hippocrate sur les crises : la patience de l'art qui épie la nature, pour la suivre, l'aider, ou suppléer à son impuissance, lui paraissait absolument ridicule; il l'appelait *une méditation sur la mort*.

Les opinions et la pratique d'Asclépiade ne durèrent guère plus long-temps que lui-même. De leurs débris, naquit cependant la médecine méthodique, dont le fondateur fut Thémison, moins connu maintenant par ses doctrines que par le vers de Juvénal :

Quot Themison ægros autumno occiderit uno.

Les méthodistes divisaient les maladies en trois classes: celle des *fibres resserrées*, celle des *fibres lâches*, et celle qu'ils appelaient *mixte*. Dans les premières, ils employaient les relâchants; dans les secondes, les resserrants; dans les troisièmes, les uns et les autres. Mais c'est pour le traitement des maladies longues qu'ils déployaient leur grand moyen, ce qu'ils appelaient *le cercle résomptif ou métasyncritique*, lequel n'était qu'une suite bizarre de remèdes, appliqués à des époques et dans un ordre déterminés.

On conçoit à peu près ce qu'ils voulaient dire par *maladies de resserrement*, quoique cela ne soit pas aussi clair pour les hommes instruits que pour les ignorants; on conçoit aussi l'état qu'ils désignaient par *fibres relâchées :* mais il est difficile de deviner ce qu'on pouvait entendre par leur *genre mixte;* et quelle application on pouvait faire à la pratique de cette idée spéculative, si subtile, dont les sens ne sauraient saisir le sujet. N'est-il pas d'ailleurs évident que presque toutes les maladies tiennent au genre *mixte,* ou qu'elles pourraient y être rapportées? Car ce mot signifie (si toutefois il signifie quelque chose) *inégalité de ton* dans les parties, ou *distribution irrégulière* de l'action tonique vitale (1). Or, la plupart des maladies offrent pour phénomène général le défaut d'équilibre et le mauvais emploi des forces. Dans les cas où ces aberrations sont moins sensibles, un œil attentif peut les découvrir encore; et peut-être n'est-il aucune maladie où le défaut d'équilibre ne se manifeste à un certain degré, soit dans le ton des organes, soit dans l'exercice de la vie et dans la direction de la sensibilité. Ainsi donc, le *genre mixte* des méthodistes, embrassant tout, ne désigne rien.

Quant aux deux autres genres, quoiqu'on ne doive peut-être pas rejeter entièrement les deux dénominations qui les désignent, la doctrine qu'elles établissent est assurément d'une applica-

---

(1) De manière que certaines parties sont dans un état de *resserrement*, tandis que d'autres sont dans un état de relâchement.

tion très-bornée, et la pratique en tire bien peu de sûres indications.

Cælius Aurélianus, dont le livre contient d'ailleurs des choses utiles, nous fait connaître assez en détail les principes de la médecine méthodique. Il les avait adoptés, et il s'en servait avec sagesse : mais il n'a pu leur donner le caractère de vérité pratique et de généralité, qui leur manquait essentiellement.

Prosper Alpin, dans le seizième siècle, et Baglivi, dans le dix-huitième, ont tenté de rajeunir cette doctrine. Ils l'ont tenté l'un et l'autre avec génie, mais sans succès. D'autres ont osé le faire sans génie : leur petite vogue éphémère a presque toujours fini de leur vivant; et leurs noms ne seront pas même cités pour ces essais infructueux.

Après plusieurs âges, perdus pour ses progrès; après beaucoup d'agitations et d'erreurs, la médecine avait besoin de chercher des routes plus sûres. Il était temps pour elle de revenir aux dogmes de la nature, ou d'Hippocrate son fidèle interprète. Galien parut. Génie assez vaste pour embrasser toutes les sciences, pour les cultiver toutes avec un égal succès : dès l'enfance, il donnait déja des preuves d'une capacité rare; et, dans les écoles, il commençait à sentir le vide des systèmes dominants. Peu satisfait de ce que ses maîtres enseignaient comme des vérités incontestables, comme les principes éternels de l'art, il lut Hippocrate : il fut éclairé, pour ainsi dire, d'une lumière toute nouvelle. En le comparant à la nature, son étonnement et son admiration redoublèrent. Hippocrate et la nature furent dès lors les seuls maîtres dont il voulut recevoir les leçons. Il se mit à commenter les écrits du père de la médecine ; il présenta ses vues sous différents aspects, qu'on n'y avait pas encore aperçus : il répéta ses observations ; il les enrichit, et les appuya de tout ce que pouvaient leur prêter la philosophie et les sciences physiques, soit par le simple rapprochement des faits, soit par la comparaison des diverses théories, soit enfin par la combinaison des différentes méthodes de raisonnement. En un mot, Galien ressuscita la médecine hippocratique, et lui donna un éclat qu'elle n'avait point eu dans sa simplicité primitive. Mais, il faut l'avouer, ce qu'elle acquit entre ses mains, fut peut-être plutôt une parure qu'une richesse véritable. Les observations recueillies et les règles tracées par Hippocrate, en prenant un caractère plus brillant et plus systématique, perdirent beaucoup de leur pureté : sous cet appareil étranger de sciences ou de dogmes divers, la nature, que le médecin de Cos avait toujours saisie avec tant d'exactitude et de réserve, se trouva comme étouffée et perdue : et l'art, surchargé de règles ou superflues ou trop subtiles, ne fit que s'embarrasser dans beaucoup de difficultés nouvelles qui ne tiennent pas à sa nature.

Bordeu compare Boërhaave à Asclépiade; et en effet, il a pu trouver quelques rapports entre ces deux célèbres médecins. Mais c'est plutôt à Galien qu'il fallait comparer le professeur de Leyde. L'un et l'autre ont réuni toutes les connaissances de leur siècle; l'un et l'autre ont voulu les transporter dans la médecine. En la réformant sur des plans généraux et vastes, ils se sont efforcés d'y fondre des doctrines qui lui sont absolument étrangères, ou qui du moins n'ont avec elle que des rapports isolés, et relatifs à quelques simples accessoires. L'un et l'autre ont voulu que leur médecine s'enrichît de tout ce qu'ils savaient d'ailleurs. De là vient qu'en simplifiant avec méthode, quoique avec un degré de méthode très-inégal, les vues générales qui doivent guider son enseignement, ils ont cependant laissé une grande tâche à leurs successeurs : celle de séparer avec justesse plusieurs choses belles et excellentes de ces dogmes hypothétiques qui les déparent, et que l'ordre même avec lequel ils y sont enchaînés, rend encore plus dangereux pour les jeunes lecteurs, facilement séduits par de si vastes tableaux.

Galien fut le médecin de Marc-Aurèle. C'est avec un intérêt touchant qu'on lit dans ses ouvrages l'histoire de quelques maladies de cet empereur philosophe, dont la vie et les écrits offrent le plus digne modèle aux hommes qui tiennent dans leurs mains le sort des nations, et dont le nom sera dans tous les siècles la censure de ceux qui ne l'auront pas imité.

§ VI.

Époque des Arabes.

Depuis Galien jusqu'au temps des Arabes, la médecine roule dans le cercle des opinions qu'on a vues se succéder parmi les Grecs. Le tableau qu'elle présente pendant la durée du Bas-Empire, mérite peu d'attention. Nous trouverions peut-être durant cet intervalle quelques observations à recueillir sur les hôpitaux qui furent établis alors à Constantinople, et dans plusieurs autres villes de la Grèce d'Europe et d'Asie : mais cet objet n'a que des rapports éloignés avec celui qui nous occupe dans ce moment.

La bibliothèque d'Alexandrie, formée par les soins d'une longue suite de princes amis des lettres, fut brûlée du temps de la guerre de César et de Pompée. Une violente sédition s'étant déclarée au sein de la ville, César fit mettre le feu aux vaisseaux qui se trouvaient dans le port : l'incendie se communiqua tout à coup aux bâtiments de la bibliothèque ; et quatre cent mille volumes devinrent la proie des flammes.

Cependant cette perte fut réparée peu de temps après, du moins autant qu'elle pouvait l'être. Antoine fit don à Cléopâtre de la bibliothèque de

Pergame, qui contenait deux cent mille volumes. Ce fonds s'accrut par degrés : les livres attiraient les savants, et les savants attiraient d'autres livres. Alexandrie redevint le centre des sciences et des arts.

La médecine surtout y fut enseignée avec beaucoup d'éclat. De toutes parts, les élèves y venaient entendre les maîtres les plus célèbres de l'univers : et cette école, fondée dans les plus beaux siècles de la Grèce, jouissait encore d'une gloire non interrompue, lors de la conquête de l'Égypte par les Sarrasins.

Amrou, qui commandait l'expédition, voulut sauver la bibliothèque. On connaît la réponse d'Omar. Tant de richesses précieuses pour le genre humain périrent par l'ignorante fureur des Musulmans.

Cependant la proscription fut moins générale pour les livres de médecine, d'histoire naturelle et de physique. Quelques-uns échappèrent à la destruction, soit à cause de l'intérêt qu'inspire aux hommes les plus stupides la science qui promet le soulagement des maux et la santé; soit, comme le pensent quelques écrivains, à cause de l'idée généralement répandue dans l'Orient, qu'on y trouverait l'art de faire de l'or (1).

---

(1) Jean le grammairien résidait alors à Alexandrie : il fit de grands efforts, qui ne furent pas tous infructueux, pour sauver quelques manuscrits. Théodocus et Théodulus, célè-

Les premières versions qui parurent de ces livres, étaient en langue syriaque : les traductions arabes sont d'une époque postérieure. Les ouvrages d'Aristote et de Galien furent ceux pour lesquels les Arabes montrèrent le plus d'enthousiasme. Ils les traduisirent avec beaucoup de soin ; ils les commentèrent de cent manières et sous cent points de vue différents. Leur esprit subtil s'accommodait infiniment de la métaphysique péripatéticienne, et de cette foule d'abstractions bizarrement énoncées, pour lesquelles un petit nombre de vues ingénieuses et même justes ne sauraient obtenir grace. Leurs savants, aussi pillards que leurs guerriers, s'approprièrent les idées des ouvrages moins connus, quelquefois même les ouvrages tout entiers, dont ils ne faisaient que retrancher le nom de l'auteur. Les plus célèbres de leurs écrivains ne sont point exempts de ce reproche.

On doit aux Arabes quelques améliorations importantes dans l'art de préparer les remèdes. Ils ont introduit dans la pratique les purgatifs doux, appelés minoratifs. C'est Rhazès, médecin

---

bres médecins, étaient aussi vraisemblablement dans la ville, lorsqu'elle tomba entre les mains d'Amrou ; c'est du moins ce qu'on doit naturellement conclure du récit d'Aby-Osbaya, l'historien de leur vie. Or, on ne peut mettre en doute qu'ils n'aient désiré vivement de sauver les plus précieuses richesses de l'art.

de cette nation, qui, le premier, a décrit la petite vérole. Sans doute les modernes sont allés plus loin que lui dans l'étude des caractères divers qu'elle affecte, et des phénomènes qu'elle présente, suivant l'âge, le tempérament, l'état du corps et la constitution épidémique durant laquelle la maladie se développe : mais elle est peinte avec beaucoup d'exactitude dans ses écrits ; et jusqu'au moment où l'inoculation, simplifiée par la belle découverte de Jenner, l'aura totalement rayée du catalogue des maladies, Rhazès et quelques autres Arabes qui ont traité cette matière, seront encore lus avec beaucoup de fruit.

Les ouvrages d'Hippocrate furent traduits en arabe en même temps que ceux d'Aristote et de Galien. Mais sa simplicité, sa précision, ses dogmes renfermés dans l'expérience, cette philosophie pleine de retenue, et cette méthode sévère qui marche toujours pas à pas sur les traces de la nature, n'excitèrent pas, à beaucoup près, le même enthousiasme que l'appareil scientifique et le luxe imposant des deux autres. Aussi la médecine des Arabes s'en est-elle toujours ressentie. On n'y retrouve point ce génie et ce tact médical qui sont à la science ce qu'est le goût aux arts d'agrément.

A ne considérer que l'absurdité de l'entreprise, et l'ignorante férocité qui l'inspira, les croisades ne furent qu'une maladie superstitieuse et cruelle d'un temps de barbarie. On ne peut cependant méconnaître qu'elles devinrent de puissants moyens de distraire et d'affaiblir la tyrannie féodale; et surtout qu'elles multiplièrent les communications entre l'Europe ignorante et les Sarrasins plus éclairés. Il paraît aussi qu'on leur doit la première idée du système municipal. C'est à Jérusalem (1) qu'une bourgeoisie sortit tout à coup du sein des armées chrétiennes, et que la politique des chefs supérieurs, en l'associant à diverses magistratures, vint à bout de contenir par son secours ces bordes de nobles turbulents jusqu'alors sans frein.

D'ailleurs, les moins stupides de ces nobles qui revenaient en Europe, y rapportèrent des idées toutes nouvelles. L'aspect florissant, le luxe et les commodités que présentaient les villes et les palais habités et embellis par les chefs des Arabes, leur avaient inspiré de nouveaux désirs : et, soit par cette circonstance, soit par leurs rapports avec les négociants génois et vénitiens, les croisés commencèrent à sentir d'abord le prix des arts, bientôt celui des sciences qui les éclairent, ou des lettres qui les animent, et qui sont leurs guides ou leur cortége, pour ainsi dire, nécessaire. Ils en répandirent les premiers germes dans l'Occident.

Les débris malheureux de l'école d'Alexandrie, échappés à la fureur ou à la rapacité des

(1) Voyez Gibbon sur cette époque.

Sarrasins, avaient été recueillis par les empereurs d'Orient. Tandis que les Arabes cherchaient à faire fleurir les sciences en Asie et en Espagne, la Grèce conservait quelques faibles souvenirs de sa gloire passée. Les lieux témoins de tant de grandes scènes, de tant d'efforts du génie et de l'activité de ses anciens habitants, parlaient encore à tous les yeux. Les chefs-d'œuvre de la plus belle langue que les hommes aient parlée, étaient dans toutes les mains : les nomuments que l'avarice de Rome n'avait pu dérober au sol, et ceux que le luxe des empereurs de Constantinople avait élevés à grands frais, environnaient ces imaginations sensibles de tableaux et d'impressions favorables au développement de toutes les facultés de l'esprit : et, sans les disputes théologiques que la sottise des princes avait attisées, le génie eût pu jeter encore quelques lueurs faibles, il est vrai, mais les seules qui puissent éclairer un peuple après la perte de sa liberté.

§ VII.

La médecine passe de Grèce en Europe avec les savants et les livres.

Lors de la prise de Constantinople par les Turcs, les gens de lettres, accompagnés et suivis de leurs livres, cherchèrent un asyle en Occident. L'Italie était à leur porte; et d'anciennes relations politiques, religieuses ou commerciales unissaient d'ailleurs encore les deux pays. Ce fut donc en Italie que ces malheureux fugitifs se retirèrent, apportant avec eux ces trésors dont l'Europe entière devait s'enrichir, ces précieuses collections d'ouvrages grecs que l'on n'y connaissait point encore, ou qu'on n'y connaissait que d'une manière très-imparfaite, et qui bientôt secondèrent si puissamment le mouvement régénérateur dont l'Italie avait déja ressenti la première impulsion.

Les livres des Arabes remplissaient de leur gloire les pays soumis au califat. Déja les peuples voisins commençaient à tourner vers ces pays heureux des regards d'envie. Le commerce s'ouvrait quelques faibles communications : il faisait sentir de nouveaux besoins; il développait de nouveaux goûts. Bientôt les jeunes gens accoururent de tous côtés en Espagne, pour puiser à la source même de cette clarté naissante. Les écoles arabes devinrent à la mode, comme les écoles grecques l'avaient été jadis. L'arabe fut bientôt la langue savante. C'est dans cette langue que l'Europe connut d'abord les ouvrages d'Hippocrate, de Galien, d'Aristote, d'Euclide et de Ptolémée. Mais la médecine, au milieu de ce mouvement des esprits, n'avait fait aucun progrès réel.

Cependant les Grecs, réfugiés en Italie, répandaient les copies des livres qu'ils avaient apportés avec eux : ils enseignaient et développaient dans des leçons publiques les doctrines qui s'y trouvaient consignées. C'étaient leurs richesses ; ils tâchaient d'en répandre le goût, et de leur donner tout leur prix. Théodore Gaza, Argyropile, Lascaris, Bessarion, en préparaient des éditions correctes ; Alde les imprimait. Les ouvrages de Dioscoride parurent les premiers ; après eux, ceux de Galien, de Paul d'Ægine ; enfin ceux d'Hippocrate. Cette subite publication diminua beaucoup le crédit des Arabes, dont les nombreux plagiats frappaient tous les yeux, et dont l'infériorité, sous tous les rapports, commençait à se faire sentir. Mais l'engouement était trop grand et trop général. Aristote et Galien, dont la réputation restait la même, conservèrent à la littérature arabe une partie de cet empire qu'elle avait usurpé à l'ombre de leurs noms.

Vainement l'école de Salerne, fondée vers le milieu du septième siècle, avait-elle mérité à cette ville le nom de *Civitas Hippocratica;* vainement Hippocrate lui-même venait-il d'être mis dans les mains des savants de l'Europe, sous sa forme primitive, et non plus sous le déguisement des traductions et des commentaires arabes : le temps de sa gloire chez les modernes n'était pas encore venu ; et la renaissance de la vraie médecine exigeait peut-être que le cercle des erreurs eût été parcouru tout entier.

§ VIII.

Médecins juifs.

Ce sont les Juifs qui ont fait connaître à l'Europe les avantages que les différentes nations peuvent retirer des relations commerciales, et les richesses que peuvent recueillir, en exerçant ce genre d'industrie, les agents de leurs échanges mutuels. Par cette intime fraternité qui les unissait dans toutes les parties du monde, ils en devinrent naturellement les entremetteurs, les courtiers et les voituriers. Le peu de sûreté des mers et des grandes routes leur avait fait imaginer des moyens plus faciles et plus commodes pour le déplacement des valeurs monétaires. Ils étaient nos facteurs et nos banquiers avant que nous sussions lire: ils furent aussi nos premiers médecins. Les langues orientales leur étaient familières: et dans un temps où Galien, Hippocrate et les autres pères de la médecine n'étaient connus en Occident que par les traductions arabes et syriaques, les Juifs étaient presque les seuls qui sussent traiter les maladies avec quelque méthode, en profitant des travaux de l'antiquité.

Leurs opinions théoriques et leurs systèmes généraux sont exposés assez au long dans Riolan: mais ils ne méritent plus la peine d'être rappelés. Leur pratique fut plus heureuse. Toutes les sectes qui s'étaient formées au milieu d'eux, pendant qu'ils existaient en corps de peuple, avaient joint l'étude de la médecine à celle de leurs dogmes religieux. Nous avons déja vu que les esséniens et les thérapeutes étaient renommés pour leur habileté dans le traitement des maladies, et que le nom des derniers signifie *Guérisseurs*. Ils prétendaient même faire des miracles : et la classe ignorante de ce peuple (peut-être alors le plus stupide et le plus fanatique de tous) s'enflamma souvent pour ces prétendues merveilles, de manière à faire trembler les pharisiens propriétaires en titre du culte de l'état.

On croit que l'université de Sora, fondée en Asie par leurs rabbins, date de l'an 200 de l'ère chrétienne. Les Juifs passèrent en Espagne avec les Maures, qui, rapprochés d'eux par beaucoup d'opinions ou d'usages communs, et surtout par les services importants qu'ils en tiraient pour l'approvisionnement de leurs armées, les laissèrent former en liberté leurs établissements de commerce et de sciences.

Les Juifs eurent des écoles à Tolède, à Cordoue, à Grenade : la médecine s'y enseignait avec un soin tout particulier.

Huarte, dans son *Traité de la connaissance des Esprits*, établit avec assurance que les Juifs sont les hommes les plus propres à la médecine. Cette nation, mêlée avec tous les peuples de la terre, a conservé toujours et partout son caractère primitif. L'influence d'une législation qui les sépare du reste des humains, a gravé dans toutes leurs habitudes, et même a laissé sur les traits de leur visage de profondes empreintes qui ne peuvent plus s'effacer : et la persécution cruelle et constante, dont ils étaient surtout alors les malheureuses victimes dans toutes les parties du monde connu, rendait cette séparation plus complète et plus irrévocable. Huarte prétend que leur tempérament et leur caractère sont précisément ceux qui conviennent le mieux au médecin. Les subtilités dont il étaie son opinion peuvent ne pas convaincre : mais il est sûr que, de son temps encore, les médecins les plus recherchés, et vraisemblablement aussi les plus habiles, étaient des Juifs.

On sait que Charlemagne avait donné sa confiance à Farragut et à Bengesta, et Charles-le-Chauve à Zédékias. François Ier voulut avoir un médecin de la même nation : il écrivit à Charles-Quint pour lui en demander un de sa cour; et celui que ce prince lui envoya, s'étant trouvé suspect de christianisme, il le fit repartir sur-le-champ, sans vouloir lui parler de sa maladie.

Quand les prêtres se furent emparés de la médecine dans plusieurs états de l'Europe occidentale, comme ils l'avaient fait autrefois en Grèce et en Égypte, ils intriguèrent auprès des papes et des conciles, pour susciter toutes sortes de persécutions aux médecins juifs, qu'ils regardaient avec raison comme des rivaux dangereux. Ils obtinrent des excommunications en forme contre les personnes qui se faisaient traiter par des Juifs; et ils forcèrent les princes faibles à poursuivre, de toutes les rigueurs des lois, ceux d'entre ces derniers qui osaient avoir des lumières et servir l'humanité. Mais ces excommunications et ces défenses n'avaient d'effet que pour le peuple, qui restait livré à l'ignorance des moines, des chanoines, des bacheliers et des clercs, et pour les Juifs obscurs et non protégés par les rois ou par des hommes puissants.

Ce fut surtout en France, que les prêtres employèrent avec succès tout leur crédit, pour rester maîtres absolus de la médecine. Ils firent défendre à ceux qui la pratiquaient de se marier. Ne trouvant dès lors aucun avantage à rester libres, tous les médecins s'engageaient dans l'état ecclésiastique, qui leur offrait l'espoir de riches bénéfices, de canonicats, d'abbayes et même d'évêchés. Fulbert, évêque de Chartres, et le maître des Sentences, évêque de Paris; des moines, tels que Rigord, auteur de la vie de Philippe-Auguste, et Obizo, de la maison de Saint-Victor, et médecin de Louis-le-Gros; enfin, des chanoines comme Robert de Douay, attaché à Marguerite de Provence, et de simples ecclésiastiques non titrés, comme Robert de Provins, attaché à saint Louis, joignirent la médecine au sacerdoce, et s'acquirent, par ce double moyen, beaucoup de richesses et de considération. Le concile de Latran, tenu en 1123, censure vivement ces espèces d'êtres amphibies (1), qui par leur avidité, leurs fourberies et leurs mœurs scandaleuses, déshonoraient à la fois les deux professions. Mais les prêtres et les moines français bravèrent ses foudres et ses défenses. Ce fut seulement trois cents ans après, que le bon sens, la décence et l'utilité publique triomphèrent de leurs manœuvres. Une bulle expresse, obtenue par le cardinal d'Estouteville, en permettant le mariage des médecins, les sépara véritablement du clergé, et fit cesser, par cela seul, une foule d'abus révoltants.

Dès ce moment, les médecins juifs furent moins persécutés. Ils se répandirent librement en France, dans les Pays-Bas, en Hollande, en Allemagne, en Pologne; et partout ils obtinrent sur les autres médecins une prépondérance trop constante, pour qu'elle ne leur fasse pas supposer de véritables talents.

Il nous reste à peine aujourd'hui quelque souvenir de tous ces grands succès de pratique : les observations et les vues de tant d'hommes, si célèbres parmi leurs contemporains, sont ensevelis dans leurs tombes : ils guérirent des malades; mais leurs travaux, inconnus à la postérité, ont été perdus pour les progrès de l'art.

---

(1) Ils exerçaient aussi la profession d'avocat, et s'y déshonoraient également par leurs exactions.

§ IX.

Médecins Chimistes de la première époque.

La chimie, aussi-bien que la médecine, fut portée dans l'Occident par les Arabes. L'art des distillations leur était connu dès long-temps : ils avaient fait subir à divers médicaments simples plusieurs altérations utiles; et des remèdes nouveaux étaient sortis de leurs laboratoires. Leurs vues chimiques, encore informes, passèrent en Europe avec leurs traductions des livres grecs. Les opérations qui décomposent les corps, et les ramènent à leurs éléments constitutifs; qui, de ces éléments épars, recomposent les mêmes corps, ou, par des associations nouvelles, produisent d'autres substances, douées de propriétés dont la nature ne nous offre point les analogues : ces opérations, étonnantes par elles-mêmes, frappèrent d'une admiration stupide des esprits plongés dans la plus grossière ignorance, et dont presque toutes les idées étaient autant d'erreurs. Les premiers chimistes passèrent pour des sorciers : ils eurent besoin de beaucoup de réserve et d'adresse pour éviter d'être mis en lambeaux par le peuple. Mais enfin la curiosité, l'avidité de l'or qu'on se promettait de fabriquer, l'amour de la vie qu'on se flattait de perpétuer par les produits de cet art nouveau, l'emportèrent sur la terreur des enfers dont on l'avait cru sorti. Des espérances mensongères, enveloppées dans le langage ténébreux des superstitions du temps, s'offraient aux imaginations actives. Tant d'autres mensonges ridicules ne suffisaient pas encore pour consommer et rassasier la crédulité. A des époques où les lumières sont bien plus généralement répandues, ne la voit-on pas courir sans cesse après des objets nouveaux? Et le détrompement ne semble-t-il pas être pour l'homme un état pénible, dont il veut se dédommager en cherchant d'autres illusions?

Il ne s'agissait donc de rien moins que de faire de l'or, de guérir toutes les maladies par un seul remède, de rendre les hommes immortels. C'est en poursuivant ces chimères, que les chimistes d'Europe ont fait leurs premières découvertes, et que plusieurs hommes d'un génie d'ailleurs rare les ont accrues et perfectionnées. Tels sont les premiers pas de cette science, qui maintenant, après avoir passé par les mains de quelques vrais philosophes, est parvenue à ce degré d'exactitude dans les procédés, qui doit la conduire désormais par des routes sûres : science sublime par le but de ses recherches et par la généralité de ses méthodes, et qui est tout à la fois la clef générale de toutes les sciences naturelles, la vraie lumière des arts industriels, et le plus redoutable fléau de toutes les superstitions, dans le sein desquelles elle a pris naissance parmi nous.

Une chose assez remarquable, c'est que ceux des alchimistes qui étaient le plus infatués de leurs prétentions folles, ont eu pourtant des idées saines, ou plutôt des vues heureuses en médecine. Dans le temps que les écoles s'enfonçaient de plus en plus dans les préjugés scientifiques du galénisme et du péripatécisme médical, les alchimistes, par l'impulsion d'un génie hardi, peut-être aussi par le besoin que ces esprits, avides de conceptions extraordinaires, avaient de suivre des sentiers non battus, commençaient à pressentir les véritables principes de l'économie vivante. Ils avaient déja reconnu qu'il est nécessaire de séparer son étude de celle de la matière morte, et que tout ce qui sent et vit est soumis à d'autres lois que celles qui régissent les corps inanimés. Arnaud de Villeneuve, Raymond Lulle, Isaac le Hollandais, Paracelse, étaient sur la route de la médecine hippocratique. Paracelse, que le praticien solitaire des Pyrénées, cité par Bordeu, appelait le plus fou des médecins et le plus médecin des fous, fut sans doute le prototype des charlatans; un vrai modèle d'orgueil, de démence et d'audace. Du fond des cabarets de Bâle, il se jouait de la crédulité des princes, et même de celle de quelques hommes, d'ailleurs fort éclairés pour le temps. Sorti de ces asyles honteux, il accumulait, en présence d'une foule de disciples infatués, les mensonges, les absurdités, les outrages contre ses rivaux. Du haut de ses traiteaux, il prononçait la proscription de tout ce qui n'était pas lui. Il criait d'une voix frénétique: *Arrière moi, Grec, Latin, Arabe!* Il jetait au feu publiquement les écrits dont il voulait anéantir la gloire.

Tel était ce Théophile Bombast-Paracelse, qui se croyait un grand homme, parce que son nom était plus souvent prononcé dans toute l'Europe que celui d'aucun de ses contemporains. Depuis cette époque, la justice, et la justice sévère, a succédé à l'engouement: il n'est personne, parmi les médecins dont l'opinion a quelque poids, qui n'ait reconnu l'incohérence de ses idées, et l'absurdité de ses prétentions. Combien de fois n'a-t-on pas dévoilé tout ce que sa conduite présentait de ridicule et d'odieux! Et cependant une entière équité ne permet pas de méconnaître les services réels qu'il a rendus à la science; l'utilité des remèdes qu'il a le premier mis en usage, ou qu'il a maniés avec plus de hardiesse et de bonheur que ses devanciers; enfin, je ne sais quelle sagacité originale, qui, sans être le vrai génie, conduit à certaines découvertes, auxquelles une marche plus réservée ne conduirait peut-être pas.

Paracelse avait senti les vices principaux de la médecine de son temps; il avait entrevu les réformes qu'elle exigeait: et si la tournure de son caractère lui avait permis de rendre justice à ceux qu'il copiait impudemment, en les outrageant sans mesure; s'il n'avait pas sans cesse eu besoin d'ameuter la foule autour de lui, sans doute il eût pu beaucoup accélérer la révolution qui devait tôt ou tard ressusciter la vrai médecine dans l'Occident.

§ X.

Renaissance des Lettres et de la Médecine hippocratique.

Dès avant la prise de Constantinople, l'industrie et le commerce de quelques villes d'Italie avaient réveillé, dans ce pays favorisé de la nature, le goût des sciences, des lettres et des arts. La langue italienne, formée des débris du latin, et sur laquelle tant de hordes barbares avaient laissé l'empreinte de leur passage et de leur violente domination, avait enfin pris un caractère plus fixe. Des écrivains originaux, et même élégants, commençaient à lui faire reproduire les beautés classiques dont les anciens nous ont laissé des modèles immortels : elle inventait, c'est-à-dire, elle trouvait aussi d'autres beautés d'un genre moins pur, mais qui semblent tenir à son génie, et qu'un goût minutieux peut seul vouloir proscrire absolument.

L'Italie avait servi d'asyle aux hommes de lettres fugitifs de Constantinople : elle ressentit la première les heureux effets des nouvelles lumières qu'ils avaient apportées avec eux. La littérature ancienne y devint plus familière : le bon goût y fit des progrès rapides, soit par l'influence d'un ciel favorable et des plus riants aspects de l'univers ; soit par la présence de beaucoup de chefs-d'œuvre qui restaient encore des beaux siècles passés ; soit enfin par cette impulsion toujours croissante du commerce et de l'industrie, et par les encouragements que quelques gouvernements éclairés donnaient aux gens de lettres et aux savants.

Déja l'italien était une langue harmonieuse et riche. Elle se perfectionna tout à coup alors, comme se sont perfectionnées toutes les langues de l'Europe, par l'étude réfléchie des grands modèles de l'antiquité : et le concours de tous les hommes éclairés de l'Occident vers l'Italie, y retraçait quelque ombre de ces beaux âges de la Grèce, où l'on vit accourir de toutes parts, et se mêler aux disciples des philosophes et des orateurs, tous les hommes qui, parmi les peuples voisins, et même parmi les vainqueurs du monde, avaient su reconnaître que la vie humaine n'est rien sans l'éclat des talents, et surtout sans les lumières de la raison.

Parmi les protecteurs des lettres et les propagateurs des lumières, la postérité honore surtout une famille de banquiers florentins. Les Médicis ont plus fait pour les progrès de la philosophie, des lettres et des arts, et par conséquent pour le bonheur des races futures, que tous les princes et les rois ensemble. Respectables surtout, tant qu'ils se contentèrent d'exercer noblement et libéralement leur négoce, et qu'ils n'ambitionnèrent d'autre influence que celle d'une popularité due à leurs talents et à leurs services, ils ont laissé dans l'histoire des souvenirs immortels, et dans le cœur de tous les amis de la philosophie, des lettres et des arts, un profond sentiment de reconnaissance : et la gloire d'avoir contribué si puissamment au progrès de l'esprit humain efface peut-être les reproches qu'ils ont d'ailleurs trop mérités.

Les deux plus grands hommes parmi les Médicis furent sans doute Cosme et Laurent. La gloire de Cosme est plus pure ; mais la carrière de Laurent fut plus brillante : et même les juges les plus sévères ne peuvent méconnaître en lui de très-belles et très-nobles qualités. En effet, qui réunit à un plus haut degré l'amour sincère de son pays aux grands talents de la politique, et l'élévation d'une ame généreuse à cette adresse et à ce tact juste qui lui conservèrent toujours sa popularité? Aussi n'échappa-t-il que par le plus grand bonheur à un projet d'assassinat dans lequel trempaient un pape, un cardinal, un archevêque, et dont il n'y eut que deux prêtres qui voulussent se charger, les assassins ordinaires ayant frémi d'horreur à l'idée de commettre un si grand crime dans l'église et pendant l'office divin (1).

Laurent de Médicis ne fut pas seulement un protecteur zélé de la philosophie, des lettres et des arts : il contribua lui-même encore par ses écrits à la propagation de cette morale sublime et généreuse des platoniciens, fondée malheureusement sur des principes qui ne peuvent soutenir l'examen sévère de la raison, mais qui du moins ont l'avantage de donner à l'homme le sentiment de sa dignité.

Les poésies de Laurent doivent encore être mises au rang des services qu'il a rendus aux lettres : quoiqu'elles ne soient pas exemptes des défauts de son pays et de son siècle, elles portent une empreinte de mélancolie, et un caractère de majesté que nous voudrions trouver plus souvent dans les poètes italiens.

On possédait les ouvrages d'Hippocrate : on les expliquait, on les enseignait, on les commentait avec ceux de Platon. Les médecins cultivaient les lettres; les gens de lettres étaient médecins. C'était en vain que Pétrarque, jaloux du crédit dont

---

(1) *Disse* (*Montesicco*) *che glinon bastarebbe mai l'animo commettere tanto eccesso in* chiesa, *ed accompagnare tradimento col sacrileggio*. Mach. lib. 8.

Voyez en outre, la vie de Laurent de Médicis, par Roscoe, soit dans l'anglais, soit dans l'excellente traduction du cit. Fr. Thurot.

commençait à jouir l'art renaissant, avait exhalé contre lui, et contre ceux qui le cultivent, les invectives les plus passionnées : le besoin, plus puissant que toutes les haines, avait bientôt étouffé les cris de ce poète et de quelques autres beaux-esprits qui s'étaient attachés à recueillir, dans les auteurs sacrés et profanes, tout ce qui pouvait être injurieux à la médecine, et la dégrader aux yeux du public. L'explosion soudaine du mal vénérien, dont les ravages avaient commencé au siége de Naples en 1494, et qui se répandit bientôt dans toute l'Italie, en France, en Espagne, etc., avait rendu les secours de l'art encore plus indispensables, et par conséquent lui avait donné plus d'importance à lui-même. Les découvertes anatomiques de Vesale et de Colombus, les succès de pratique de Carpi, les travaux classiques de Mercurialis, de Capivaccius, de Calvus, de Prosper Martian, lui donnaient en Italie un éclat, en quelque sorte, égal à celui de ses plus beaux jours chez les Grecs; et l'esprit humain, débarrassé de ses langes, après avoir, pour ainsi dire, épuisé son premier intérêt sur l'éloquence, la poésie et les beaux-arts, commençait à chercher dans les différentes branches des sciences naturelles et de la philosophie, une nouvelle pâture à son activité.

Tandis que la langue italienne prenait un vol si hardi, le français et les autres idiomes de l'Europe se traînaient languissamment, ou même se défiguraient, pour ainsi dire, de plus en plus, en cherchant à couvrir leur pauvreté de lambeaux grecs et latins.

La médecine marcha d'un pas plus égal. En Italie, en France, en Allemagne, ses progrès furent à peu près simultanés. Les écoles commencèrent à prendre une forme nouvelle. Celle de Paris surtout se distingua par le retour le plus complet et le plus heureux à la doctrine d'Hippocrate. Peut-être les meilleurs commentateurs de ce grand homme sont-ils sortis de cette école. Je me contente de citer ici Jacot, Duret, Houiller et Baillou, dont la lecture sera toujours instructive pour les praticiens. Cette même école s'honore aussi d'avoir produit et possédé Fernel, génie capable de systématiser les connaissances les plus vastes, et de les présenter dans un style tout à la fois très-philosophique et très-brillant. A peu près vers la même époque, Fabrice d'Aquapendente chez les Italiens, Fabrice de Hilden chez les Allemands, Ambroise Paré chez les Français, refaisaient, en quelque sorte, la chirurgie. Les deux derniers l'enrichissaient d'histoires très-exactes et très-circonstanciées de maladies et de traitements. Le premier, rassemblant celles qui existaient avant lui, les liait pour en former un corps de doctrine; il leur donnait une forme classique: tandis que, de son côté, Guy de Chauliac traçait le tableau fidèle de la chirurgie de son temps, et particulièrement des quatre sectes entre lesquelles se partageaient tous les praticiens (1).

Cependant les communications, tous les jours plus faciles et plus habituelles, redoublaient l'émulation des savants, et propageaient au loin la lumière. Les découvertes faites dans un pays, commençaient à n'être plus perdues pour ses voisins. Les voyages se multipliaient; et par eux, chaque maître célèbre, du haut de sa chaire et du sein même de son cabinet, parlait, pour ainsi dire, à l'univers civilisé.

Linacre alla puiser en Italie des connaissances dont il ne pouvait trouver alors les sources en Angleterre. Il fut le disciple de Démétrius et d'Ange Politien; il vécut dans l'intimité la plus étroite avec cette foule d'hommes de lettres dont la réputation l'avait arraché de ses foyers : et quand il revint, quelques années après, en Angleterre, chargé du plus honorable butin, son retour fut signalé par un bienfait public. Linacre engagea le roi Henri VIII, dont il était le premier médecin, à fonder le collége des médecins de Londres, établissement respectable qui rendit des services réels, au moment même de sa for-

(1) La première de ces sectes suivait Roland, Roger et les quatre maîtres; la seconde suivait Brunus et Théodoric; la troisième, Guillaume de Salicet et Lanfranc; la quatrième était celle des chirurgiens allemands, qui joignaient encore les charmes à leurs laines, à leurs huiles et à leurs potions.

mation, et qui devait de jour en jour devenir plus utile et jeter un plus grand éclat. Linacre le présida lors de son ouverture : il s'occupa sans cesse des moyens de le faire fleurir; et afin de s'associer de plus près encore aux services qu'il en attendait dans l'avenir pour son pays et pour l'art lui-même, il légua sa maison à ce collége, dans l'intention formellement énoncée, qu'elle fût désormais le lieu de ses séances et le témoin de tous ses travaux.

§ XI.

Staalh, Vanhelmont.

Dans le dernier siècle, la chimie changea tout à coup de face en Allemagne. Cette révolution, dont l'influence sur le progrès des sciences naturelles est tout-à-fait incalculable, fut l'ouvrage de Becker et de son disciple Staalh. Staalh était un de ces génies extraordinaires que la nature semble destiner de temps en temps au renouvellement des sciences. Elle l'avait doué tout à la fois de cette sagacité vive qui pénètre, en quelque sorte, les objets, et de cette retenue qui s'arrête à chaque pas pour les considérer sous tous leurs aspects; de ce coup d'œil rapide et vaste qui les saisit dans leur ensemble, et de cette observation patiente qui poursuit avec scrupule leurs moindres détails. Il fut distingué principalement, ainsi que son maître, par le rare talent de trouver dans les phénomènes les plus communs les analogues et les points de comparaison, ou même la cause directe de ceux qui paraissent le plus étonnants, et dans les explications les plus simples la base des plus sublimes théories. Nous ne rappellerons point ici les travaux chimiques de ces deux grands hommes : il suffit de dire qu'ils portèrent les premiers la philosophie dans une science qui jusqu'alors avait flotté sans cesse entre un petit nombre de grandes vérités et une foule de pitoyables erreurs, et qui, par la nature même de ses recherches, semblait devoir être long-temps le patrimoine du charlatanisme ou l'objet trompeur des plus folles espérances.

Staalh entreprit de faire pour la médecine ce qu'il avait fait pour la chimie. Il était nourri de la doctrine d'Hippocrate; et personne ne savait mieux que lui ce que les observations et les vues philosophiques des modernes y pouvaient ajouter. Il vit que le premier pas à faire était de séparer les idées générales ou les principes de la médecine, de toute hypothèse étrangère. Il avait reconnu que la médecine s'exerçant sur un sujet soumis à des lois particulières, l'étude d'aucun autre objet de la nature ne peut dévoiler, du moins directement, ces lois, et que l'application des doctrines le plus solidement établies dans les autres sciences, à celle dont le but est de connaître et de gouverner l'économie animale, devient nécessairement la source des plus graves erreurs.

Chaque siècle a son goût particulier et sa mode. Les mêmes sciences ne sont pas cultivées longtemps de suite avec la même ardeur : elles sont remplacées par d'autres ; et toutes, dans ces passages alternatifs, éprouvent des changements plus ou moins favorables aux progrès de leur partie systématique. Aux différentes époques, la médecine a pris la couleur des sciences dominantes ; elle a voulu parler leur langue, et s'assujettir aux mêmes principes qu'elles : de sorte qu'elle a passé tour à tour par les différents systèmes qui ont joui de quelque célébrité dans le monde. Cette nécessité de la ramener dans le cercle des faits qui lui sont propres, et qui peuvent seuls fournir des résultats généraux sur la connaissance de l'homme malade, et des systèmes de curation véritablement utiles; cette nécessité, déja reconnue autrefois par Hippocrate, avait également été sentie par Bacon. Staalh exécuta, du moins à quelques égards, ce que Bacon n'avait fait qu'indiquer.

Les idées de Staalh ont, en général, été mal comprises : on peut même dire qu'elles ont été presque également défigurées par ses critiques et par ses admirateurs.

Les causes de cette méprise mériteraient d'être développées dans un ouvrage particulier. Il serait utile, je pense, de présenter la doctrine staalhienne sous des points de vue plus déterminés qu'elle n'a pu l'être par l'auteur lui-même. On n'a point encore assigné avec précision les points par lesquels elle se distingue, et ceux par lesquels elle se rapproche des doctrines anciennes. Peut-être enfin serait-il convenable de terminer un écrit de ce genre par le tableau raisonné des progrès de la science depuis Staalh, et de ceux que tout lui présage pour un temps assez prochain. Il résulterait vraisemblablement de cette discussion que les réformes déja faites, et celles qui se feront dans le même esprit, sont et seront en grande partie l'ouvrage de ce grand homme; soit par suite des idées saines qu'il a directement établies, soit à cause de l'impulsion qu'il a donnée aux esprits. Il en résulterait aussi, je crois, que, malgré la manière dédaigneuse dont les adversaires de Staalh l'ont combattu, malgré la manière quelquefois gauche dont ses élèves l'ont défendu, expliqué, commenté, son influence n'a pas été moindre en médecine qu'en chimie, et que, dans l'une et dans l'autre science, il a rendu des services immortels. Je me borne à remarquer ici que ses moindres écrits, tous remplis de grandes vues, sont en même temps riches d'observations particulières très-précieuses, et que le grand ouvrage où se trouve exposée sa théorie générale n'est sujet à de fausses interprétations que par le vague d'un mot principal, qui jette son obscurité sur toutes les explications accessoires et consécutives; vague dans lequel l'auteur crut devoir s'envelopper pour éviter les persécutions.

Les phénomènes de la vie dépendent d'une cause, ou pour parler plus exactement, sont la suite et la conséquence d'un autre fait antérieur que nous ne connaissons que par les faits subséquents qui lui sont liés, c'est-à-dire par ces phénomènes eux-mêmes. Cette cause a reçu différents noms aux différentes époques de la médecine et de la philosophie. Hippocrate l'appelait *nature impulsive*, ἐνορμῶν Elle a depuis été nommée successivement *ame*, *sensibilité*, *solide vivant*, *force nerveuse*, *principe vital*, etc.

Quand on eut établi d'une manière formelle et dogmatique la distinction de l'esprit et de la matière, l'*ame* fut l'esprit; et les philosophes, de concert avec les théologiens, la regardèrent comme immatérielle. Le corps en fut donc séparé, par cela même qu'il était le corps; et, pour expliquer les fonctions de ses différents organes, on admit, suivant les pays et les temps, différentes causes ou forces, matérielles ainsi que lui, mais soumises par des connexions inconnues à l'ame leur supérieur commun. Des opinions plus dogmatiques encore ayant établi que la pensée est une fonction exclusivement propre à l'ame, essentielle à son existence, et dont l'exercice, continué sans interruption pendant toute la durée de la vie, ne cesse véritablement qu'à la dissolution du corps: dès ce moment, le mot *ame* ne pouvait plus se borner à désigner la cause première ou l'abstraction des phénomènes vitaux; il signifia le principe de la pensée, la pensée ellemême; et, dans le langage commun, on s'en servit pour exprimer l'être moral ou la collection des idées et des sentiments.

Entre tous les noms qui se présentaient pour désigner le principe moteur des corps animés, Staalh choisit le mot *ame;* et voici pourquoi. Suivant lui, ce principe est un; il s'exerce également sur tous les organes; et les différences qui s'observent dans leurs opérations ou dans les produits de ces opérations, dépendent de la structure des parties, qui modifie en quelque sorte le principe lui-même, et lui fait éprouver les divers appétits, ou le porte aux diverses déterminations qui sont du ressort de chacun de ces organes. Il digère dans l'estomac, respire dans le poumon, filtre la bile dans le foie, pense dans la tête et dans les principales dépendances du système cérébral. Telle fut la doctrine de plusieurs philosophes anciens; telle fut aussi celle de quelques-uns des premiers Pères de l'Église, et notamment de saint Augustin, qui l'expose d'une manière également claire et ingénieuse dans son petit écrit *De quantitate animæ.* On n'explique point par cette doctrine la nature et l'essence première du principe de vie, qui se refuse à toute explication: mais on est dispensé par-là de recourir à cette *ame* ou double ou triple, due aux rêveries des platoniciens : et, comme dans la supposition de son immatérialité, l'on admet toujours son action sur le corps pour tous les mouvements que la pensée et la volonté déterminent, il n'est pas plus difficile de concevoir qu'elle agit également sur lui pour toutes les fonctions où la pensée et la volonté n'ont aucune part ; et cela d'après des lois essentielles, comme l'entendait saint Augustin, à l'union de la matière et de l'esprit, qui, selon lui, constitue l'homme vivant. Mais l'ignorance et la mauvaise foi des scolastiques modernes ne pouvaient consentir à discuter leurs propres opinions qu'ils n'entendaient pas : il leur était, et malheureusement peut-être il leur sera long-temps encore plus commode de prononcer des anathèmes et de persécuter.

Si Staalh se fût donc servi d'un autre terme que celui d'*ame*, auquel il évitait avec soin d'attacher un sens trop précis, difficilement eût-il échappé aux reproches d'impiété, de matérialisme, et, qui pis est, à la poursuite implacable des persécuteurs alors très-puissants. Un mot suffit pour lui conserver l'orthodoxie et le repos. C'en est assez pour excuser cette ambiguité d'expression, quoiqu'elle soit devenue la cause de beaucoup de mal-entendus par rapport à la théorie, et même de quelques erreurs de pratique où sont tombés certains staalhiens enthousiastes : et, quoiqu'il fût très-facile de prouver que l'unité du principe vital s'accorde également avec toutes les idées qu'on peut se faire de sa nature, il paraît que Staalh ne comptait pas beaucoup sur la saine logique et sur la bonne foi des théologiens de son temps.

Pour bien faire connaître les vues de ce médecin, le plus grand, à notre avis, qui ait paru depuis Hippocrate, il faudrait, je le répète, entrer dans l'exposition détaillée, non-seulement de ses principes généraux, mais encore d'une grande quantité de vues particulières qui les éclaircissent et les confirment. Des gens qui jugent souvent sur parole, sans lire eux-mêmes, et d'autres qui jugent aussi sur parole, même après avoir lu, le regardent seulement comme un auteur de théories brillantes, dont on ne peut emprunter aucune vraie lumière pour la pratique. Je suis, au contraire, convaincu par mon expérience, que nul écrivain n'est plus capable d'apprendre à bien voir la nature, et de suggérer d'heureuses ressources au lit des malades. Sa théorie des affections chroniques abdominales, renfermée dans les limites au-dela desquelles il n'a pas assurément voulu l'étendre, est d'une application journalière et féconde; et son traité des flux hémorragiques est, sans exception, le morceau le plus précieux de la médecine-pratique moderne.

Après avoir parlé de Staalh, nous devons dire un mot de Vanhelmont. Vanhelmont ne mérite point sans doute d'être placé sur la même ligne que Staalh ; il ne lui est comparable sous aucun rapport : mais l'un et l'autre, avec des forces inégales, et par des routes différentes, sont arrivés à des résultats qui se rapprochent, et qui même ne diffèrent peut-être que par le langage dans lequel ils sont énoncés. Leurs opinions ont d'ailleurs été développées et fondues ensemble par des hommes de génie, dont le jugement, assez ferme pour résister à la tyrannie des opinions dominantes, a sauvé ces deux médecins originaux de l'oubli qui semblait les menacer. C'est dans cet état, pour ainsi dire, d'association que leurs théories ont reparu dans nos écoles ; c'est sous la plume de ces écrivains distingués qu'elles ont obtenu, du moins parmi nous, une gloire qui n'a pas été inutile aux véritables progrès de l'art.

Vanhelmont était nourri de la lecture des adeptes. Doué d'une imagination ardente, il l'avait encore exaltée dans leur commerce assidu. Le feu de leurs fourneaux avait achevé d'enflammer sa tête. Cependant, du milieu de cette fumée alchimique et superstitieuse où trop souvent ses idées sont comme perdues, jaillissent par intervalles des traits d'une vive lumière. C'est sur la route de l'erreur qu'il a fait d'heureuses découvertes; c'est dans la langue des charlatans qu'il annonce de brillantes vérités.

Vanhelmont fut un des plus implacables ennemis du galénisme et des écoles de son temps. Il ne laisse échapper aucune occasion d'attaquer ces écoles ; et il le fait souvent avec beaucoup de justesse et de sagacité. Rien sans doute ne ressemble moins à sa médecine que celle qui s'enseignait alors : mais le besoin de penser toujours différemment du reste des hommes n'est pas un moyen sûr d'avoir toujours raison.

C'est Vanhelmont, qui le premier a fait connaître le système des forces épigastriques. On en trouvait déja quelques faibles vestiges dans Hippocrate : mais le père de la médecine n'en a parlé que pour resserrer l'influence de ces forces dans les bornes les plus étroites. Depuis lui, personne ne s'en était spécialement occupé. Vanhelmont reconnut l'action puissante de l'estomac sur les autres organes, et celle de la digestion sur leurs fonctions particulières et respectives. Il vit également que le diaphragme, placé, tout à la fois comme point de séparation et comme moyen de communication, entre la poitrine et le bas-ventre, devient, par ses relations et par le voisinage des viscères les plus importants, un centre principal dans l'économie du corps vivant.

Des faits sans nombre viennent à l'appui de cette opinion. Les médecins de l'école de Montpellier ont recueilli les plus frappants, et les ont présentés dans différents écrits, avec bien plus de méthode et de clarté que n'eût jamais pu le faire Vanhelmont.

Chaque organe a son genre de sensibilité propre, quoique tenant et subordonné d'une manière étroite à l'ensemble du système : des qualités et des fonctions particulières le distinguent de chacun des autres organes : certaines fonctions lui sont exclusivement attribuées. Vanhelmont suppose que les différences caractéristiques des diverses parties dépendent des causes qui les animent. Il prétend que, dans chacune, réside un principe, chargé de son gouvernement ; qu'un principe suprême, auquel l'auteur donne le nom d'*archée*, a la surintendance de tous les autres ; et que de leur concert, de leur conspiration systématique résulte le principe général des forces vitales, comme le corps lui-même résulte de la réunion de tous les membres. Le grand *archée* réside à l'orifice supérieur de l'estomac. De là, comme de son trône, il envoie ses ordres aux petits *archées*, établis dans leurs diverses juridictions. Ceux-ci, tenus d'exécuter même ses caprices, y mettent toujours du leur, soit en bien, soit en mal ; et c'est de toutes ces opérations combinées que se composent les fonctions régulières de l'état sain, et les phénomènes anomals de l'état maladif.

L'art du médecin consiste donc à bien étudier le caractère du principe central commun, et celui des autres divers principes inférieurs ; de savoir quand il faut exciter leur négligence, quand il faut réprimer leur fougue, et quels sont les moyens de maîtriser leurs passions, ou de corriger leurs écarts.

Tout cela, traduit en langage plus vulgaire

veut dire qu'il existe dans les corps animés une cause générale des mouvements vitaux; que les différents organes, quoiqu'ils en dépendent toujours, ont cependant des manières d'être affectés et d'agir qui leur sont propres, et qui sont une suite de leur structure particulière; que la médecine est la science des lois par lesquelles cette cause exerce son action, des modifications dont est susceptible son influence sur les différentes parties ou dans les diverses circonstances, et des moyens d'agir, soit sur le système entier des forces, soit sur celles d'un organe particulier, pour maintenir ou pour rétablir la régularité de ses fonctions.

Cette doctrine est confirmée par l'observation de la nature. C'est sur elle que Vanhelmont fonda ses vues de pratique. Malheureusement, il s'imagina que le génie pouvait suppléer aux faits; et, dédaignant les observations recueillies par ses devanciers, il adopta hardiment des plans de curation entièrement nouveaux. Il osa même, à l'exemple de Paracelse, aspirer à prolonger la vie humaine: il se flatta d'en avoir trouvé le secret; il l'annonça avec la plus grande confiance; et, comme son maître, il abrégea ses jours par ces belles découvertes qui devaient rendre les hommes immortels.

Parmi ses ouvrages de pure et véritable pratique, ses adversaires eux-mêmes distinguent avec raison le *Traité de la Pierre*. Là, sa théorie devient en effet beaucoup plus lumineuse; et l'on peut encore lire avec fruit cet écrit original. On trouve également dans divers endroits de ses autres ouvrages plusieurs vues utiles sur les fièvres, sur les affections catharrales, et particulièrement sur les rapports de l'asthme avec l'épilepsie; rapports dont l'auteur déduit un plan de curation mieux entendu.

Comme chimiste, Vanhelmont mérite une place très-distinguée. Plusieurs expériences curieuses, et même plusieurs découvertes qui ont contribué aux progrès ultérieurs de la science, lui mériteront à jamais l'estime et la reconnaissance des justes appréciateurs de ses travaux. C'est à lui qu'on doit la première connaissance des fluides aériformes; et c'est lui qui leur a donné le nom de *gaz*, sous lequel ils sont désignés encore aujourd'hui.

§ XII.

Sydenham.

Quand Sydenham parut en Angleterre, la médecine était toute scolastique. Les progrès des autres sciences n'avaient encore eu sur elle qu'une influence erronée. Le véritable esprit d'observation était presque entièrement inconnu. Sydenham, après des études médiocres, aidé de peu de lecture, mais guidé par l'impulsion d'un génie heureux, entreprit de ramener la pratique à l'expérience. Il connaissait imparfaitement les théories qui régnaient alors. Cette circonstance fut peut-être plus utile à ses travaux qu'elle ne put jamais être embarrassante pour son amour-propre. Il en eut d'autant moins de peine à se frayer une route sur les pas de la nature. L'illustre Locke, à qui nous devons, sinon les premiers principes de la méthode philosophique, du moins la première démonstration des vérités fondamentales sur lesquelles ils reposent, Locke était son ami. L'amitié d'un tel homme indique suffisamment la tournnre d'esprit de celui qui la cultive; elle donne, pour ainsi dire, sa mesure. Nous ne pouvons douter que les conseils du philosophe n'aient contribué beaucoup aux succès du médecin, qui le reconnaît lui-même avec candeur (1).

Sydenham attaqua par l'arme invincible de l'expérience plusieurs préjugés funestes qui régnaient alors. Les chimistes avaient introduit dans la médecine l'usage inconsidéré des cordiaux et des esprits ardents ou volatils. On abusait surtout de ces remèdes dans le traitement des maladies aiguës. Sydenham fit voir qu'ils étaient dans ces cas presque toujours nuisibles, particulièrement au début des maladies. On traitait la petite vérole et les autres éruptions cutanées aiguës par les su-

(1) Dans son Traité *des Maladies aiguës*, il donne pour preuve de la bonté de sa méthode, l'approbation qu'elle a reçue de son illustre ami.

dorifiques seuls. Sydenham prouva que cette méthode avait été plus fatale à l'humanité qu'une suite de guerres sanglantes. On s'accorde généralement à regarder son *Traité de la Goutte* comme un chef-d'œuvre de description : c'est encore, en effet, ce que nous avons de plus parfait sur cette maladie; non qu'elle se présente toujours telle qu'il la peint, mais parce qu'on ne peut rien imaginer de plus ingénieux que le plan d'observation qu'il y trace.

Hippocrate avait esquissé dans ses Épidémies les premiers traits d'une médecine aussi vaste que neuve (celle des épidémies). Pendant plusieurs siècles, ses idées étaient restées, en quelque sorte, endormies dans leur germe. Baillou, professeur à Paris dans le seizième siècle, s'en était emparé, et les avait étendues, non point en homme de génie, car il ne l'était pas, mais du moins en observateur attentif, en sage praticien. Il avait même été conduit à les considérer sous quelques points de vue nouveaux.

Sydenham, sans connaître Baillou, peut-être même sans avoir bien lu Hippocrate, fut ramené dans cette même route, par la seule observation. Il la suivit avec plus de succès encore : c'est la la plus belle partie de sa gloire. On ne connaît bien que depuis lui ces variations générales auxquelles sont assujetties, chaque année, les constitutions épidémiques; leurs rapports et leur enchaînement avec les divers états apparents de l'atmosphère, ou leur indépendance souvent très-évidente de ces mêmes états; l'espèce d'empire qu'elles exercent sur les maladies sporadiques, ou particulières; enfin la manière dont elles se balancent dans leur succession, quoique cependant l'ordre n'en soit pas encore soumis à des règles fixes, sur lesquelles on puisse entièrement compter.

La pratique de Sydenham fit une véritable révolution dans la médecine. Ce fut le triomphe, non d'un génie transcendant qui renouvelle tout par des vues générales et hardies, mais d'un observateur qui pénètre avec sagacité, fouille avec sagesse, et s'appuie toujours sur une méthode sûre. Les théories de Sydenham étaient, il faut l'avouer, mesquines, ou mêmes fausses; et hors de son empirisme, dans lequel un instinct précieux lui tenait lieu de tout, ses idées étaient en général étroites : cependant aucun médecin n'eut jamais une plus utile influence sur la partie de l'art qui est le but de toutes les autres, sur la pratique; aucun ne mérita mieux, à cet égard, le titre de régénérateur.

§ XIII.

Découverte de la circulation du sang.

Le génie de Bacon et celui de Descartes, avaient imprimé un grand mouvement à l'esprit humain :

Descartes surtout agitait l'Europe par ses idées nouvelles; car Bacon ne fut bien compris que beaucoup plus tard. Le doute méthodique et des procédés inconnus, employés dans la recherche de la vérité, semblaient devoir changer la face de la philosophie rationnelle. L'application de l'algèbre à la géométrie des courbes, et un système du monde qui cherchait les lois de ses phénomènes dans celles même du mouvement, devaient opérer la même révolution dans les sciences physiques. Dès-lors, ces dernières furent cultivées avec plus de soin. L'art expérimental, si recommandé par Bacon, y fut introduit par Galilée son contemporain, et par les disciples de l'école florentine. On dirigea les recherches d'après des procédés plus réguliers et plus sûrs. Enfin, la géométrie, dite improprement de l'infini, qu'avaient pressentie et même indiquée Fermat, Descartes, Pascal et quelques autres, fut trouvée bientôt après par Leibnitz et par Newton (1). Elle ouvrit une nouvelle carrière au génie, et lui fournit les moyens de la parcourir. Dès-lors, on put concevoir de sûres espérances pour beaucoup de découvertes ultérieures, qu'on devait auparavant regarder comme absurde de tenter. Le nouvel instrument, comparé à ceux qu'on avait possédés jusqu'alors, était, suivant l'expression de Leib-

(1) Il paraît prouvé aujourd'hui, que la gloire de cette découverte est exclusivement due à Newton.

nitz, la massue d'Hercule, comparée aux faibles armes d'un guerrier mortel.

Au milieu de cette impulsion générale des esprits, la médecine ne resta pas immobile. Une circonstance dont j'aurais dû parler plus tôt, l'avait préparée à toutes les innovations, en ébranlant encore une fois le crédit des anciens, dont elle dévoilait effectivement quelques erreurs physiologiques : je veux parler de la découverte de la circulation, entrevue par l'infortuné Servet; touchée de plus près, s'il est permis de s'exprimer ainsi, par Varole et par Colombus; exposée avec exactitude et même assez en détail, relativement au cœur et aux gros vaisseaux, par Césalpin; mais dont la démonstration est due aux travaux de Harvey, à qui la gloire en reste exclusivement aujourd'hui.

Ce nouveau jour, porté dans l'économie animale, ne fit, s'il est permis de le dire, que redoubler la rage des systèmes. On ne pensa plus qu'à faire circuler librement le sang, à détruire sa viscosité, à tirer du corps celui qu'on supposait corrompu, à le refaire, à le corriger, à le renouveler, à tenir les vaisseaux relâchés et perméables. De là, ces torrents de boissons aqueuses et délayantes, dont Bontekoë et ses partisans inondaient leurs malades : de là, cette fureur sanguinaire que les partisans de Botal se crurent alors bien plus fondés à mettre en usage, dans les traitements de toutes les maladies; fureur qui tant de fois fatiguée, en quelque sorte, de meurtres méthodiques, n'a fait cependant que se reposer par intervalles, et reparaître encore de temps en temps dans les écoles : enfin de là, ce misérable délire de la transfusion du sang, dont la pratique coûta presque toujours la vie, ou la raison, à ceux qui ne craignirent pas de se soumettre à cette opération téméraire.

Ainsi, l'une des plus belles découvertes de la médecine moderne, bien loin d'éclairer la pratique de l'art, comme on semblait devoir s'en flatter, ne fit qu'égarer les imaginations faibles, éblouies de sa lumière : et l'on peut douter encore raisonnablement, que son application à la connaissance et à la curation des maladies internes ait été d'une utilité réelle. Dans les cas chirurgicaux eux-mêmes, où l'on est plus porté à la regarder comme un flambeau nécessaire, l'observation n'en tiendrait-elle pas lieu presque toujours? et ne faut-il pas borner son importance, à l'éclaircissement d'un point d'anatomie et de physiologie, très-curieux sans doute en lui-même, mais qui, s'il n'intéressait pas indirectement plusieurs autres questions importantes, relatives à l'économie animale, aurait peut-être contribué faiblement à nous en faire connaître les véritables lois?

Au reste, sous ce seul point de vue, la découverte de la circulation a rendu des services dont la pratique finit par profiter; et la gloire de ses auteurs ne pourrait être contestée que par l'envie la plus ridicule, ou par le goût le plus inconsidéré du paradoxe.

On avait vu la médecine soumise, tour à tour, aux opinions d'Héraclite, de Pythagore, d'Épicure, d'Aristote, etc. Quand la philosophie de Descartes, après avoir été proscrite comme une impiété, obtint de plus en plus toutes les faveurs de la mode, et se transforma même en une sorte de superstition, la médecine fut entraînée par ce torrent; elle devint cartésienne.

Les théories chimiques sur les acides et les alkalis, transportées dans les humeurs vivantes; les théories purement géométriques, par lesquelles des hommes médiocres pour la plupart, comme médecins et comme géomètres, prétendaient expliquer les fonctions des organes; les théories hydrauliques qui en furent la conséquence, et qui servirent de base à tant de faux calculs sur le cours du sang et des autres liqueurs; enfin, les vues physiques sur les lois du mouvement général des corps, sur leur influeuce dans les phénomènes de la vie, ou sur l'utilité dont peut devenir leur connaissance pour l'explication de ces phénomènes, commençaient à jouer un assez grand rôle, quand parut un nouveau professeur qui devait faire une véritable révolution.

§ XIV.

Boerhaave.

La médecine n'avait point occupé les premières années de la jeunesse de Boerhaave. Destiné d'abord à la théologie, bientôt après séduit par le goût des sciences mathématiques et physiques, dont il donna, pendant quelque temps, des leçons pour subsister, ce fut assez tard, et muni de connaissances très-profondes et très-vastes sur toutes les parties de ses premières études, qu'il entra dans la carrière médicale. Son esprit avait gagné déja beaucoup en force, en étendue, en habitude de discussion sévère, en tenacité d'attention : mais son tact, exercé pour la première fois sur des objets tout nouveaux, à une époque de la vie où les impressions extérieures commencent à s'affaiblir par une certaine diminution de la sensibilité, ou à devenir plus confuses par leur multiplicité même ; son tact n'eut jamais peut-être, à cause de cela, ce degré de perfection qui peut seul mettre en valeur, au lit des malades, toutes les richesses du savoir et toute la puissance de la raison. D'ailleurs, comment renoncer au désir si naturel d'appliquer à ce qu'on apprend, ce que l'on sait déja? Nourri de la scolastique du temps, comment en écarter toujours les méthodes, les formules, les hypothèses? Plein de confiance dans les procédés rigoureux et sûrs de la géométrie, comment ne pas vouloir les faire entrer quelquefois dans cette science, à laquelle il serait si glorieux sans doute de faire perdre son caractère mobile, et trop souvent incertain?

Nous avons observé plus haut, que Boerhaave savait beaucoup, et qu'il voulut faire entrer toutes ses connaissances dans ses systèmes de médecine. Il avait lu les écrivains de toutes les sectes et de tous les âges; il les avait extraits, analysés, commentés, développés. Tous leurs travaux lui étaient connus; toutes leurs opinions, familières. Il s'en empare, il les modifie, il les combine; il répand sur le tout cet ordre lumineux qui le caractérise: et bientôt sortent de ses mains ses Institutions de médecine, et ses Aphorismes de pratique, les deux tableaux, tout-à-la fois les plus vastes et les plus précis qu'on eût encore vus dans les sciences, et qui ne le cédaient, pour l'universalité des objets et des points de vue, qu'à ceux du grand Bacon. Heureux si la chimie, qui d'ailleurs lui dut de très-importantes découvertes, si les idées des prétendues diverses acrimonies et de leurs neutralisations, enfin si de pures hypothèses mécaniques et hydrauliques ne déparaient souvent un si beau travail! Heureux encore, si plus fidèle, dans ses expositions, à l'ordre naturel de la formation des idées, il eût commencé par recueillir et classer les faits, ou les données, au lieu d'entrer sans cesse en matière par les résultats! Les écrits de cet homme extraordinaire eussent alors été des modèles de la manière de philosopher et d'enseigner; comme ils sont des chefs-d'œuvre d'érudition, de critique, de clarté, d'ordonnance et de précision.

Boerhaave a publié différents écrits particuliers sur plusieurs parties de la médecine. Dans tous, on trouve la même vigueur de tête. Celui sur les maux de nerfs, ses consultations et sa lettre à Gorter, prouvent que, dans un âge plus avancé, après avoir suivi la nature au lit des malades, Boerhaave attachait beaucoup moins d'importance à ses systèmes, et qu'il se rapprochait de plus en plus des idées d'Hippocrate et de tous les véritables médecins. Mais les deux ouvrages que j'ai cités auparavant, contiennent la substance de sa doctrine; et comme ils étaient destinés à lui servir de texte pour ses leçons, ils font très-bien connaître son plan d'enseignement.

L'école médicale de Leyde, célèbre par plusieurs savants professeurs lorsque Boerhaave y fut reçu, ne l'est presque plus maintenant que par lui. Leur gloire s'est, pour ainsi dire, perdue dans la sienne. Après avoir régné pendant sa vie sur la médecine de l'Europe, son nom a conservé long-temps après sa mort le même éclat. Les talents de ses disciples répandus dans tous les pays, l'ont fait également admirer et respecter; et sans doute ce nom, justement illustre, vivra dans la postérité, sinon comme celui d'un génie éminent et véritablement philosophique, du moins comme celui d'un professeur très-laborieux, très-habile, et d'un écrivain très-élégant.

§ XV.

Hoffmann; Baglivi; nouveaux solidistes d'Édimbourg; École de Montpellier

Dans le même temps, Hoffmann, professeur à l'université de Hall, fondait sa pratique et ses leçons sur un nouveau système, auquel on a donné le nom de *solidisme*. C'était la doctrine méthodique (1), modifiée par les vues d'Hippocrate et par les découvertes de la chimie et de la philosophie moderne.

L'éloquent Baglivi, enlevé à la science par une mort prématurée, en avait déja tracé l'ébauche à Rome, dans ses cours, dont la célébrité faisait accourir des élèves de toute l'Europe, et dans son traité *de Fibra motrice et morbosa*.

Ces deux médecins (2), rejetant ou limitant les opinions des humoristes, suivant lesquels les fluides exercent une influence essentielle et directe sur l'état sain et sur l'état malade, ont restitué ce rôle important aux solides. Ils établissent

(1) Prosper Alpin avait déja tenté de la rajeunir.

(2) Hoffmann se rapproche beaucoup plus de Baglivi que de Prosper Alpin.

que les modifications ressenties par les fluides, ne sont que la suite et l'effet des modifications que les solides ont éprouvées. En un mot, d'après leur hypothèse, la vie s'exerce, et toutes ses révolutions se passent dans *le solide,* qu'à raison de cette manière même de le considérer, Hoffmann appelle *solidum vivens*. Ce qui distingue les solidistes des méthodistes, c'est qu'avec Hippocrate les premiers reconnaissent une force vitale, dont les lois ne peuvent être connues que par l'observation des phénomènes propres au corps vivant : et ces phénomènes résultent pour eux de son action sur les fibres, entre lesquelles la nature l'a comme distribuée, pour les animer toutes d'une certaine somme d'énergie et de mouvement.

Les principes d'Hoffmann se trouvent disséminés dans ses trop volumineux ouvrages, remplis sans doute d'ailleurs de savoir et même de bonnes observations pratiques. Il les a résumés et présentés avec toutes leurs preuves, dans un dernier écrit intitulé : *Medicina rationalis systematica*.

Ces principes semblent avoir été la source de ceux qu'on enseigne encore aujourd'hui dans l'école d'Edimbourg; école justement renommée pour la réunion singulière, et la succession non interrompue de professeurs distingués dans plusieurs genres différents.

On avait donné le nom d'animistes aux disciples immédiats de Staalh, tels qu'Alberti, Junker, Nenter, etc. Ceux qui depuis ont associé ses vues à celles des solidistes, des chimistes ou même des mécaniciens, tels que Gorter, Gaubius, Sauvage, Robert-Whytt, ont reçu le nom de *semi-animistes*.

Enfin, des opinions de Staalh et de Vanhelmont, et du solidisme, étendu, modifié, corrigé, s'est formée une nouvelle doctrine à laquelle Bordeu, Venel, Lamurre, l'on peut dire même l'école de Montpellier presque entière, a donné beaucoup d'éclat et de partisans. Agrandie, depuis ces maîtres célèbres, par les vastes travaux de Barthez; fortifiée par ses élèves et ses successeurs de ce que les découvertes modernes et les progrès des sciences collatérales pouvaient lui fournir de preuves nouvelles; perfectionnée par l'application des méthodes philosophiques, que de bons esprits commencent à porter enfin dans tous les objets de nos études, elle se rapproche de plus en plus de la vérité. Bientôt ce ne sera plus une doctrine particulière : en profitant des découvertes réelles, éparses dans les écrits de toutes les sectes; en se dépouillant de cet esprit exclusif qui étouffe la véritable émulation, et qui n'a jamais enfanté que de ridicules débats, elle deviendra la seule théorie incontestable en médecine; car elle sera le lien naturel et nécessaire de toutes les connaissances rassemblées sur notre art jusqu'à ce jour.

§ XVI.

État de l'enseignement.

Dans tous les siècles, les écoles se sont laissé plus ou moins entraîner par les systèmes dominants : cela devait être. Mais par une fatalité singulière, elles ont, presque sans exception, partagé toutes leurs erreurs, sans beaucoup profiter des vérités nouvelles qui, pour l'ordinaire, en avaient donné les premières idées, ou des vues utiles que les plus absurdes de ces systèmes pouvaient encore suggérer à de bons esprits. Les erreurs s'alliaient généralement beaucoup mieux avec les doctrines reçues : elles étaient adoptées. Tout ce qui s'éloignait de ces doctrines frappait moins des yeux préoccupés : on le rejetait, ou l'on négligeait de se l'approprier. L'enseignement, confié dès la renaissance des lettres à des corps lents dans leur marche, opiniâtres dans leurs principes, et qui d'ailleurs avaient intérêt, soit par vanité, soit par politique, à repousser les idées nouvelles; l'enseignement dut presque toujours rester en arrière des lumières de chaque siècle. Chez les Arabes, les universités furent remises entre les mains d'une classe particulière d'hommes qui, sans tenir comme parmi nous à la hiérarchie sacerdotale, formaient pourtant de véritables corporations à part, et dont un certain esprit, constamment à peu près le même, réglait la conduite et les opinions. Chez les Grecs, à la vérité, des philosophes furent à la tête des écoles; mais l'esprit de secte n'a peut-être, dans aucun pays, été poussé jusqu'au même degré de passion : et quelque parfaites qu'aient été les écoles anciennes de médecine, leurs succès tenaient bien plus que dans les temps modernes à la capacité des maîtres, et bien moins au caractère des institutions. Elles devaient donc éprouver des variations plus fréquentes et plus complètes. D'ailleurs, trop de parties des connaissances humaines, nécessairement liées à la médecine, étaient encore dans l'enfance; et cette organisation du monde savant, qui fait concourir aujourd'hui les succès de chaque partie à ceux de toutes les autres, n'existait pas encore; elle ne pouvait pas même exister.

Peut-être aussi faut-il ajouter une dernière remarque (mais celle-là s'applique à tous les temps): c'est que les professeurs les plus habiles n'ont pas toujours été les meilleurs observateurs, ni les esprits les plus étendus. Car, il faut l'avouer ingénument, ce n'est pas entièrement à tort que toutes les fonctions, pour lesquelles la facilité de la parole devient bientôt par elle-même un mérite éminent, ont la réputation de gâter plus de têtes qu'elles n'en peuvent former. On s'enivre des succès de la chaire doctorale, comme de ceux de la tribune aux harangues : et s'il est assez difficile de ne pas s'entêter pour des opinions qu'on a débitées tant de fois avec applaudissement, il l'est peut-être encore plus de ne pas rejeter celles qui y sont contraires, et de ne point chercher à détourner de leur sens naturel les faits capables de troubler la paisible jouissance de certains préjugés pour lesquels on a longtemps combattu.

L'école de Cos, ou plutôt l'école d'Hippocrate, enseigna la médecine d'après les meilleurs principes. L'esprit philosophique, et non pas les systèmes, y dirigeait l'enseignement. L'observation, l'expérience attentive, la culture des sens, l'art de raisonner: tels en étaient les fondements. Nous avons vu que les élèves étaient sans cesse entourés des objets de leurs travaux : livres (1), instruments, remèdes, et malades surtout, sans la présence desquels il est bien étonnant que de grandes nations, éclairées d'ailleurs, aient si longtemps cru possible de former des médecins.

Mais dans le siècle d'Hippocrate, et plusieurs siècles encore après lui, l'anatomie était restée dans l'enfance; l'anatomie de l'homme, surtout, existait à peine. La chirurgie n'avait point de règles fixes pour plusieurs opérations importantes. La matière médicale se bornait à quel-

---

(1) Un passage de Xénophon nous apprend qu'il en existait dès lors, un grand nombre. (*Faits et dits mémorables de Socrate.*)

ques remèdes d'une grande efficacité, mais trop violents pour pouvoir être maniés habituellement sans danger. L'art de les préparer était presque entièrement inconnu. Enfin, la minéralogie, la chimie, la physique, et toutes les parties des sciences naturelles qui tiennent plus ou moins à l'art de guérir, avaient à peine encore recueilli les premiers faits, ou se perdaient dans des théories fausses et ridicules.

Cette époque n'a donc pu voir éclore un plan d'enseignement complet, quoique celui qui était mis en pratique fût d'ailleurs très-sage : et c'est uniquement pour la manière d'envisager la nature vivante, pour celle d'observer et de décrire les phénomènes des maladies, que l'école d'Hippocrate nous a laissé des modèles dignes d'être encore imités.

Je franchis un long espace de temps où l'état des écoles ne peut en général qu'attrister l'observateur, et où celui de l'enseignement est l'image fidèle du chaos.

A la fin du seizième siècle, et dans le dix-septième, les progrès de la science furent importants et rapides : ceux de l'enseignement furent presque nuls. C'est ici surtout qu'on aperçoit une grande distance entre la doctrine des bons livres et celle des écoles; entre la sage hardiesse, la marche plus ferme et plus exacte, l'accent plus indépendant des écrivains, et l'aveugle routine, le galimatias scolastique, les rampants e serviles préjugés de la plupart des professeurs (1,

C'est dans le dix-huitième siècle que l'ensei gnement a fait de véritables progrès. Au jargoı scolastique a succédé une langue plus précise e plus pure. Le perfectionnement des méthode mathématiques; les procédés plus sûrs, employé dans les observations de physique et d'histoir naturelle; le ton philosophique qui, par degrés est devenu général; l'élégance et le goût, dont le chefs-d'œuvre multipliés des lettres ou des art avaient fait en quelque sorte un besoin pour le classes cultivées, chez toutes les nations, ont forc les écoles à secouer enfin leur poussière barbare La raison les environnait et les assiégeait de toute parts; elle se glissait entre leurs bancs. Il faut leu rendre justice; elles ont combattu vaillammen contre le sens commun; on peut même s'aperce voir que leurs restes impuissants seraient prêts à renouveler le combat: mais la déraison a ét forcée de céder; et, quoi qu'on fasse, c'est pou toujours. La longueur et l'opiniâtreté de cette lutt scandaleuse sont précisément ce qui rend impos sible le retour aux anciennes routines, et surtou aux anciennes erreurs, en faveur desquelles seule les routines ont du prix aux yeux de certaine gens. Sans doute ceux qui se dévouent à être le

---

(1) Les jésuites avaient rendu des services dans ce genre mais ce furent MM. de Port-Royal qui offrirent le premie exemple d'un enseignement philosophique.

organes fidèles de la vérité, seront, dans tous les temps, outragés par l'ignorance et persécutés par le charlatanisme : mais le triomphe de leur cause est désormais assuré. Plusieurs parties des connaissances humaines ont atteint une sorte de perfection; de riches matériaux sont rassemblés pour les autres : il ne s'agit plus que d'appliquer également à toutes les seules vraies méthodes; il s'agit surtout de les appliquer avec la même rigueur à toutes les branches de l'enseignement.

Mais s'il n'appartient qu'au philosophe de tracer ces méthodes, il ne peut appartenir qu'au législateur d'en transporter l'esprit dans l'organisation même des établissements publics d'instruction.

Il est sans doute beaucoup de travaux que le gouvernement doit se borner à protéger. Quand l'intérêt particulier parle assez haut, il faut s'en rapporter à lui : l'intervention de la puissance publique ne fait pour l'ordinaire que le troubler et le gêner. Ainsi, beaucoup de belles et grandes entreprises, dont une nation tout entière recueille les fruits, se font beaucoup mieux quand les gouvernants ne s'en mêlent pas : des établissements, pour ainsi dire, au-dessus de la puissance des souverains eux-mêmes, s'exécutent facilement par la réunion et le concert des intérêts individuels qui s'y trouvent liés.

On peut espérer qu'il en sera de même un jour de l'instruction. Elle sera si directement nécessaire à l'existence et au bonheur des citoyens, qu'ils iront la chercher partout avec empressement. Dès lors, elle deviendra pour les hommes qui seront en état de la propager, une branche d'industrie également honorée et profitable : dès lors, les gouvernements pourront s'en reposer sur ces intérêts mutuels, et des progrès de la science, et du perfectionnement graduel de l'opinion.

Mais aujourd'hui qu'il s'agit de prévenir les suites du brigandage, de la déraison et de la fureur, qui se reproduisent sous toutes les formes; aujourd'hui que les charlatans, prêts à s'emparer de l'opinion flottante, doivent être contenus avec plus de soin que jamais par les lois, en même temps qu'ils seront démasqués par les lumières; aujourd'hui que la place des anciennes erreurs renversées n'est point encore occupée complètement par des vérités reconnues : c'est au gouvernement sans doute qu'il convient d'indiquer le but, et d'imprimer le mouvement aux esprits. C'est à lui de mettre d'accord l'enseignement et la législation, afin qu'ils se secondent mutuellement, en attendant qu'ils puissent se corriger ou se perfectionner. C'est donc encore à lui de venir au secours des vrais médecins, pour l'entière réforme de leur art, qui, par sa nature, exige à la fois et plus de surveillance et plus d'encouragements (1).

(1) Le gouvernement de la république a fait beaucoup pour cet objet, en consolidant les écoles actuelles de médecine, et surtout celles de Paris et de Montpellier.

CHAPITRE III.

Vues générales sur l'enseignement de l'art de guérir.

§ I.

Facultés de l'homme ; source de ses erreurs ; inventions des méthodes philosophiques.

En vertu de son organisation, l'homme est doué, non-seulement de la faculté de sentir et de transformer ses sensations en pensées, en raisonnement, en séries d'affections morales ; mais encore de celle de partager les idées et les sentiments d'autrui, de s'identifier avec ceux qui lui sont transmis, de répéter et de s'approprier les opérations dont il est le témoin, ou que des récits fidèles lui retracent. Il peut faire tourner à son profit les travaux de ses prédécesseurs comme ceux de ses contemporains ; il s'enrichit de l'expérience des siècles : et si les moyens qu'il a pour communiquer avec ses semblables étaient suffisamment perfectionnés, un individu pourrait vivre dans le passé, dans le présent et même dans l'avenir ; il coexisterait en quelque sorte avec tout le genre humain.

C'est par les sens qu'il a reçus de la nature, ou

plutôt par la sensibilité qui fait concourir tous ses organes à l'action de son cerveau, que l'homme apprend à connaître les objets. Ses sensations sont la cause occasionelle directe, et ses organes, en tant que sensibles, les instruments immédiats de son instruction. Mais, pressé par les besoins, ou par cette avide curiosité qui l'aiguillonne sans cesse, l'homme ne tarde pas, dans l'état social, à se créer d'autres instruments, produits artificiels de ses tentatives et de ses méditations, lesquels peuvent augmenter beaucoup l'énergie, ou la puissance d'action de ses organes. Ces nouveaux instruments tantôt s'appliquent directement aux sens eux-mêmes proprement dits; tantôt ils étendent et facilitent les opérations de l'intelligence : ils paraissent même quelquefois, faire éclore, pour ainsi dire, des facultés toutes nouvelles comme eux. Tous ces divers instruments sont également susceptibles de se perfectionner par la culture, par l'expérience, par la réflexion; et c'est de leur perfectionnement successif que dépend celui du genre humain.

Sans doute, dans l'ordre naturel, les impressions sont justes, et conformes à la manière dont nous devons sentir. Si elles ne l'étaient pas, aucun artifice ne pourrait les rendre telles. Les idées qu'elles enfantent doivent donc avoir le même caractère de rectitude, quand rien d'étranger ne les altère, soit à leur source même, soit dans la suite des opérations organiques qui concourent à leur formation. Ainsi, l'homme pense et raisonne juste naturellement.

Cependant une triste expérience nous apprend que l'erreur lui est encore plus familière que la vérité. Dans tous les pays et dans tous les temps, nous voyons l'homme embrasser des chimères : partout, il est le jouet des préjugés les plus honteux ; il les cultive, il les chérit, il les déifie et les adore. Puisqu'on ne peut méconnaître que cette disposition funeste est commune à l'espèce entière, il faut bien que la cause en soit également dans la nature.

Ce qui place l'homme à la tête des animaux, c'est son éminente sensibilité ; c'est la faculté de recevoir un plus grand nombre d'impressions diverses, et de les recevoir plus vives. Or, des sensations vives occasionent de promptes déterminations ; des sensations multipliées se distinguent et s'apprécient plus difficilement ; et dans les deux circonstances, les actes qu'en déduit la volonté sont également sujets à n'être que de fausses conclusions.

Il est vrai que dans tous les cas où le châtiment suit immédiatement l'erreur, l'erreur ne peut être de longue durée. L'habitude de former des jugements faux entraîne alors une suite d'impressions douloureuses ; et le premier de tous les besoins nous porte nécessairement à éviter les causes dont elles dépendent. Ainsi donc, chacun corrige bientôt de lui-même ces faux jugements. Mais les objets relativement auxquels les choses se passent ainsi, sont trés-bornés dans l'état social; ils se rapportent presque tous à des besoins naturels et directs, qui jouent un faible rôle dans les relations des hommes entre eux; et la déraison n'y perd presque rien.

Ordinairement, il faudrait beaucoup de temps et de calme pour examiner, avec l'attention nécessaire, les motifs d'une opinion qu'on adopte, ou d'un parti qu'on embrasse.

Cependant, les circonstances nous pressent; il faut opter à l'instant même. La nécessité de se décider promptement est donc une puissante cause d'erreur : elle se confond avec le faux instinct, ou avec les habitudes de précipitation qui le rendent tel, lors même qu'on aurait le temps de réfléchir.

Des impressions profondes peuvent aussi s'emparer du jugement; elles peuvent dénaturer les objets, ou du moins empêcher de les examiner sous toutes leurs faces. Enfin, une habitude vicieuse de sentir et de juger, contractée par imitation; une habitude plus universelle et plus vicieuse peut-être encore, d'attacher, soit à ses propres idées, soit à celles d'autrui, des signes qui ne sont ni uniformes ni bien déterminés, ajoutent encore l'une et l'autre à la difficulté d'éviter l'erreur; et toutes ces causes tiennent sans doute, d'une manière plus ou moins immédiate, à la nature même de nos facultés et à celles de nos rapports avec les objets de nos jugements.

Ainsi, l'homme, fait pour raisonner constamment bien, raisonne presque toujours mal : ainsi, l'ordre de cette même nature, qui lui rend la vérité si nécessaire, et qui lui en a tracé la route, l'environne en même temps de piéges et de fausses indications : ainsi, les qualités mêmes qui doivent la lui faire découvrir et reconnaître, deviennent facilement la cause de mille erreurs grossières; et ces erreurs sont, pour ainsi dire, son état habituel; le bon sens n'en est, en quelque sorte, qu'une exception.

L'art de conduire son esprit est donc nécessairement l'objet d'une étude pénible; c'est un art dont la théorie exige toutes les forces de l'attention, et la pratique tous les scrupules de l'expérience. Il faut apprendre non-seulement à combiner, à balancer, à conclure; il faut encore apprendre à voir, à entendre, à toucher, en un mot à sentir.

A peine les philosophes eurent-ils porté des regards d'observation sur le monde et sur eux-mêmes, qu'ils virent facilement, et ce que nous pouvions être, et ce que nous n'étions pas. Ils cherchèrent la cause de nos erreurs; ils en cherchèrent le remède : mais cette cause agissant encore sur eux, au moment même qu'ils s'occupaient de la combattre, le remède devenait plus difficile à trouver. Cependant chacun fit son hypothèse, et donna sa méthode. Ceux qui nous ont véritablement appris à bien diriger les opérations de notre intelligence, sont en petit nombre ; et même leurs travaux ont, jusqu'à ces derniers temps, laissé beaucoup à désirer.

Hippocrate, Aristote et Épicure paraissent avoir été les seuls chez les anciens, qui aient bien senti que, dans ce genre de recherches, il faut commencer par observer ce qui se passe en nous quand nous sentons et jugeons, parce qu'eux seuls avaient bien reconnu que les sensations sont les véritables matériaux de nos jugements. Mais il ne nous reste point, à cet égard, de corps de doctrine d'Hippocrate, encore moins d'Épicure ; et quoique Aristote nous ait laissé une analyse ingénieuse du raisonnement, on peut réduire ce que renferment de vrai ses écrits idéologiques, au célèbre axiome, cité tant de fois, et qui même ne s'y trouve nulle part en termes précis.

Depuis Aristote jusqu'à Bacon, les méthodes philosophiques n'ont fait absolument aucun progrès réel; et l'erreur, réduite en système, est devenue de jour en jour plus difficile à déraciner.

Bacon, jetant un coup d'œil rapide sur toutes les sciences, a reconnu la source des vaines hypothèses qui les défiguraient, et des faux résultats dont elles étaient infectées : il ne s'est pas contenté de tracer le plan de leur réforme; il a voulu refaire l'instrument lui-même, au moyen duquel nous acquérons toutes nos connaissances ; et c'est bien véritablement à lui, que commence l'époque de leur régénération.

Depuis cette époque les progrès ont été rapides. Hobbes, Locke, Bonnet, Condillac ont successivement perfectionné les vues de Bacon, et rendu les procédés de l'analyse philosophique plus simples et plus sûrs; ils ont surtout fondé les règles qui la dirigent, sur une connaissance plus exacte des facultés et des opérations de l'esprit humain (1).

Ces facultés et ces opérations, décrites et retracées avec un degré d'exactitude remarquable, nous offrent, dans l'histoire naturelle de l'entendement, le modèle de la vraie et seule méthode applicable à toutes les sciences. C'est par elle seule qu'on peut en bien observer les objets, s'en faire des idées nettes et justes, les classer et les enchaîner dans des ensembles qui ne soient pas de vaines hypothèses : c'est uniquement par son secours qu'on peut les étudier, les enseigner et les répandre; c'est elle enfin qui, non-seulement simplifie et facilite le plus leur acquisition, mais qui, les présentant dans leur ordre le plus naturel, en laisse des traces plus profondes et plus faciles à retrouver dans le souvenir.

---

(1) Je ne parle point ici des successeurs de Condillac, dont quelques-uns me paraissent avoir ajouté à la précision de l'analyse, et peut-être même lui avoir ouvert des routes nouvelles, et avoir fourni des bases plus solides à ses principes: ils sont encore vivants; c'est au temps seul, qu'il appartient de prononcer définitivement sur le mérite de leurs travaux.

§ II.

Application de l'analyse à l'art de guérir.

Je reviens à l'art de guérir. L'emploi de la vraie méthode n'y sera pas moins fécond en utiles résultats.

L'homme, ainsi que les autres animaux, est susceptible d'impressions douloureuses, comme d'impressions agréables. Il l'est même beaucoup plus des unes et des autres, que nulle espèce connue. La raison en est simple : ses sensations portent sur plus d'objets différents; et son imagination, dont elles alimentent l'activité, réagit à son tour sur elles, et leur donne un degré de force, ou certaines directions extraordinaires.

Les impressions douloureuses constituent la maladie, comme les impressions agréables constituent le bien-être et la santé.

Il est aisé de voir que les peines morales et le bonheur tiennent plus ou moins immédiatement à ces deux états physiques; qu'ils ne sont, à proprement parler, que ces deux états eux-mêmes, considérés sous d'autres points de vue, ou dans certains rapports particuliers.

Au reste, ce n'est point de cela qu'il s'agit maintenant.

Une sensation pénible ne peut être regardée comme une maladie. Quand elle est passagère, la nature y remédie d'elle-même, et l'oubli l'efface bientôt. Si la douleur ou le mal-aise se prolonge, alors seulement il y a une maladie véritable. Mais dans ce cas, la nature ne reste pas oisive : elle détermine en secret des séries de mouvements nouveaux, dirigés pour l'ordinaire vers le rétablissement du bien-être ou de la santé. En même temps une voix intérieure très-puissante ordonne à l'homme de chercher des secours dans les objets extérieurs : et l'expérience lui faisant voir que plusieurs de ces objets peuvent effectivement pourvoir à ses différents besoins, il les essaie successivement, dans tous les cas où cette voix se fait entendre à lui.

Toutes les sensations peuvent sans doute se comprendre sous les deux chefs généraux de *plaisir* et de *douleur* : mais cependant elles sont, pour ainsi dire, variées à l'infini; c'est-à-dire, autant que les choses elles-mêmes qui le déterminent. Car les choses agissent sur les corps animés d'une manière très-différente, et les effets plus ou moins durables qu'elles laissent après elles ne sont pas moins divers que les impressions immédiates qu'elles ont produites.

Cette observation frappe l'homme au premier coup d'œil : son importance et sa répétition journalière ne lui permettent pas de la négliger.

Il n'y a souvent aucun rapport entre la sensation immédiate et l'effet durable. Ce qui plaît, peut nuire; ce qui déplaît, peut devenir avantageux.

Seconde observation moins directe, et qui demande plus d'attention.

Enfin, certains objets n'occasionent d'abord aucune sensation particulière ; ils paraissent n'avoir aucune action bien distincte : et cependant on les voit dans la suite, soit par le souvenir, soit par un long usage, produire des effets importants.

Troisième observation, qu'on ne fait que beaucoup plus tard, qui ne se confirme que par un grand nombre d'exemples, et qui par conséquent n'influe sur la conduite qu'après que les erreurs dans lesquelles l'homme tombe chaque jour en la négligeant, ont été pour lui la source d'impressions pénibles très-réitérées

Avant d'arriver jusque là, l'homme a déja recueilli beaucoup de remarques particulières sur la diversité des causes qui peuvent produire en lui le sentiment du malaise, ou l'adoucir et le faire cesser. Le seul désir d'écarter des impressions douloureuses ou simplement pénibles, inspire beaucoup d'essais : et de ces essais répétés naît un système, sans doute long-temps informe, d'observations à l'usage des familles, des peuplades, des nations.

Les bienfaits du hasard, les leçons des autres animaux, les appétits des malades, augmentent chaque jour ces premières richesses. Le nombre des expériences s'accroît rapidement ; et, par cet accroissement même, elle deviennent plus hardies, mieux raisonnées, plus applicables à des besoins que les circonstances ramènent aussi chaque jour.

Condillac a remarqué que les hommes analysent naturellement, c'est-à-dire, que naturellement ils observent, comparent et jugent bien. Rien n'est plus vrai : mais c'est uniquement pour des objets simples, pour des objets dont toutes les faces peuvent être vues à la fois, qu'il a complètement raison ; c'est pour des faits dont les relations mutuelles ou l'identité sont aisées à reconnaître ; c'est pour des données constantes ou peu mobiles, bornées dans leur nombre, et qu'il est également facile de rassembler, de fixer et de comparer sous tous les rapports.

Malheureusement ces circonstances favorables ne se rencontrent point dans l'étude de beaucoup d'objets, qui doivent faire partie de nos connaissances. Ceux, par exemple, qui appartiennent à la médecine et à la morale, présentent bien plus de difficultés. La médecine et les sciences morales doivent donc rester plus long-temps dans l'enfance ; ou du moins leurs principes doivent nécessairement acquérir plus tard cette évidence et cette solidité, sans lesquelles les esprits sévères ont de la peine à les regarder comme formant des corps de sciences véritables. Au contraire, les parties de nos études qui ont pour objet des propriétés plus simples et plus fixes, comme celles des nombres ou celles de l'étendue, feront entre les mains des hommes habiles de très-rapides progrès, dont l'esprit humain pourra se glorifier avec raison, et dont, à chaque pas nouveau, il pourra toujours vérifier la certitude et même apprécier au juste l'importance.

A mesure que les connaissances s'étendent, il est nécessaire de les classer pour qu'elles ne se confondent pas. Les classifications sont absolument nécessaires pour secourir la mémoire, et pour mettre de l'ordre dans les opérations de l'esprit. Si elles se bornaient à cela, sans doute elles n'auraient jamais que des avantages. Mais les hommes imaginent presque toujours que la nature elle-même doit s'asservir à l'ordre qu'ils lui tracent; et ils osent tirer des conséquences pratiques pour tous les cas qui pourront se présenter, de cet ordre qui n'a de réalité le plus souvent que dans les tableaux créés par leur imagination.

C'est ici que les méthodes commencent à devenir une nouvelle cause de confusion : ici, laissant la nature de côté, l'esprit ne met à la place des choses véritablement existantes que ses propres fictions, c'est-à-dire, que des fantômes : ici, les abstractions les plus infidèles, puisque leurs éléments peuvent changer à chaque nouvelle application, deviennent la base de jugements et de déterminations pratiques qui peuvent être de la plus haute importance; et quelquefois ces jugements et ces déterminations ne sont fondés sur aucun objet réel.

§ III.

Difficultés qu'on rencontre, en voulant appliquer l'analyse à l'observation et au traitement des maladies.

Parmi les différents objets que l'homme se trouve forcé par ses besoins d'étudier attentivement et constamment, il en est peu qui réunissent au même degré que ceux de la médecine toutes les difficultés attachées à ce caractère mobile et variable dont nous avons parlé; il en est peu pour lesquels l'usage inconsidéré des classifications puisse avoir de plus graves inconvénients.

Par exemple, la douleur de côté, la toux, le crachement de sang, accompagnés de fièvre aiguë, se montrent souvent réunis; l'observation ne tarde pas à l'apprendre. En conséquence, on s'habitue bientôt à considérer cet ensemble de symptômes comme un être particulier. On lui donne le nom de *pleurésie;* nom pris de la douleur de côté, qui, ressentie constamment par le malade, est alors pour lui le symptôme dominant.

Dans plusieurs cas, où ces différents phénomènes ont lieu, des hémorragies naturelles abondantes les calment; des saignées artificielles produisent le même effet. Les malades, tourmentés de la soif, désirent des boissons tièdes et délayantes: ces boissons amènent des sueurs faciles; et ces sueurs augmentent encore le bien-être: l'expectoration s'établit. D'autres boissons incisives hâtent cette évacuation. Enfin, après un effort plus ou moins marqué de la part de la nature, les symptômes s'évanouissent; la santé revient.

Dans le tableau des remèdes qui correspond à celui des maladies, à côté du mot *Pleurésie*, on trouve donc, *saignée*, *boissons délayantes*, d'abord; ensuite *boissons incisives*, *remèdes expectorants*; en dernier lieu, *sudorifiques doux*.

On voit qu'ici, je prends l'hypothèse la plus favorable; celle où les symptômes ont été bien reconnus, où les effets des remèdes ont été frappants et bien saisis. Voilà donc un axiome, une règle de pratique : sa déduction nous représente la manière dont toutes les autres règles peuvent être déduites, dans les cas où des principes sûrs et des procédés sages président à leur formation.

Supposons que les symptômes exprimés par le mot abstrait, *pleurésie*, se présentent seuls; que la nature, le temps et l'ordre dans l'administration des moyens curatifs aient été bien observés : dans ce cas sans doute, ce mot *pleurésie* ne dit rien de plus ni de moins que l'ensemble même de la maladie; et le succès des remèdes est constaté par un nombre suffisant d'exemples. Je dis qu'alors les règles tracées pour l'emploi de ces remèdes, se trouvent véritablement déduites des faits, et suivant une sûre méthode de raisonnement.

Mais dans d'autres cas, auxquels on applique également le mot *pleurésie*, à cause de la présence des principaux phénomènes qui portent déja ce nom générique, la saignée est nuisible; les boissons délayantes augmentent la maladie; les incisifs ou fatiguent ou ne produisent absolument aucun effet; tandis qu'au contraire, tantôt des vomissements copieux, spontanés ou provoqués par art; tantôt des vermifuges donnés à plus ou moins grandes doses; tantôt des purgatifs et des sudorifiques employés immédiatement; tantôt enfin d'amples vésicatoires, emportent ou tout à coup et comme par enchantement, ou par degrés et moyennant une suite de crises partielles, le point de côté, la toux, le crachement de sang, etc.

Ces cas, si différents puisqu'ils ne guérissent que par des traitements variés et propres à chacun d'eux, sont, il est vrai, caractérisés par des signes accessoires qui les signalent d'une manière directe, ou par des circonstances qui les dévoilent indirectement. Mais avant que des observateurs attentifs les eussent reconnus, décrits et distingués, ils étaient restés long-temps confondus sous ce masque trompeur d'une dénomination commune.

§ IV.

Mêmes difficultés et mêmes dangers dans la classification des remèdes.

Si nous passons aux classifications de remèdes, nous y trouverons souvent les mêmes vices ; et ces vices tiennent à la même cause.

Un remède provoque la sueur; on le range dans la classe des sudorifiques. Un autre rappelle les règles supprimées; on le range parmi les *emménagogues*. Ces propriétés que des expériences incomplètes leur assignent, et dans l'évaluation desquelles on tient ordinairement si peu de compte des diverses circonstances de la maladie et de l'administration du remède, sont fréquemment tout-à-fait illusoires, à moins qu'on n'ait eu le bonheur d'employer ces remèdes dans des cas absolument les mêmes à tous égards que ceux qui ont fourni les observations. Aussi s'aperçoit-on bientôt que les remèdes qu'on appelle sudorifiques, peuvent empêcher ou supprimer la sueur ; que ceux qu'on a qualifiés *emménagogues*, augmentant ou le spasme ou l'inertie de la matrice, peuvent aggraver le mal qu'on leur attribue la puissance de guérir.

Il faut en dire autant de tous les remèdes doués d'une action véritable : il n'en est point qui, suivant les cas dans lesquels ils sont employés, ne puissent produire des effets absolument contraires, ou du moins fort différents.

Ouvrez les livres de matière médicale : vous verrez plusieurs remèdes rangés successivement presque dans toutes les classes; on pourrait croire qu'ils produisent tous les mêmes effets : et comme les traces des observations primitives qui leur ont fait accorder ces qualités si diverses, sont pour l'ordinaire entièrement perdues, ce n'est plus qu'à force de travail et de sagacité qu'on parvient à se reconnaître au milieu de ce chaos. Voilà ce qui rend la lecture inconsidérée de ces livres si dangereuse, même pour un assez grand nombre de médecins : voilà ce qui force ceux d'entre eux qui respectent la vie des malades, et qui veulent apprécier avec sévérité leur propre jugement, tantôt de remonter aux sources, et de chercher dans les observateurs le secret de ces contradictions apparentes; tantôt de répéter les expériences eux-mêmes, en oubliant ce qu'ils ont trouvé dans les livres, pour le rapprendre de la nature : et voilà aussi peut-être la principale cause de ce pyrrhonisme opiniâtre que la médecine inspire à beaucoup de bons esprits.

Le lecteur n'aura pas de peine à concevoir que les circonstances venant à changer, les impressions et leurs effets sur l'ensemble de l'économie animale ne sauraient plus être les mêmes. Or, les circonstances où se trouvent les corps vivants, sont aussi variées que peuvent l'être les combinaisons de toutes les causes externes ou internes capables d'agir sur eux: elles ne diffèrent pas de ces causes et de leurs combinaisons; et comme la sensibilité vive et mobile de la machine humaine la livre à l'influence d'une foule d'agents divers, c'est uniquement par le secours de l'observation la plus attentive qu'on peut parvenir à lui appliquer les remèdes, précisément dans les circonstances qui les indiquent, et qu'on est véritablement en droit d'en attendre certains effets déterminés.

§ V.

Tentatives faites pour perfectionner les classifications médicales.

Aristote l'avait reconnu de son temps; l'abus de la méthode n'est pas moins nuisible au progrès des sciences que son défaut absolu. On vient d'en voir la preuve; et ce philosophe pourrait fournir lui-même plus d'un exemple à l'appui de ceux que nous venons de citer. Peut-être est-ce là le piége, s'il est permis de parler ainsi, le plus subtil et le plus dangereux que la nature ait placé sur la route de l'esprit humain.

Dans une pratique journalière qui les force à remettre sans cesse les classifications à côté de la nature, les hommes réfléchis s'aperçoivent bien vite de l'infidélité de ces tableaux. Ils voient la nature se jouer d'un orgueil puéril qui pense pouvoir suppléer à la justesse des vues par l'appareil des efforts, et qui semble vouloir s'éblouir lui-même par une sorte d'éclat scientifique. Ils sentent la nécessité de revenir à l'observation des faits particuliers, et de mieux circonscrire la valeur des signes généraux. De là, l'idée des définitions. C'est le premier pas qu'on fait lorsqu'on s'occupe de la réforme des méthodes.

S'il ne s'agit que de vues purement rationnelles, ou si l'on ne veut examiner les objets que relativement à certaines propriétés particulières et très-simples, la définition suffit en effet; on s'entend, et l'on peut bien raisonner.

Mais il n'en est pas ainsi, lorsqu'on veut appliquer ses connaissances à des objets usuels. On n'agit plus alors sur des valeurs abstraites, dont le propre est de rester toujours telles qu'elles ont été fixées. Ce n'est plus le cercle ou le triangle géométrique; ce ne sont plus des rapports de nombres incapables de changer. Ce n'est point également cette pleurésie définie par une phrase, qui rappelle la toux, le point de côté, l'expectoration sanglante : ce sont des ensembles de phénomènes, toujours différents, toujours individuels et spécifiques, qui s'offrent à nos yeux : et plus nous sommes en état de bien voir, moins nous retrouvons ces prétendues identités de maladies qui n'ont d'existence que dans le cerveau des observateurs irréfléchis ou inattentifs.

En un mot, on finit par ne reconnaître que

des individus dans la réalité des choses. Voilà ce qui faisait dire à Leibnitz qu'il n'y a pas deux feuilles qui se ressemblent à tous égards.

Ainsi, les fautes inévitables qu'entraîne dans la classification le sens incomplet et vague des mots, font bientôt sentir la nécessité de ramener les idées générales à leurs éléments, c'est-à-dire, aux objets ou aux faits individuels dont elles ont été tirées; de s'assurer s'ils y sont tous renfermés exactement, et si ces mêmes idées n'en supposent pas d'autres qui n'ont point été fournis par l'observation; enfin, de fixer nettement leurs rapports mutuels et la valeur précise des termes qu'on emploie pour les désigner. On a d'abord pour cela recours aux définitions. Mais on ne tarde pas à s'apercevoir que ce moyen est très-insuffisant; qu'il a plusieurs des inconvénients attachés aux classifications; et que la définition, pour être exacte, pour ne pas laisser beaucoup de vague dans l'esprit, doit se rapprocher de plus en plus de la description circonstanciée, et finir par n'être elle-même qu'une véritable description.

§ VI.

Difficultés nouvelles.

Les hommes se trouvent ainsi ramenés au même point d'où ils étaient partis : ils se trouvent replongés dans ce même chaos où les avait jetés d'abord la multitude et la variété des objets. Après avoir reconnu les abus de la méthode, ils sentent avec plus d'amertume l'impuissance absolue où nous laisse la privation de ce secours artificiel : il faut résoudre ces difficultés ou flotter éternellement entre l'ignorance et l'erreur.

Ces obstacles au perfectionnement du tableau de nos connaissances, et ces inconvénients qui se manifestent surtout quand il s'agit d'en faire l'application aux besoins usuels de la vie, ne sont point les seuls dans tous les cas. L'étude des différents objets offre des degrés différents de difficultés : ces objets ne sont pas tous également faciles ou difficiles à fixer et à bien saisir : l'utilité que nous en pouvons retirer, seul rapport sous lequel il nous importe de les connaître, est plus ou moins étendue, plus ou moins directe, plus ou moins frappante. Les objets qu'il nous serait le plus utile de bien connaître ne sont pas toujours, à beaucoup près, ceux qu'il nous est le plus facile de bien étudier. Pour prendre un exemple dans notre sujet, que d'habitude d'observation, que de sagacité ne faut-il pas pour démêler, dans une maladie, les phénomènes véritablement essentiels et fondamentaux qui la constituent, ces phénomènes dont tous les autres ne sont que des accessoires ou des conséquences! que de tact et de justesse, pour évaluer l'influence plus ou moins grande que ces derniers ont sur le fond de la maladie, et les modifications qu'ils y apportent, même en lui restant subordonnés! que de souplesse d'esprit et d'attention, pour en suivre tous les mouvements; pour ne point être séduit par les apparences diverses que la maladie, peut prendre à ses différentes époques par les métamorphoses que son caractère même, ses complications et toutes les circonstances extérieures peuvent lui faire subir!

L'examen des causes, ou prochaines ou éloignées, ne peut manquer de redoubler encore ici l'embarras d'un véritable observateur.

Qu'on me permette de revenir sur des idées que j'ai déja exposées ailleurs, mais qu'il est indispensable de ne pas perdre de vue, pour savoir ce qu'on fait quand on raisonne sur une suite d'observations.

Ce mot *cause* ne doit point nous faire regarder les phénomènes de la nature comme contenus les uns dans les autres, comme tour à tour engendrés et générateurs : car il n'existe véritablement pour nous que des faits, qui se présentent ou simultanément ou dans un ordre successif. Tout ce que peut l'observation raisonnée est d'établir entre eux des rapports d'analogie ou de différence, d'indépendance réciproque ou de subordination et d'enchaînement. Deux faits se ressemblent, ou ils diffèrent; ils paraissent toujours ensemble, ou ils surviennent souvent isolés. Si nous voyons un fait arriver constamment à la suite d'un autre, nous disons que le premier est l'effet, le second la cause. Mais ces noms ne leur donnent pas des qualités nouvelles : ils expriment seulement l'ordre de leur succession. Au reste, cet ordre n'en est pas moins important à connaître, puisque l'apparition du premier fait nous annonce avec certitude celle du fait subséquent. Sans cette connaissance, toute histoire n'est qu'une vaine suite de tableaux dépourvus de liaison ; sans elle, l'histoire des différentes maladies, incomplète et ridicule comme description, devient inutile et même dangereuse comme objet de comparaison applicable à la pratique.

Mais si cet ordre des phénomènes, tel que la nature livrée à elle-même ou le cours le plus ordinaire des choses le présente, est très-difficile à déterminer ; celui des phénomènes, qu'on peut appeler artificiels (puisque c'est l'art qui les produit par l'emploi raisonné de diverses impressions insolites), est sans doute bien plus difficile encore à reconnaître et à fixer exactement.

Un homme éprouve des douleurs à la suite d'un grand nombre de circonstances qui peuvent également les avoir occasionées : si ces douleurs cessent naturellement au milieu de beaucoup d'autres circonstances qui se mêlent et se confondent, l'ignorance et l'irréflexion peuvent seules regarder comme facile de démêler et la véritable cause du mal, et celle de la guérison. Si le changement favorable arrive ensuite de l'emploi de certains remèdes que l'analogie avait fait présumer utiles, la conjecture d'après laquelle nous prononçons qu'ils l'ont été réellement a d'autant moins de poids que les exemples du même succès, dans des cas semblables, sont moins nombreux : et ce n'est qu'avec le temps, et par des observations répétées dans diverses circonstances, qu'elle peut atteindre à un très-haut degré de probabilité.

Il m'a paru convenable d'exposer dans toute leur force ces premiers obstacles, qui rendent si difficile et si incertaine la marche de l'esprit dans l'étude de la médecine, et surtout dans l'application des principes, ou de ses vues générales, à la pratique. J'ai pensé qu'il ne pouvait qu'être utile de reconnaître ces différentes sources de nos erreurs, sources malheureusement trop fécondes, et qui tiennent à la nature même des objets ou à celle des instruments que nous pouvons mettre en usage pour les étudier, et pour en approprier la connaissance à nos besoins.

§ VII.

On revient toujours nécessairement à la méthode. Elle ne nuit jamais par elle-même. Comment elle doit être appliquée à la médecine.

Observons d'une part que le défaut de méthode ne peut pas être long-temps dangereux ; la nature nous force trop impérieusement à réclamer ce secours : de l'autre, que l'abus de la méthode vient toujours, non d'elle-même, mais de la manière imparfaite dont les règles en ont été tracées. On ne s'égare point, parce qu'on a trop de méthode; mais parce que celle dont on fait usage n'est pas bonne. A mesure qu'elle se perfectionne, on voit toujours disparaître par degrés tous les vices et les inconvénients qu'on en croyait inséparables Les règles trop générales, tirées des ressemblances, se corrigent par d'autres règles tirées des différences. On descend jusqu'aux faits individuels : les distinctions, les exceptions elles-mêmes se classent; il s'en forme d'autres systèmes, toujours plus partiels : et de cet ensemble d'opérations successives dont les effets se rectifient ou se compensent mutuellement, on tire des résultats qui deviennent de jour en jour plus exacts et plus complets.

Enfin, dans l'application des connaissances théoriques aux usages de la vie, à la satisfaction de nos besoins particuliers; dans ces opérations de notre esprit, où les moindres vices de raisonnement peuvent avoir les conséquences les plus funestes, il est encore une méthode expérimentale et pratique, fruit de l'observation continuelle des objets et de l'emploi, sans cesse répété, des instruments. Un instinct heureux, plutôt que le savoir, en trouve les premières règles : il les suit comme un guide sûr, long-temps avant qu'on ait pu se tracer des règles véritables. Mais bientôt le savoir les éclaire et les étend : l'esprit philosophique les enchaîne et les coordonne ; il en perfectionne surtout l'application. Enrichie par des observations constantes, dirigée de jour en jour par des vues tout à la fois plus générales et plus sûres, cette méthode pratique parvient à rectifier avec le temps ce que les autres méthodes, trop exclusivement renfermées dans la théorie, présentent de trop absolu, de trop rigoureux ; et soumise elle-même à certaines modifications qu'indiquent et nécessitent les circonstances, elle se confond en quelque sorte avec le talent, dont elle est l'ouvrage, mais que cependant elle ne remplace jamais.

Dans l'étude de la partie thérapeutique de la médecine, c'est-à-dire, dans celle que toutes les autres ont pour but définitif de perfectionner, les règles ne peuvent être développées qu'au lit des malades ; leur application ne peut être bien saisie que dans une longue suite d'exemples : car ces exemples doivent, pour ainsi dire, épuiser toutes les combinaisons possibles : il faut du moins qu'ils en retracent cent et cent fois les éléments ; il faut surtout qu'ils laissent dans la mémoire des images ineffaçables, qui servent dans la suite à reconnaître au premier coup-d'œil les caractères distinctifs de chaque maladie, au milieu de toutes les complications qui peuvent les déguiser.

C'est ainsi que se forment, sous la direction de maîtres habiles, des médecins capables de guérir.

Encore ces maîtres, il faut l'avouer, éprouveront-ils souvent qu'on ne peut faire partager à ses auditeurs certaines sensations fines et fugitives; qu'il est des espèces de raisonnements inexprimables en termes précis, des jugements qui paraissent se confondre avec les impressions directes. Le médecin, dans l'esprit duquel les motifs de ses déterminations arrivent alors par une vraie sympathie, infiniment rapide, ne peut les transmettre qu'aux hommes également bien organisés. Recevoir ces sensations, former ces raisonnements, ces jugements, concevoir ces déterminations, est l'attribut exclusif du talent.

§ VIII.

Grande influence des langues sur les sciences. Leur réforme.

Parmi les causes diverses qui peuvent hâter le progrès des sciences, il n'en est point sans doute de plus puissante que les langues : c'est une vérité trop généralement reconnue aujourd'hui, pour avoir besoin d'être exposée et prouvée ici de nouveau. Premier lien des hommes épars, doux fruit des premières relations fraternelles, les langues, après avoir fait et scellé toutes les conventions des peuples naissants, ont confondu de plus en plus les intérêts et les efforts des individus, les ont dirigés par une impulsion bientôt indépendante d'eux-mêmes : et se mêlant à tous les détails de la vie privée et publique, elles ont exercé la plus puissante influence sur toutes les institutions et sur toutes les habitudes des sociétés. Partout où les langues et surtout les langues écrites étaient bien faites, les progrès de l'état social ont été rapides et sûrs : partout, au contraire, où des circonstances, qu'il paraît impossible de déterminer avec exactitude, avaient fait adopter un mauvais système de langage et de signes fixes ou d'écriture, les peuples ont croupi dans l'ignorance, ou gémi sous l'oppression.

Mais les avantages des langues quand elles étaient bien faites, et leurs inconvénients quand elles étaient vicieuses, se sont fait sentir principalement dans les sciences, et plus particulièrement encore dans celles dont les objets sont très-mobiles, et par conséquent souvent mal déterminés.

Les mots saisissent, pour ainsi dire, les sensations : ils les résument et les fixent. En les retraçant à l'esprit, ils nous fournissent les moyens de les considérer sous toutes leurs faces, de les comparer entre elles, d'en former les idées les plus simples, qui sont le résultat direct de cette première comparaison. Les idées les plus simples jouent à leur tour, en quelque sorte, le même rôle que les sensations directes. Elles se fixent, se retracent, se comparent encore à l'aide des mots; et ainsi de suite. D'où l'on voit que, par ce moyen artificiel, non-seulement des idées plus compliquées et plus étendues s'expriment lorsqu'elles sont formées, mais aussi qu'elles se forment et se développent. Ce sont donc l'exactitude et le bon emploi des mots, ou plus généralement des signes, qu'il faut considérer comme le *criterium* de la vérité : c'est à leur caractère vague, à la manière incertaine et confuse dont on les emploie, qu'il faut attribuer les notions imparfaites, les préjugés, les erreurs et toutes les habitudes vicieuses de l'esprit.

Dans presque toutes les parties de la médecine, la langue est mal faite. Elle s'est altérée de plus en plus par la fausse application des mots empruntés aux autres sciences, et par un certain jargon insignifiant et ridicule, que le coupable respect des préjugés populaires a trop souvent fait adopter aux praticiens.

Ce sont les Grecs et les Arabes qui nous ont donné les premières idées de médecine : c'est surtout dans Hippocrate et dans Galien que les professeurs modernes ont puisé la matière de leurs premières leçons. Les maladies décrites par les anciens, ont gardé les noms qu'elles en avaient reçus : les instruments, les remèdes et les préparations, découverts ou imaginés par les Arabes, ont passé parmi nous avec les mots qui les désignaient chez leurs inventeurs. Quand les Français commencèrent à savoir écrire, le latin était la langue des savants : nos premiers livres de médecine sont écrits en latin. En parlant français, la médecine conserva ses mots; on n'y fit guère d'autre changement que celui de leurs terminaisons. D'ailleurs, la barbarie des écoles était alors portée au comble : on y parlait d'une manière à la fois empesée et burlesque; on écrivait d'un style obscur et trivial, grossier et fastueux. De cet état des esprits et des choses pouvait-il naître une langue médicale avouée par le bon goût et par la raison?

Je prends un exemple. L'anatomie, trop souvent cultivée par des dissecteurs, plutôt que par des esprits dignes de la considérer sous ses véritables points de vue, est peut-être, plus qu'aucune autre partie de la médecine, embarrassée et obscurcie par ce vice des mots qui dénature à la longue les choses elles-mêmes. Il est inutile d'en citer les preuves : elles sont innombrables; et cette triste vérité ne peut plus faire une question que pour ceux qui ne seraient pas en état d'en suivre l'examen. Quelques vues isolées sur la nécessité de réformer la langue anatomique, se trouvent répandues dans différents écrits. Vicq-d'Azyr, mort en l'an 2, victime de son ardeur pour le travail et de son zèle à secourir les pauvres de ses lumières, a mis à la tête de ses planches anatomiques un discours sur l'esprit qui doit diriger cette réforme. Mon respect pour la mémoire d'un homme qui a bien mérité des sciences, ne m'empêchera pas d'observer que cette partie de son travail est peu digne du sujet et de l'auteur. Il est arrivé à Vicq-d'Azyr (comme à quelques autres savants ou hommes de lettres) de croire suivre la méthode analytique, parce qu'il en employait les signes ou les expressions. Mais, en appliquant cette méthode à des objets nouveaux, il faut l'approprier à leur nature et à leurs caractères particuliers; il faut rechercher et reconnaître les règles qui doivent y diriger son emploi; il faut, avant tout, se mettre bien en garde contre cette confusion des termes qu'elle est spécialement destinée à bannir.

Deux autres célèbres anatomistes et physiologistes ont publié des plans d'une nouvelle nomenclature. Ces plans sont dignes de leurs auteurs; c'est tout dire. Ils ont été dictés par un véritable esprit philosophique. Cependant je crois devoir faire quelques observations sur la matière elle-même en général.

Une langue est destinée à transmettre et à retracer les idées ou les images de tous les objets qui s'offrent à nos sens. Ces idées doivent d'abord être claires et précises : ainsi, le premier vice des mots d'une langue sera d'être confus, vagues ou susceptibles de plusieurs sens. En second lieu, les idées doivent être enchaînées dans un ordre naturel, et classées de manière à faire sentir distinctement et sans effort les rapports qui les lient entre elles : le second vice d'une langue est donc que ses mots n'aient point été formés suivant le plan de la formation même des idées; qu'on les y transporte d'un objet à l'autre; qu'on les modifie ou les combine sans règle fixe; que l'usage constant de la règle n'y lève pas toute incertitude par rapport à leurs transformations de sens, et ne montre pas dans les analogies ou dans les relations grammaticales des mots, celles mêmes des objets. La troisième qualité des idées est de se réveiller et de se transmettre facilement : le troisième vice d'une langue est donc d'être difficile à apprendre et à retenir. Enfin, cette peinture parlée de nos sensations, ou plutôt des idées qu'elles font naître en nous, doit être capable de rendre par l'harmonie, la couleur, l'élégance, la force et la vivacité de l'expression, les différents caractères de ces mêmes idées : elle doit pouvoir en suivre tous les mouvements, en faire sentir toutes les nuances, et s'adresser avec le même succès à la raison, à l'imagination et à la sensibilité. Ce n'est pas seulement le désir de plaire, ou le besoin d'être ému, qui impose cette dernière condition; ce sont la netteté, la rapidité, l'énergie et la durée des impressions qui l'exigent : c'est par là seulement que l'intérêt et l'attention peuvent être toujours soutenus. Les langues qui sont tout à la fois exactes et brillantes, réagissent sur les esprits : elles leur impriment une activité nouvelle, et deviennent ainsi la cause directe de beaucoup d'idées qui n'eussent point été produites sans ce nouveau genre d'impressions. On pourrait croire que la langue des sciences doit se borner à l'exactitude, à la précision, à la clarté; ces qualités y sont les plus essentielles sans doute : mais, non-seulement les sciences ont leur genre d'élégance et d'agrément; elles ont aussi leur éloquence; elles ont leur manière d'ébranler l'imagination; et quelquefois même elles peuvent, sans sortir des limites que trace un goût sévère, parler à la sensibilité du lecteur.

Il serait inutile d'expliquer ce qu'on doit entendre par *un mot précis*. Pour être tel, il suffit que ce mot désigne clairement un objet déterminé, et qu'il ne puisse, en aucune manière, réveiller l'idée d'un objet différent.

La nécessité de suivre, dans la formation des langues, la même route que la nature dans celle des idées, n'est pas moins généralement reconnue aujourd'hui parmi les hommes éclairés : mais on a commis, je pense, quelques méprises à cet égard. Il n'est peut-être pas inutile d'en chercher la raison.

L'esprit humain n'a qu'une manière de procéder; il va toujours du connu à l'inconnu. Mais, selon la nature des objets, cette méthode peut paraître quelquefois suivre un ordre inverse. Dans la formation d'un grand nombre de nos idées, l'analyse va directement du simple au composé : dans celle de quelques autres, elle part du composé pour arriver au simple. Ainsi, dans la formation primitive de nos idées et de nos sentiments moraux, dans le premier examen, dans la première classification qu'elle en a faite, l'analyse naturelle est partie des données les plus simples: ensuite elle les a combinées, surcomposées en quelque sorte à l'infini, sans pouvoir jamais arriver au terme de ces compositions et de ces combinaisons. Dans l'étude, au contraire, des objets de la nature dont nous voulons connaître les ressemblances et les rapports, par les déterminations de leurs élémens; dans la chimie, par exemple, dont le but est d'abord de séparer, les unes des autres, toutes leurs parties constitutives, les objets composés sont les premiers qui s'offrent à nos regards; et les plus simples, ou ceux que nous regardons comme tels, faute de pouvoir les décomposer, sont toujours nécessairement les derniers connus.

Ainsi, les premières idées de la morale, et les premiers mots qu'elle emploie, ne renferment, pour ainsi dire, qu'eux-mêmes: ils sont moins susceptibles de décompositions. Par exemple, dans la première époque de l'état social, l'idée de *vertu* n'est que l'idée de *force*; la valeur de ce mot ne va pas au-delà de son sens direct. Mais, peu à peu, l'idée de *vertu* comprend celle de plusieurs autres qualités ou dispositions; et la signification du mot s'étend et se complique chaque jour, de plus en plus.

En chimie, au contraire, les premiers objets de nos recherches sont les corps les plus composés. A mesure que nous faisons de nouvelles découvertes, l'analyse résout ces corps en principes élémentaires, de plus en plus simples; et le degré de cette simplification pourrait être regardé comme la mesure exacte des progrès de la science.

Dans ces deux exemples, l'esprit a toujours marché du *connu* à l'*inconnu*, mais non toujours du *simple* au *composé*.

Ceci ne conduit-il pas naturellement à quelques remarques sur la nouvelle nomenclature chimique? Mon admiration pour ses auteurs, dont les travaux ont donné la plus puissante impulsion et la direction la plus sûre aux sciences naturelles; je dirai plus, mon attachement particulier pour tous ceux qui vivent encore, ne permet pas de penser que je veuille, en aucune manière, diminuer l'importance du service qu'ils ont rendu, par la réforme de la langue la plus barbare et la plus absurde. D'ailleurs, les vrais savants de tous les pays s'étant empressés d'adopter la nouvelle nomenclature, et son usage offrant en effet plusieurs avantages essentiels, il ne s'agit plus de la discuter en elle-même. Mais, comme on la donne, d'une manière peut-être trop absolue, pour le modèle de plusieurs autres réformes du même genre, exigées dans diverses parties des sciences, quelques observations sur les principes qui ont dirigé ses auteurs ne peuvent point, je crois, paraître hors de propos.

En chimie, les vrais radicaux ne sont pas les corps simples, mais au contraire les corps composés : ce sont les premiers connus ; ce sont les premiers qui reçoivent des noms. Les noms des autres ne doivent-ils pas, en bonne analyse, se tirer de ceux-là? Le premier mot d'une bonne langue chimique doit-il être celui par lequel s'exprime son dernier résultat? Ce mot ne peut-il pas alors être souvent le produit d'opinions hypothétiques? et dans ce cas, le sens vicieux dont il serait affecté ne devrait-il pas dénaturer celui de tous les autres mots auxquels il serait associé, dans de nouvelles combinaisons? Enfin, ne s'ensuivrait-il point de là la nécessité de créer une nouvelle langue, au moment où des expériences plus étendues ou plus précises auraient renversé l'hypothèse, ou seulement reculé les bornes de la science?

Supposons que Staalh, après avoir rassemblé dans son *Traité du Soufre*, l'un de ceux qui prouvent le plus et son habileté dans l'art expérimental, et sa rare sagacité dans la manière de raisonner d'après les faits; supposons, dis-je, que Staalh eût entrepris alors de réformer la langue barbare de la chimie. Sa confiance très-juste, il faut en convenir, dans l'exactitude des travaux qu'il venait d'exécuter; l'admiration du petit nombre de juges compétents qu'il avait en Europe; la nécessité, bien réelle dès ce moment, et qu'il pouvait avoir reconnue, de porter dans les signes des objets la même exactitude que dans les procédés des opérations : tout aurait justifié sans doute une pareille entreprise de sa part. Or, si dans cette réforme il n'eût pas suivi l'ordre de la formation des idées; c'est-à-dire, s'il eût négligé, dans la formation de ses mots, de commencer par ceux des corps composés, tels qu'ils s'offrent d'abord à nos yeux, pour en tirer graduellement ceux des produits de leur décomposition, sa langue nouvelle n'eût pas duré plus longtemps que son système, sur lequel elle aurait été nécessairement fondée. Si, au contraire, il eût suivi la vraie marche de la nature, peut-être aurait-il rendu, d'avance, absolument inutile la réforme qui s'est opérée de nos jours. Il aurait suffi d'ajouter les noms des objets nouvellement découverts, à la suite de ceux qui étaient déja connus ; de tirer ces nouveaux noms des anciens, du moins quand cet ordre de leur génération eût été celui même des idées; de les combiner avec eux dans un enchaînement, et d'après des rapports toujours simples et naturels. On voit qu'alors, la nomenclature aurait eu la même coordination que les idées : les nouveaux signes se seraient rangés d'eux-mêmes, ainsi que les idées nouvelles, dans un tableau tracé sur le même plan. Car, s'il est de la nature d'une sage méthode de laisser toujours, dans la classification des sciences, une place pour les découvertes futures ; il est également de la nature d'une langue bien faite, d'offrir, si je puis m'exprimer ainsi, des pierres d'attente pour les mots nouveaux que ces découvertes pourront exiger.

Et quant aux réformes proposées pour la langue anatomique, est-il bien vrai qu'un nom doive être la description, ou la définition de l'objet qu'il exprime? Je ne le pense pas. Les mots simples, et dont le sens est direct, sont assurément tout-à-fait arbitraires (1). Pourvu que leur acception se trouve déterminée avec exactitude; qu'ils ne soient point désagréables à l'oreille par les sons que la voix produit en les prononçant, ou à l'imagination par les idées qu'ils peuvent rappeler, il importe d'ailleurs fort peu qu'ils aient été formés d'après tel ou tel système. Ce n'est que pour les mots plus composés qui en découlent, ou pour ceux qui prennent un sens figuré, qu'on doit mettre le plus grand soin à suivre les analogies naturelles; à reproduire, s'il se peut, les sensations par lesquelles les objets eux-mêmes se manifestent à nous. Une *jambe*, un *bras*, pourraient être désignés aussi bien par deux autres mots, pourvu qu'on fût d'accord sur l'acception de ces mots arbitraires; pourvu qu'ils ne pussent jamais avoir d'acception différente. Le langage serait plus ou moins harmonieux, plus ou moins

(1) C'est même là, puisqu'il faut le dire, un des plus grands avantages des langues, et en général de tous les signes artificiels.

élégant; mais il serait toujours exact et clair. L'*aigre*, le *doux*, qui sont des qualités simples, du moins relativement aux impressions qu'elles font sur nos sens, pourraient être désignés indifféremment par d'autres termes quelconques : on n'y perdrait rien, ni pour la précision du sens, ni pour la facilité de la conception, ni pour celle du rappel des idées par l'opération de la mémoire. Quand on prononce *bras*, *jambe*, on ne décrit ni ne fait connaître par ces mots les propriétés des objets qu'ils retracent : quand on dit *aigre*, *doux*, on ne fait point l'histoire des substances acides et douces, ni même celle des sensations qu'elles causent. Mais si l'on détourne le sens de ces mots, en les appliquant à d'autres objets; si l'on veut les combiner avec d'autres mots, pour exprimer des idées complexes, alors il n'est plus possible de prendre et de suivre une route arbitraire. Si, par exemple, nous appliquons le mot *bras* à certaines parties d'une pince ou d'un fauteuil; le mot *jambe*, à d'autres parties d'une table, ou d'une charpente : nous sommes forcés pour être clairs, et même pour ne pas devenir tout-à-fait ridicules, de suivre des règles constantes d'analogie. Si nous composons un mot pour exprimer une sensation complexe; si, par exemple, nous disons *aigre-doux*, nous serons encore forcés de suivre d'autres règles fixes, qui sont déterminées par le caractère et par le but de la combinaison des idées et de la composition des mots.

Cela posé, l'on voit ce qu'il faut penser de la peine que se donnent quelques nomenclateurs, pour renfermer toujours les qualités d'un objet dans le nom même qui le désigne. Ces qualités étant différentes, suivant le point de vue sous lequel on le considère, il est aisé de voir que les noms peuvent être infiniment divers: et l'on retombe ainsi dans un autre arbitraire, mais privé de tous les avantages de la brièveté, de la simplicité, de l'unité; car le même objet exige alors autant de mots différents, qu'il peut offrir de points de vue à l'observation.

Revenons encore à des exemples. L'une des plus mauvaises nomenclatures est sans doute celle de la myologie ou de la description des muscles: c'est aussi par sa réforme, qu'on a cru devoir commencer celle de la langue anatomique. Mais le reproche le plus important qu'on ait à lui faire, n'est pas d'être surchargée de mots dont l'origine est inconnue à la plupart des élèves; ce n'est pas de ne pouvoir aider leur attention et soulager leur mémoire, par le rapport des mots dérivés avec les mots primitifs ou radicaux, et de ceux dont le sens est complexe ou figuré, avec ceux dont le sens est simple ou direct: c'est surtout de vouloir représenter les propriétés des objets, ou les circonstances qui le caractérisent, dans la formation même ou dans l'association des mots.

Rien de plus variable, au reste, que le plan et le choix des anciens nomenclateurs à cet égard. Tantôt ils se sont bornés à la figure du muscle, comme pour le *trapèze*, le *splenius*, le *complexus*, le *fascia lata*, le *deltoïde*, etc. : tantôt ils l'ont caractérisé par ses fonctions réelles, ou présumées, comme celle d'*obturateur*, de *fléchisseur*, de *releveur*, de *sphincter*, etc. : quelquefois il est désigné par la place qu'il occupe; tels sont le *thénar*, les *lombaires*, les *épineux*, le *crotaphite*, etc. : d'autres fois le mot qui le retrace se rapporte à la disposition de sa partie charnue, comme pour le *digastrique* : enfin le lieu, le nombre, ou la direction des attaches, a fourni le nom de plusieurs. C'est dans cette langue myologique surtout, que la pédanterie semble avoir réuni tous ses efforts; et ce n'est assurément pas sans succès.

Il faut rendre justice aux nouveaux nomenclateurs : toute cette bigarrure a disparu dans leur système. Leurs dénominations sont formées sur un plan unique. Le nom de chaque muscle indique les points de ses attaches : ils se sont bornés à ce seul caractère; et leur langue a déja plus d'unité. Mais il est possible, et même il est convenable, de considérer les muscles sous plusieurs autres rapports, pour en bien connaître la structure; et d'ailleurs, comme ils ont souvent des attaches plus ou moins multipliées, il faut alors nécessairement, de deux choses l'une, ou que le nom les exprime incomplètement, ou qu'il soit composé de plusieurs mots, mis l'un à la suite de l'autre : or, dans le dernier cas, il devient souvent pédantesque, quelquefois ridicule, presque toujours difficile à fixer dans la mémoire, et d'un usage incommode.

Un mot, je le répète, n'est point une description; il ne doit pas même être une définition : il lui suffit de désigner clairement, et sans équivoque, l'objet qu'il rappelle. Décrire cet objet, faire connaître ses qualités, ou ses fonctions, n'est pas le nommer : c'est faire son histoire; c'est exprimer quels sont les éléments dont il se compose; c'est retracer son analyse, et en offrir les résultats.

L'importance de la matière doit faire pardonner, je pense, ces détails dans lesquels j'ai cru devoir entrer. Sans doute il ne m'a pas été permis de la traiter ici, avec l'étendue qu'elle mériterait : mais les observations ci-dessus feront du moins suffisamment entendre quelle idée j'attache à ces mots, *langue bien faite, et réforme analytique des langues*. C'était mon seul objet dans ce moment.

§ IX.

Fausse application des autres sciences à la Médecine. Hypothèses des Mécaniciens et des anciens Chimistes.

Il est impossible de ne pas rappeler une autre cause, déja plusieurs fois signalée, des erreurs systématiques de la médecine; erreurs qui passant presque toujours dans la pratique, qu'elles paraissent simplifier, ont si souvent rendu la médecine plus nuisible qu'utile aux infortunés malades. Je veux parler de la fausse application que les médecins ont souvent faite à leur art, des théories générales ou des vues particulières propres aux autres sciences. Bacon avait, de son temps, remarqué cet abus, et pressenti toutes ses funestes conséquences. Il le regardait, avec beaucoup de raison, comme la cause de tous ces écarts singuliers, où la vogue de chaque nouveau système entraîne la médecine. C'est à lui qu'il attribue particulièrement l'incertitude que cette science a presque toujours montrée dans sa marche, et le peu de fruit qu'elle a recueilli, jusqu'à présent, des découvertes les plus belles, faites dans les autres sciences ou dans les autres arts, avec lesquels elle a de véritables rapports. Ainsi, l'on doit commencer par séparer la médecine des sciences étrangères. Il faut que ses dogmes soient tirés uniquement des faits qui lui sont propres, c'est-à-dire, des observations et des expériences faites sur le corps vivant, sain et malade. Si l'on peut un jour les rapprocher des dogmes qui appartiennent aux autres sciences, ce ne doit être qu'après les avoir vérifiés séparément les uns et les autres. Telle était, dis-je, l'opinion de Bacon.

Un médecin plein de talent, que j'ai déja cité avec estime, mais sans enthousiasme, Baglivi renouvela cette idée dans ses écrits et dans ses leçons. Il lui dut sans doute une grande partie de ses succès; et l'on peut dire qu'il ne s'est égaré quelquefois, que pour ne lui avoir pas été toujours assez fidèle. Enfin, Barthez l'a développée et appuyée de toutes ses preuves, dans un ouvrage rempli de grandes vues médicales, autant que de philosophie et d'érudition.

Dès le temps d'Hippocrate, la médecine était déja, comme nous l'avons vu dans la première partie de cet ouvrage, altérée par le mélange des systèmes philosophiques et cosmogoniques. Hippocrate reconnut avec beaucoup de sagacité, les inconvénients qui résultaient de ce mélange. Cet observateur assidu vit clairement que la nature en général ne tient aucun compte des rêveries par lesquelles on prétend l'expliquer, et que la nature vivante, en particulier, a ses allures propres, qu'il faut étudier dans les faits, et non vouloir deviner par de vaines conjectures et par de plus vains calculs. Il attaqua donc cet abus avec beaucoup de force. Mais le respect pour la vérité, qui doit toujours marcher avant le respect pour les hommes, quels que soient d'ailleurs leur génie et leurs services; le respect pour la vérité ne nous permet pas de dissimuler que plus d'une fois, il céda lui-même au penchant le plus général peut-être de l'esprit humain. A la place de certaines doctrines, vieilles et renversées par ses propres observations, il substitua des doctrines nouvelles, plus rapprochées des faits sans doute, mais qui n'étaient cependant encore que de pures hypothèses. C'est à lui qu'est dû ce système des éléments, qui joue un si grand rôle dans les écrits des anciens, et dans ceux de leurs modernes abréviateurs, ou compilateurs; système qui donna bientôt naissance à celui des tempéraments, tels qu'ils étaient rangés dans leur première classification. Hippocrate était allé plus loin encore : il avait indiqué cette application qui en fut faite plus méthodiquement après lui, aux qualités des humeurs principales, et même au caractère médical des saisons, dont chacune avait celui de l'un des éléments, et passait pour présider à l'une des humeurs.

En effet, quoique le système de Galien ait peut-être plutôt renversé les opinions dominantes avant lui, que relevé la vraie médecine hippocratique, son auteur n'a guère fait que développer d'une manière classique différentes vues, plus ou moins heureuses, qui se trouvent répandues dans les ouvrages du médecin de Cos, ou dans ceux que ses disciples lui ont attribués.

Le lecteur sait déja que ce système a régné despotiquement, pendant plusieurs siècles, dans les écoles. Attaqué tout à la fois par les admirateurs d'Hippocrate, par les chimistes, par les empiriques observateurs, il a résisté long-temps à leurs coups redoublés : et la pratique se ressent encore de sa longue tyrannie, même dans ce moment où nul homme véritablement éclairé n'oserait se déclarer le sectateur de Galien.

On a vu plus haut, qu'Asclépiade avait fondé sa médecine sur la philosophie corpusculaire. Le tempérament des Romains était en quelqne sorte plus fort, que la médecine ne pouvait être erronée : il résista à celle d'Asclépiade, comme il avait résisté précédemment à celle de Caton l'ancien.

Les méthodistes remplacent Asclépiade : nouvelle théorie, nouveaux plans de traitement.

Les premiers chimistes avaient eu raison contre les écoles. Ils avaient écrasé le galénisme, par les raisonnements et par les faits. Ils avaient découvert plusieurs grands remèdes. Par leur secours, ils savaient produire des espèces de miracles, c'est-à-dire, des effets inconnus jusqu'alors, et d'imposantes guérisons. Ces mêmes remèdes font encore aujourd'hui la fortune des charlatans, qui les manient avec plus d'audace que les hommes éclairés, et qui sans doute tuent souvent, mais guérissent pourtant quelquefois ; et cela suffit. Paracelse, par le moyen de l'opium et de différentes préparations mercurielles, avait eu souvent l'air d'un Dieu qui commande à la nature.

Bientôt ce qui se passait dans les matras et dans les alambics devint, pour ces hardis expérimentateurs, l'image fidèle de ce qui se passe dans les corps vivants. Les fonctions vitales, les mouvements organiques de tous les genres, ne furent plus que des fermentations, des neutralisations, des sublimations. Si le cœur et les artères ont la faculté de se contracter, si les muscles ont celle de mouvoir les membres, tous les effets qui se rapportent à ces propriétés générales, sont dus à des effervescences, à des explosions particulières. La production des esprits animaux est une vraie sublimation, où le crâne joue le rôle d'un chapiteau d'alambic. Les acides et les alkalis, tantôt se combattant avec force, tantôt se neutralisant d'une manière paisible, déterminent, ou modifient la plupart des fonctions organiques. Le suc acide du pancréas se combine avec la bile alkaline, pour compléter la grande fermentation digestive. Le mélange de l'acide du chyle, avec les sels, ou les soufres du sang, produit la chaleur animale, etc. etc.

Entraîné malgré moi, dans ces répétitions, je dois éviter du moins de les multiplier. Je terminerai donc, en rappelant que l'un de ces chimistes, Tachénius, poussa le délire jusqu'à donner aux acides répandus dans le corps, et qu'il regardait comme la cause de toutes les maladies, une espèce de prudence ou de jugement, en vertu duquel ils choisissent avec justesse, parmi les alkalis des aliments ou des remèdes, ceux qui sont le plus propres à les neutraliser.

Avant que l'expérience raisonnée eût pu dissiper tant de pitoyables chimères, leur application systématique au traitement des maladies avait fait déja beaucoup de ravages. L'esprit philosophique est dubitatif; il marche avec lenteur : l'esprit de conviction et de certitude, propre aux enthousiastes, est aussi prompt que tranchant. Les désordres et les malheurs se multipliaient de jour en jour; les esprits semblaient s'égarer de plus en plus. Et cependant une certaine hardiesse à secouer les opinions consacrées; une certaine inquiétude qui, si elle ne conduit pas directement à la vérité, doit nécessairement empêcher de suivre long-temps la route de l'erreur, pouvaient encore, au milieu de tant d'objets attristants pour le philosophe et pour le véritable médecin observateur, leur inspirer de justes espérances pour l'avenir. Ne semble-t-il pas, en effet, que ce soit le propre des erreurs chimiques, introduites dans la médecine à diverses époques? elles l'ont presque toujours égarée sans doute; mais elles n'ont jamais peut-être retardé véritablement ses progrès : et la pratique doit à leurs tentatives les plus hasardées, plusieurs remèdes puissants.

Pendant le dix-septième siècle, la géométrie et l'algèbre furent cultivées avec beaucoup d'ardeur et de succès. On peut dire qu'elles devinrent une espèce de mode. Vers le milieu du siècle dix-huitième, l'enthousiasme parut se renouveler. Fontenelle et Maupertuis, qui vivaient beaucoup dans le monde, y contribuèrent peut-être encore plus par leurs conversations, que par leurs ouvrages. Maupertuis, avec son imagination ardente, avec ses vues audacieuses et souvent gigantesques, entraînait les imaginations oisives, toujours avides d'impressions nouvelles. Fontenelle, par ses vues fines, par sa manière de simplifier les objets les plus compliqués, de rapprocher les plus distants, de traduire en langue vulgaire les vérités les plus éloignées des idées reçues, faisait croire à ses auditeurs comme à ses lecteurs, qu'ils entendaient et savaient ce qu'il avait fait passer ainsi rapidement, mais avec netteté devant leurs yeux.

Comme nous l'avons déja vu, la philosophie de Descartes régnait à peu près exclusivement pendant cette époque. En appliquant un nouvel instrument à des parties importantes et difficiles de la science de l'étendue, Descartes en avait fait une science, en quelque sorte, toute nouvelle. Un nouveau calcul, plus hardi dans ses vues, plus puissant dans ses effets, semblait mettre bien plus véritablement encore la géométrie à la tête des sciences. On crut voir dans des formules rigoureuses la pierre de touche de toutes les vérités.

Comment les médecins seraient-ils restés tranquilles spectateurs de l'enthousiasme général? Ils voyaient soumettre au calcul la plupart des plus grands phénomènes de la nature. Pour être susceptibles de son application, ne suffit-il pas que ses phénomènes suivent un ordre régulier; que leur apparition, leur retour, leurs changements offrent des points de vue constants, sous lesquels on puisse les considérer à loisir? Les fonctions de l'économie parurent présenter ces caractères (1). La géométrie et l'algèbre leur furent donc appliquées avec confiance. Les médecins pensèrent que la sûreté de l'instrument serait transmise aux résultats. L'Europe savante le crut; et ces résultats, publiés avec le ton de la certitude, passèrent long-temps pour des oracles.

Ainsi, Borelli, le géomètre classique de la médecine, d'après la supposition que les aliments pressés par l'action des muscles du bas-ventre, du diaphragme et des tuniques de l'estomac, y

---

(1) Sans doute les phénomènes de la vie peuvent, sous quelques points de vue, se prêter au calcul : mais ces points de vue sont en général peu importants; et leur examen le plus approfondi ne jette presque aucune lumière sur les véritables problèmes physiologiques et médicaux.

sont triturés ou moulus pendant la digestion, calcule la force que ces muscles emploient pour produire cet effet. Il trouve qu'elle égale un poids de deux cent soixante-un mille cent quatre-vingt-six livres; Wrainwright l'évalue à deux cent soixante mille; Fracassini, à cent dix-sept mille quatre-vingt-huit livres; Pitcarn, à douze mille neuf cents. Or, il est prouvé maintenant que la digestion se fait par d'autres moyens; qu'il n'y a point de trituration dans l'estomac, et que le mouvement de ce viscère est, ainsi que celui des intestins, presque insensible dans l'état ordinaire, même après le repas le plus copieux.

Suivant Borelli, la force réunie des deux ventricules et des deux oreillettes du cœur, est de cent quatre-vingt mille livres; Hales ne la porte qu'à cinquante-une; Keil la réduit à une. Cette différence énorme dans les résultats du calcul, qui devraient nécessairement être toujours les mêmes, si les données avaient quelque précision, démontre également la fausseté de tous.

Avant que les injections de Swammerdam et de Ruisch eussent rendu sensibles aux yeux les séries, sans cesse décroissantes, des vaisseaux qui charrient les différentes humeurs animales, l'hydraulique, peu perfectionnée encore elle-même, ne jouait qu'un faible rôle dans la médecine. Mais depuis cette époque, si mémorable d'ailleurs par de très-belles découvertes, les tuyaux, les soupapes, les pistons, ont hérissé la nomenclature médicale. Les lois de l'équilibre, celles des frottements et des résistances, les modifications que peuvent apporter dans l'action des forces impulsives le nombre, le diamètre ou la direction des tuyaux, sont entrées, comme données indispensables, dans l'explication des phénomènes de la vie. Presque toutes les sectes ont adopté, du moins à quelques égards, plusieurs de ces explications : et bientôt la pratique elle-même n'a plus considéré le corps humain que comme un assemblage systématique de conduits communiquant entre eux, et dans lesquels il s'agit de faire circuler librement et facilement les humeurs.

Mais en retraçant ce tableau, je suis forcé de revenir sur des objets que j'ai déja mis sous les yeux des lecteurs. Je sens encore une fois la nécessité d'abréger ces répétitions.

Faudrait-il, en effet, exposer toutes les conséquences exagérées ou ridicules que les différentes sectes des solidistes modernes ont tirées de quelques observations, justes en elles-mêmes? Est-il nécessaire de rappeler que des fonctions générales et très-essentielles ont été attribuées à certains organes qui n'en ont que de très-secondaires ou de très-bornées? et que d'importantes relations ont été établies entre des organes ou des phénomènes qui n'en ont aucune?

Cette foule d'opinions incohérentes, renversées les unes par les autres, sont presque le seul fruit qu'aient produit jusqu'à ce moment les communications prématurées que l'orgueil scientifique voulait établir entre la médecine et les autres sciences. L'examen de toutes les autres hypothèses, enfantées par le même esprit, offre toujours le même tableau.

Et combien n'a-t-on pas à déplorer des erreurs sur lesquelles les praticiens n'ouvrent le plus souvent les yeux, qu'après qu'elles ont fait périr un grand nombre de victimes! Dans les sciences dont l'application n'est pas directement relative à nos premiers besoins, ou dont les fautes peuvent être facilement réparées, les erreurs des théories choquent toujours sans doute les bons esprits; car ils voient dans un seul mauvais raisonnement le principe de beaucoup de fausses et dangereuses conséquences, qui peuvent en sortir comme d'un germe pernicieux : mais ordinairement ces erreurs ne sont pas d'une importance grave et immédiate. Le système du monde de Ptolémée prouvait, et vraisemblablement aussi prolongeait l'enfance de l'astronomie : mais il n'avait dans la pratique aucun effet dangereux; il y suffisait même aux opérations usuelles. La théorie du phlogistique de Staalh n'a tué personne, que je sache; et même les progrès de la chimie ne paraissent pas en avoir été beaucoup retardés.

En médecine, ce n'est plus la même chose. L'application des règles qu'on s'est tracées est directe; on ne peut errer impunément dans leur choix. La moindre fausse vue tire à conséquence;

et c'est de la vie des hommes qu'il s'agit. Que de morts cruelles et prématurées, que d'existences débilitées et valétudinaires ont payé les folies des théoriciens! car ces folies sont presque toujours séduisantes. L'étude d'un système est plus facile que celle de la nature: dans la pratique, il semble aplanir toutes les difficultés. L'esprit se repose sur des principes qu'il croit pouvoir mettre à la place de l'observation; et quand un assentiment un peu général en a fait une sorte de symbole pour les esprits faibles et imitateurs, si les malheurs s'entassent, si les victimes tombent en foule sous cette faux nouvelle, associée, pour la destruction, à celle de la mort, on en cherche la raison dans des circonstances frivoles; on serait presque tenté d'en accuser les lois éternelles, sans songer qu'elles ne peuvent jamais avoir tort avec nous.

§ X.

La Médecine tend aux hypothèses, par la nature même du sujet auquel elle s'applique.

Deux questions se présentent ici naturellement à l'esprit: 1° comment tant d'hommes éclairés, qui tous les jours avaient des tableaux de maladies et de traitements sous les yeux, ont-ils pu être séduits par des idées que ces tableaux semblaient devoir démentir à chaque instant? 2° et comment se fait-il que les auteurs des plus pitoyables théories aient été quelquefois de sages médecins et des praticiens heureux?

La réponse à la première question sera facile.

La nature semble avoir imprimé de faux traits de ressemblance à ses divers ouvrages; ou, pour parler plus exactement, nous pouvons voir entre eux des rapports chimériques. Souvent aussi, nous pouvons y découvrir des rapports réels, mais étrangers au but actuel de nos recherches: et plus les objets sont importants, ou s'éloignent de nos premières notions, plus aussi ces rapports, diversement infidèles, les défigurent à nos yeux.

En effet, au milieu de cette immense variété de productions et de phénomènes, notre esprit se hâte, pour les classer, de chercher entre eux des analogies qui les rapprochent. Or, il est, en quelque sorte, impossible de ne pas trouver des caractères communs, même dans les objets qui diffèrent le plus essentiellement les uns des autres: à plus forte raison, devons-nous en retrouver dans ceux qui présentent quelques traits de ressemblance véritable, mais qui cependant ne se rapprochent que par certaines faces ou de peu d'importance, ou tout-à-fait étrangères au genre de considérations pour lesquelles on veut les réunir.

Les différents corps offerts à notre observation sont régis par des lois propres, qui nous servent les distinguer et à les classer.

Ceux qui ne présentent aucune trace d'organisation, aucun signe de mouvement automatique, déterminé par leur structure, sont emportés par le mouvement général de l'univers, et soumis à la loi commune des masses, que l'on regarde comme agissant alors toute seule sur eux.

D'autres corps, également inertes en apparence, se trouvent pourtant réunis dans un ordre régulier, que l'on n'observe pas sans étonnement; mais que la science ramène maintenant au calcul, et que l'art imite et reproduit. Tels sont les cristaux, les sels, et beaucoup de substances minérales qui ne sont ordinairement comprises ni sous l'une, ni sous l'autre de ces dénominations. Dans cet état des corps, qu'on peut considérer comme un second degré d'existence, les lois particulières qui les régissent leur impriment des caractères distinctifs et constants.

Sur cette terre que nous habitons, croissent à côté de nous, comme pour subvenir à nos besoins, ces familles innombrables de végétaux, dont l'aspect fait le charme des yeux, et dont les produits divers nous fournissent des habitations, des aliments, des vêtements, des moyens prompts d'employer le feu à notre usage, et, par lui, de nous procurer une foule de jouissances nouvelles. Examinés avec soin, leurs formes et leurs propriétés les distinguent sans doute à l'infini: mais cependant certaines qualités communes, certaines manières d'être générales les unissent;

et les descriptions abrégées qui expriment ces qualités et ces manières d'être, forment le caractère de ce qu'on nomme le *règne végétal.* Troisième degré de l'existence.

Une organisation plus ou moins parfaite, une sensibilité plus ou moins exquise, distinguent les animaux entre eux : mais tous sentent, et tous sont organisés pour sentir comme il convient à leur destination. Les uns restent fixés à la place que le hasard leur assigne : ils ne sont que des plantes vivantes. Les autres ont reçu le mouvement progressif en partage : ils peuvent déployer leur activité, satisfaire leurs besoins, sur différents points de la terre ou des eaux. Ces derniers sont plus animaux en quelque sorte; car cette seule circonstance multiplie leurs appétits et les moyens de les satisfaire.

Tous ces êtres si divers se trouvent doués d'une faculté commune, qui peut seulement devenir de plus en plus délicate, à mesure qu'elle s'exerce par des organes moins grossiers, et s'étendre sans cesse, à mesure que les appétits de l'espèce ou de l'individu se portent sur plus d'objets; mais qui, cependant, établit un rapport général entre tous les êtres sensibles, et les sépare, par une ligne de démarcation bien distincte, de tous ceux qui ne sentent pas.

C'est le quatrième et dernier degré de l'existence, du moins pour nous qui ne voyons, et qui par conséquent ne pouvons nous figurer aucun système d'organisation plus compliqué, d'où pussent naître des qualités nouvelles. Aussi, sommes-nous réduits à prêter celles des êtres qui nous sont connus par l'observation, aux êtres que notre imagination peut se peindre, jetés dans d'autres mondes tels que le nôtre, ou répandus, comme une force vivifiante, dans l'immensité de l'univers.

A ces différentes classes de lois qui régissent tous les êtres dont l'homme a connaissance, il faut ajouter celles de la décomposition des corps, soit que la nature l'opère d'elle-même, soit que l'art l'imite, soit enfin qu'il invente les moyens de la produire; lois qui sans doute comprennent toutes celles que peuvent suivre dans leurs modifications variées, et dans leurs combinaisons nouvelles, les résultats, ou les êtres nouveaux obtenus par cette décomposition.

Il n'est pas sans vraisemblance que les êtres et les propriétés qui se développent dans ces derniers phénomènes, suite du mouvement éternel des corps, trouveraient leur place dans l'un des quatre degrés précédents; et l'on doit espérer de pouvoir les y rapporter quelque jour. Mais plusieurs questions importantes doivent avoir été résolues, et peut-être quelque grande découverte doit nous avoir fourni de nouveaux moyens d'analyse chimique, avant qu'on puisse ramener aux lois de la physique générale les phénomènes de la combinaison et de la décomposition des corps.

Ainsi, de la matière morte jusqu'à la matière vivante; de la masse inerte qui dort au sein de la terre, jusqu'à l'être qui sent et qui devient susceptible d'affections et de pensées, tout sans doute se lie et s'enchaîne : mais des lignes de séparation semblent tracées par la nature elle-même; et la méthode, en les fixant, a consacré des distinctions réelles, puisqu'on les observe entre le plus grand nombre des objets qu'elles séparent, et surtout entre les plus importants.

Il faut seulement observer que les lois caractéristiques de chaque classe se retrouvent, à quelques égards, dans la classe qui la précède, ou qui la suit. Ainsi, les substances cristallisables nous offrent des phénomènes qui leur sont propres, et qui sont absolument distincts de ceux des masses confuses; mais, en même temps, elles rentrent sous les lois de la physique générale, par leurs propriétés de corps étendus, pesants, etc. Les végétaux semblent, à leur tour, tenir encore par quelques phénomènes, à la classe des substances cristallisables; et par d'autres, ils se rapprochent des êtres sensibles et vivants : comme ceux-ci se rapprochant, par degrés, des plus parfaits de leur propre classe, se confondent par leurs espèces inférieures, avec quelques-unes de la classe des végétaux.

Dans celle des animaux, et surtout dans l'espèce de l'homme qui marche à leur tête, on observe des séries de faits, communs à toutes les autres.

Quelques phénomènes de l'économie animale appartiennent, du moins sous certains points de vue, à la simple mécanique; d'autres sont une conséquence directe de la structure des organes, et de leurs rapports mutuels : il en est qui résultent des lois auxquelles est soumis le cours des fluides dans un appareil quelconque de tuyaux : il en est aussi qui sont purement chimiques; d'autres enfin sont exclusivement dus à l'action de la sensibilité.

Dans le mouvement progressif, et dans tous les efforts qui le produisent, la puissance des muscles s'exerce de la même manière, et suivant les mêmes lois que celle des différents leviers, auxquels ils peuvent être assimilés à plusieurs égards; et son action s'évalue comme celle de toute force motrice quelconque, toutes les fois que les circonstances de cette action, la nature de la résistance et le poids du mobile sont bien connus. La formation des os et celle de quelques concrétions morbifiques, semblent se rapporter à la cristallisation, en prenant ce mot dans son sens le plus général et le plus étendu.

Ce n'est pas sans apparence de raison, que les observateurs les plus attentifs ont donné le nom de végétation charnue, au bourgeonnement de certaines parties animales, dépourvues de sensibilité, lesquelles semblent naître et se développer dans les corps vivants, à l'instar des plantes parasites. On a même regardé comme une espèce de végétation, la formation et l'existence même de l'animal dans le ventre de sa mère, où il vit des sucs pompés par *ses racines*, ou par les vaisseaux veineux du placenta, avant que des besoins plus étendus et plus variés aient développé ses appétits, ses goûts et ses passions. Il ne devient, disait-on, véritablement animal, que lorsqu'il éprouve des désirs distinctement perçus; lorsqu'il est en état de combiner les sensations qui dépendent de ces désirs eux-mêmes ou des moyens de les satisfaire; lorsqu'il juge, choisit et conçoit des volontés : jusque-là, toute son existence se borne à l'instinct qui lui rend nécessaire l'application des sucs nourriciers. Quoique ici l'on ait poussé trop loin, sans doute, ces analogies, il n'est pas entièrement déraisonnable de conjecturer que ce premier état des corps animés se rapproche, à beaucoup d'égards, de l'état constant des végétaux.

Enfin, certaines décompositions qui s'opèrent journellement dans l'économie animale; le dégagement ou la formation de certains fluides aériformes; la neutralisation de certaines substances, et les effervescences qui l'accompagnent; la manière dont se comportent les aliments, ou les remèdes diversement associés : tous ces phénomènes, dis-je, appartiennent réellement à la chimie; et quoique, en général, ils n'aient guère lieu que dans l'estomac, dans le canal intestinal, ou dans certaines parties qui ne reçoivent, soit naturellement, soit accidentellement, qu'une faible influence vitale, ils ont pu, non pas (du moins encore) fournir une base solide aux dogmes d'une médecine chimique, mais entrer comme éléments dans les combinaisons des praticiens.

Ces observations répondent à la première question que nous nous sommes faite. Les caractères divers, confondus dans la plupart des phénomènes de l'économie animale, suffisent pour expliquer, et peut-être ils excusent à certains égards, le règne de tant d'hypothèses, qui pouvaient toutes invoquer en leur faveur le témoignage de quelques faits (1). Car les hommes ne se sont pas égarés si souvent, et d'une manière si funeste, sans pouvoir colorer leurs erreurs de certains motifs plausibles. Ordinairement, les opinions les plus absurdes doivent leur origine à l'abus de quelques observations incontestables; et les erreurs les plus grossières sont le résultat de certaines vérités reconnues, auxquelles on donne une extension forcée, ou dont on fait une mauvaise application.

---

(1) Voilà ce qui faisait dire aux anciens, que le corps humain est un petit monde, qui présente, en quelque sorte, des échantillons, ou des modèles de tout ce qui se passe dans le grand.

Quant à la seconde question, qui consiste à rechercher comment il peut se faire que des théoriciens très-déraisonnables aient été, plus d'une fois, de sages praticiens : la réponse se tire également, et de la nature des objets que la médecine embrasse, et de la manière de procéder la plus familière à notre esprit. Peut-être aussi ce phénomène singulier tient-il à un fond d'habitudes philosophiques, que les médecins doués de quelque sens, sont, pour ainsi dire, forcés de contracter dans la pratique de leur art; habitudes qu'on observe chez des hommes d'ailleurs fort médiocres, et dont se ressentent encore utilement ceux même dont on a le plus égaré l'imagination.

Et comment serait-il possible de considérer sans cesse la nature vivante, sous tous ses points de vue; d'assister à la production de tant de phénomènes; de suivre l'existence de l'être physique et moral dans ses passages de la santé à la maladie, de la maladie à la santé, de la vie à la mort, sans avoir des idées plus justes de l'homme, de ses facultés, de leur emploi, du véritable but de son existence? En épiant tous les traits qui caractérisent ses divers états, combien d'observations qui, dans la suite, ferment tout accès aux préjugés! combien d'objets intéressants offerts à la curiosité, et dont la contemplation l'aiguise et la règle tout à la fois! Que de tableaux qui dévoilent et les hommes, et les choses, aux regards les moins pénétrans!

D'abord, toute maladie réduite aux termes d'un problème dont on cherche la solution, ou d'une énigme dont on cherche le mot, renferme sans doute en elle-même, les données de son traitement. Ces données sont dans le caractère, dans le nombre et dans l'influence réciproque de ses phénomènes. Dès-lors, pour être le plus sûr, le plus facile et le plus prompt, ce traitement doit s'y rapporter avec exactitude. Il ne faut pas croire, cependant, comme je l'ai fait voir ailleurs, qu'on ne puisse guérir que par une seule méthode (1) : vraisemblablement, il en est une, dans chaque cas particulier, meilleure que toutes les autres; le talent du vrai médecin consiste à s'en rapprocher, autant que le permet la nature des choses, et celle de notre propre intelligence : mais des méthodes différentes, ou même contraires, du moins suivant l'opinion commune, peuvent nous conduire au même but, à la guérison : et comme il est presque toujours impossible d'évaluer les dangers de celle qu'on a suivie avec succès, le médecin et le malade demeurent ordinairement persuadés qu'elle est la plus parfaite. J'ai fait voir aussi qu'il n'y a point

(1) Voyez l'écrit intitulé : *Du degré de certitude de la Médecine.*

à cette manière de sentir et de conclure, autant d'inconvénients qu'on pourrait l'imaginer.

En second lieu, quoique guidés par de mauvaises théories, quelques praticiens habiles ont eu, comme Sydenham, la sagesse de n'en faire aucune application hasardée. Ils ne sont point sortis, en s'appuyant sur elles, des faits mêmes qui les leur avaient fournies; et dans leurs traitements, ils ont évité de les regarder comme des règles sûres, pour les cas nouveaux. Par là, leurs erreurs systématiques n'avaient, pour eux, presque aucune mauvaise conséquence pratique. Ils se conduisaient à peu près comme ils auraient pu le faire, s'ils n'avaient point adopté d'hypothèse sur les principes de l'art.

En effet, entre l'empirique rationnel, qui ne sort point des raisonnements immédiats tirés de l'observation, et le théoricien qui n'appliquerait sa théorie qu'à des phénomènes identiques avec ceux sur l'analyse exacte desquels il l'a fondée, la différence serait absolument nulle. L'un et l'autre, dans des circonstances semblables, prendraient exactement le même parti; c'est-à-dire, celui que l'expérience leur a fait reconnaître comme utile : et si les traitements diffèrent alors, ce n'est pas à cause de la théorie adoptée par l'un des deux médecins et rejetée par l'autre; c'est uniquement à cause de la diversité des méthodes curatives qui ont dirigé leurs expériences. Ainsi, les erreurs du théoricien qui resterait dans ces sages limites, ne seraient des erreurs que pour les personnes qui les voudraient adopter après lui. Ces dernières, n'ayant point les mêmes tableaux dans leur mémoire, comment pourraient-elles resserrer l'application des principes dont ils sont le fondement, dans leurs justes limites? Et les sectateurs ne sont-ils pas toujours bien plus portés que les inventeurs eux-mèmes, à pousser les idées systématiques jusqu'à leurs extrêmes et plus folles conséquences? Leibnitz riait quelquefois avec ses amis intimes, des monades et de l'harmonie préétablie; Wolff était fort éloigné d'en rire. Staalh se moquait assez librement des applications indiscrètes que plusieurs de ses disciples faisaient de son système; il les admirait d'être plus staalhiens que lui : pour eux, rien ne leur était plus pénible que les plaisanteries de leur maître; leur foi n'en était point ébranlée, mais elle s'en effarouchait comme d'un scandale; et ils s'efforçaient de les cacher pieusement, comme les enfants de Noé venaient à reculons voiler sa nudité.

§ XI.

L'application d'une philosophie plus rigoureuse à la Médecine, l'a-t-elle privée de richesses véritables?

Tel est donc le point où la médecine philosophique est parvenue. Elle a renversé la plupart des théories; elle a ridiculisé les autres; et les observations, ou les faits relatifs à chaque branche de l'art, sont à peu près tout ce qui surnage, au milieu de cette espèce de naufrage universel.

Mais en réduisant la médecine à ce positif, en apparence si borné, les méthodes philosophiques n'ont-elles pas attaqué la science elle-même? N'a-t-on pas censuré par orgueil, rejeté par dédain, détruit par dégoût? Et cette grande révolution, comme la plupart de celles qui l'ont précédée, ne tient-elle pas uniquement au désir inquiet de la nouveauté, au triste besoin d'anéantir les travaux de nos prédécesseurs, à cette activité tumultueuse qui porte sans cesse quelques hommes à tout recommencer sur de nouveaux plans?

Ce serait d'abord une idée bien singulière que de regarder la révision de la science comme une attaque dirigée contre elle, et le rejet des hypothèses comme un renversement de tout principe. Les vues générales doivent être déduites des faits: si elles en découlent véritablement, nous les y retrouverons aussi bien que ceux qui les en ont tirées: et nous serons d'autant plus sûrs de leur justesse, qu'aucun intérêt particulier ne nous attache d'avance à l'une plutôt qu'à l'autre; que nous sommes disposés à recevoir celles qui peuvent se présenter, et que nous ne connaissons pas encore, avec le même empressement que celles qui nous ont été transmises par les anciens. Aujourd'hui, ce n'est plus à défendre telle opinion, que les savants mettent leur gloire ; c'est à faire preuve d'un bon esprit, en cherchant sincèrement la vérité, en reconnaissant leurs propres erreurs. Être arrivés à ce point, c'est avoir fait un grand pas.

Occupés à multiplier les connaissances réelles, et surtout à les constater, les vrais philosophes sont toujours, d'avance, parfaitement indifférents sur les résultats de leurs recherches. Que ces résultats soient, ou ne soient point conformes à quelque opinion reçue, qu'importe ? La seule question pour eux est de s'assurer qu'ils sont exacts. Cette disposition d'esprit est encore fortifiée par le caractère des méthodes actuelles qui, loin d'aiguiser la vanité, lui laissent chaque jour moins de prise, en ramenant de plus en plus à des procédés, pour ainsi dire, mécaniques, la plupart des travaux dont la société retire le plus de gloire et de fruit.

Descartes, en proposant la réforme des idées, exigeait pour préliminaire indispensable, de considérer toutes celles qu'on pouvait avoir déja, comme non avenues. Il voulait qu'un nouvel examen en fît reconnaître la solidité ; il voulait même qu'on fût d'autant plus difficile dans cet examen, que l'habitude de croire équivaut presque toujours pour nous à la démonstration. Les esprits faibles furent, de son temps, fort effrayés de ce plan de réforme : ils crurent qu'il ne s'agissait de rien moins que d'ébranler la base des certitudes humaines. Quelles vaines alarmes! Comme si la discussion pouvait être redoutable pour autre chose que pour l'erreur! comme si la vérité ne sortait pas toujours de cette lutte, plus pure et plus brillante! Ce sont les examens incomplets eux seuls qui troublent les idées, qui font sans cesse flotter l'esprit entre le dogmatisme et le septicisme. La bonne analyse nous détourne, il est vrai, de plusieurs recherches inutiles; à sa lumière, nous n'avons pas de peine à reconnaître quels sont les objets qu'il nous est à jamais interdit d'éclaircir : mais elle donne plus d'évidence à toutes les vérités; elle nous y attache avec plus de force; et c'est elle seule encore qui nous indique les moyens de faire et de vérifier toutes les découvertes qui nous sont réservées dans l'avenir.

Il en est de la médecine comme des autres objets de nos études. En y répétant l'examen des faits et des opinions, non-seulement nous ne risquons de perdre aucune des vérités découvertes, mais nous devons, par cela même, en découvrir nécessairement beaucoup d'autres, qui sont renfermées dans les observations, et que nous n'y soupçonnons peut-être même pas. Les richesses réelles des sciences sont dans les vérités constantes et reconnues, et non dans l'appareil des systèmes; elles se mesurent sur l'exactitude, et non sur le nombre, ou sur l'apparente grandeur des idées. Lors même que les méthodes d'examen sont parfaitement sûres, on ne peut en réitérer trop de fois l'application aux mêmes objets. C'est ainsi que les connaissances s'épurent de plus en plus : et rien sans doute ne serait plus avantageux que de faire, de temps en temps, une sévère révision de celles même qui ne laissent aucun motif d'incertitude dans les esprits.

§ XII.

Que reste-t-il à faire pour la réforme de la Médecine ?

Mais comment doit se faire en médecine, cette révision de nos connaissances ? ou plutôt (car elle est supposée faite au moment où toutes les hypothèses se trouvent écartées sans retour), comment réorganiser cette masse d'observations et d'expériences dont elles ont été successivement le centre de réunion, ou le point d'appui, et qui restent maintenant éparses et sans lien commun ?

Toutes les sciences d'observation se composent de faits ; chacune d'elles existe dans l'ensemble de ceux qui lui sont propres. L'industrie humaine les observe, les constate, et quelquefois les produit artificiellement : le raisonnement les enchaîne, tantôt suivant l'ordre dans lequel ils se sont manifestés, tantôt suivant celui qui paraît devoir en mieux faire connaître les rapports. Il les classe, les rapproche, ou les met en opposition : il fixe les rapports généraux ou particuliers, à raison de leur importance directe, ou de celle des résultats que ces rapports entraînent, et des vues ultérieures qu'ils indiquent.

Telle est la marche de l'esprit quand nous suivons une bonne route; et telle est la route qu'il faut s'efforcer de suivre toujours. La partie théorique d'une science doit donc être le simple énoncé de l'enchaînement, de la classification et des rapports de tous les faits dont cette science se compose; elle en doit être, pour ainsi dire, l'expression sommaire. Si la théorie ne se renferme pas sévèrement dans ces limites étroites, ce ne sont plus des tableaux méthodiques d'objets réels qu'elle présente : ce sont des ensembles de résultats étrangers aux faits; ce sont de vains fantômes qu'elle produit.

Quand on jette les yeux sur la masse entière des faits de médecine que les siècles ont recueillis, l'esprit se trouve comme perdu dans leur nombre et dans leur diversité. Que faire alors? Ce que fait un homme qu'on place à côté d'un amas d'objets confondus, et qu'on charge de les distinguer et de les classer, en indiquant dans l'ordre même de leur distribution, les rapports qui peuvent être observés entre eux.

D'abord, cet homme s'arrête sur les grandes différences, sur celles qui sont le plus incontestables, et en même temps le plus faciles à saisir: il en tire ses premiers moyens de division. Il revient ensuite sur chacune de ces classes générales. En considérant avec plus d'attention les objets qu'elles renferment, il y reconnaît des différences moins frappantes, mais cependant sensibles, qui lui servent à tracer des divisions secondaires. Ainsi, de proche en proche, il va classant, divisant et subdivisant, jusqu'à ce que tous les objets aient trouvé la place qui leur convient le mieux.

Car il faut observer que cette place peut être fort différente, suivant la nature du but qu'on se propose dans la classification. Les objets ne sont pas considérés sous le même point de vue, dans toutes les sciences : dans chacune, ils peuvent donc avoir, ils ont même effectivement entre eux, des rapports spécifiques et particuliers; et par conséquent, quoique la méthode générale des classifications soit toujours la même, chaque classification peut et doit offrir des différences dans l'ordre et dans l'enchaînement des objets.

Rendre compte de cet ordre et de cet enchaînement; en exposer, en développer les motifs; montrer tous les rapports des objets ou des faits rangés dans le tableau; tirer de ces rapports toutes les conséquences qui peuvent s'en déduire immédiatement : voilà ce que les meilleurs esprits ont fait dans quelques parties des connaissances humaines, et voilà ce qu'il reste à faire en médecine. Ainsi la science, ou du moins les ouvrages destinés à en présenter le tableau le plus fidèle, se réduiraient, d'une part, à des recueils complets et bien ordonnés d'observations; de l'autre, à de courts exposés théoriques, où l'on rendrait compte, 1° de l'esprit dans lequel ces recueils sont et doivent être formés; 2° des résultats les plus directs qui peuvent être tirés de ces différentes observations.

Pringle disait que la médecine était, depuis les Grecs jusqu'à nous, une science où, sur peu de faits, l'on faisait beaucoup de raisonnements; et qu'il fallait, au contraire, à l'avenir, y faire peu de raisonnements sur beaucoup de faits. Dans cette manière d'élémenter l'art de guérir, la seule dont il soit encore susceptible, le vœu de cet empirique respectable serait rempli. Il ne faut plus de vues hypothétiques, plus de vains systèmes: les idées théoriques qui ne sont pas la conséquence évidente et incontestable des observations et des expériences, pourraient-elles se soutenir à côté du tableau raisonné de ces expériences et de ces observations? Ne serait-ce pas aussi le moyen dc ramener la paix, et de l'établir solidement, entre les deux sectes qui divisent la médecine depuis sa naissance; entre les dogmatiques et les empiriques? Les esprits les plus sages de l'un et l'autre parti ne trouveraient-ils pas dans ces tableaux tout ce qu'ils s'accordent à désirer dans un bon système, et rien de ce qu'ils se reprochent mutuellement?

Et qu'on ne dise pas que ce serait couper les ailes au génie, et le réduire à l'emploi servile de copiste, ou de faiseur de tables arides. J'ignore d'abord si, dans les sciences qui demandent avant tout de l'attention et de l'exactitude, il est si nécessaire de donner ce qu'on appelle *des ailes au génie;* ou si, comme le dit un homme (1) qu'on accuserait difficilement d'avoir été timide, il ne vaudrait pas mieux lui attacher du plomb aux pieds.

D'ailleurs, qu'on se rassure, le génie et le zèle auront encore de quoi s'exercer dans cette grande réforme; ou plutôt, la carrière qui s'ouvre devant eux est entièrement neuve, et, pour ainsi dire, illimitée; et l'on ne pourrait presque plus dès lors, y faire de faux pas réellement dangereux. Vingt-cinq ou trente années suffiraient aujourd'hui pour vérifier toutes les observations (sauf peut-être celles qui se rapportent aux constitutions épidémiques): le même espace de temps suffirait encore pour répéter toutes les expériences et pour en constater les résultats.

Ce premier travail terminé, il ne s'agirait plus que de perfectionner les méthodes pratiques. Elles auraient déja reçu d'importantes améliorations, et de ces observations, et de ces expériences elles-mêmes. A l'aide du temps, l'esprit philosophique leur donnerait toute la sûreté dont elles sont susceptibles. Tous les problèmes seraient enfin résolus; et la médecine se trouve-

(1) Bacon.

rait au niveau des autres sciences par sa certitude, comme elle est peut-être au-dessus par les objets de ses études, et par la haute importance des différents buts qu'elle doit se proposer.

§ XIII.

Exposition plus circonstanciée des procédés de l'analyse philosophique, appliquée à la Médecine.

Mais la manière d'appliquer l'analyse philosophique aux objets si nombreux et si variés que la médecine embrasse, n'est point suffisamment expliquée par cette indication générale : il est nécessaire d'entrer encore dans quelques détails.

A quelque objet qu'elle soit appliquée, l'analyse est au fond toujours la même. Cependant, comme on peut considérer les objets sous différents points de vue, et par conséquent y chercher des rapports de différents genres, les procédés par lesquels on reconnaît ces rapports, offrent certaines différences, relatives à la nature des recherches, au but qu'on s'y propose, et au caractère des idées qu'elles font naître dans l'esprit. Ainsi, par exemple, on peut envisager un corps sous le simple point de vue de sa grandeur, de sa forme, des relations de ses parties entre elles, de sa situation à l'égard d'un ou de plusieurs autres corps, des ressemblances, ou des différences que la nature a mises entre eux. Que fait alors l'analyse? Elle *décrit* exactement ce corps; elle lui assigne la place qu'il occupe, relativement à ceux que l'on considère conjointement avec lui. C'est donc ce qu'on peut appeler *analyse de description.*

Si les recherches ne se bornent pas à ces qualités extérieures, à ces rapports de situation; si l'on veut connaître les éléments dont un corps est composé, c'est-à-dire, les parties de matière dont l'intime combinaison le constitue; et si l'on sépare ces diverses parties, pour examiner la nature de chacune d'elles, ou du moins les caractères par lesquels elles se manifestent à nous, le résultat de l'analyse n'est plus une simple description de ce corps. Pour l'étudier sous ce point de vue, il faut le décomposer: et si l'on parvient à le recomposer, en combinant de nouveau ses parties constitutives, qu'on avait d'abord isolées, l'analyse est parfaite. C'est par celle-là, que les chimistes modernes ont opéré tant de merveilles; c'est elle qui garantit l'exactitude et la gloire de leurs travaux. On peut l'appeler *analyse de décomposition et de recomposition.*

Mais les objets de nos recherches ne s'offrent pas toujours simultanément à nos regards. Souvent, ce ne sont point des corps susceptibles d'être fixés sous nos yeux; ce sont des phénomènes qui se succèdent, et qui peuvent, tantôt être indépendants les uns des autres, tantôt s'enchaîner dans un ordre que l'observation nous fait saisir.

Quelquefois même, lorsqu'il s'agit de l'étude de certains corps, c'est par les changements qu'ils subissent sous l'œil de l'observateur qu'on les étudie; c'est le tableau raisonné des changements antérieurs qu'ils peuvent avoir subis, qu'on a pour but de tracer. Dans l'étude de ces phénomènes, on veut découvrir s'ils ont des relations entre eux, ou vérifier s'ils n'en ont réellement pas. Dans le tableau de ces changements, on cherche à reconnaître toutes les propriétés dont les corps ont été doués par la nature; et lorsqu'on a véritablement réuni les observations et les expériences nécessaires pour compléter l'un ou l'autre genre de travail, il en résulte des histoires raisonnées, où la succession des faits relatifs à tels ou tels objets de nos recherches, se développe dans l'ordre naturel. C'est ce que nous appellerons *analyse historique*.

Enfin, nous pouvons considérer, non les objets eux-mêmes, mais les idées que nous nous en sommes faites. Ces idées peuvent se comporter dans notre cerveau, comme des sensations immédiates; c'est-à-dire que nous pouvons, après les avoir perçues distinctement, les comparer, déterminer leurs rapports, reconnaître quelles sont les idées nouvelles que chacune de celles-là renferme, et déduire ainsi de longues séries de vérités qui naissent les unes des autres.

Ici, dis-je, ce ne sont plus les objets directs et matériels de nos sensations, qui deviennent le sujet de nos recherches : nous opérons sur des produits de notre entendement, ou plutôt sur leurs signes, seul moyen par lequel nous puissions nous les représenter, et les soumettre à l'examen. Quand les signes sont bien faits, quand ils expriment nettement et ciconscrivent avec précision les idées, on peut toujours s'assurer si chacune d'elles en renferme véritablement une ou plusieurs autres; on suit, sans peine, l'ordre de leur enchaînement; on marche de conséquence en conséquence, avec une entière certitude; et l'on peut à chaque instant, rendre sensible la démonstration de tous les résultats. Cet ensemble d'opérations de notre intelligence, peut s'appeler *analyse de déduction*.

Nons avons dit que la méthode philosophique est toujours la même au fond, dans ces applications différentes; il serait facile de s'en convaincre par un examen plus attentif et plus détaillé.

Condillac, pour donner une idée nette de ce qu'il entend par *analyse*, suppose un homme arrivé de nuit dans une maison de campagne, dont il ne connaît point les environs. Le lendemain, les fenêtres de l'appartement occupé par cet homme s'ouvrent tout à coup : il découvre une belle campagne, dont l'aspect lui présente beaucoup de points de vue variés. Aussitôt les fenêtres se referment; et le voilà replongé dans l'obscurité la plus profonde. Il a saisi, d'un coup d'œil rapide, toute cette campagne si riche et si brillante : en a-t-il un tableau fidèle dans l'esprit? Non sans doute. Mais si la fenêtre s'ouvre une seconde fois, et qu'elle reste ouverte pendant un certain temps, alors notre contemplateur recommence l'examen de ce paysage. Après avoir reçu la première impression de l'ensemble, son œil distingue les parties; il les examine séparément, il les compare, il cherche à fixer leurs rapports; et les réunissant ensuite de nouveau, dans un regard qui les embrasse toutes à la fois, il recompose ce tableau total, dont il n'aurait eu, sans doute, que l'idée la plus vague, s'il ne l'avait pas soumis d'abord à cette espèce de dissection. Qui ne voit que, dans ces opérations successives, dont le but et le résultat sont de fournir l'exacte description du paysage, il y a *décomposition et recomposition* de l'objet; que dans les jugements portés sur le rapport des diverses parties, il y a déductions d'idées, et conséquences tirées de ces déductions; qu'enfin, si l'examen du paysage dure assez long-temps, pour que chacune de ses parties soit éclairée de plusieurs manières différentes par le soleil, on observe une suite de changements, ou de phénomènes relatifs à leur état extérieur, et dont l'exposition semble appartenir à *l'analyse historique*?

De leur côté, l'analyse historique et celle de déduction n'offrent-elles pas, dans les opérations dont chacune d'elles se compose, des circonstances parfaitement analogues, ou même semblables à celles qui sont plus particulièrement propres à toutes les autres espèces d'analyse ? Car, non-seulement dans celle de déduction se trouvent des descriptions d'objets, des décompositions et recompositions d'idées ; mais elle opère souvent sur des résultats qui ne peuvent être fournis que par l'*analyse historique :* et non-seulement aussi cette dernière présente des descriptions et des déductions ; mais elle décompose et recompose encore sans cesse les objets, ou les phénomènes et les changements, qu'elle a pour but d'enchaîner dans leur ordre naturel, ou de retracer dans ses fidèles tableaux.

Dans un autre endroit de ses ouvrages, Condillac représente un peu différemment les procédés de l'analyse. Un homme veut étudier la structure d'une machine, celle, par exemple, d'une montre. Que doit-il faire pour cela ? Le plus sûr, comme le plus simple de tous les moyens, n'est-il pas de la démonter pièce à pièce ; de bien observer la forme et les autres propriétés sensibles de chaque rouage, de chaque partie ; de remettre ensuite ces différentes pièces à leur place naturelle, après avoir suffisamment reconnu leurs points de réunion ou de contact, et déterminé leurs rapports mutuels ? Quand on a fait toutes ces opérations, avec assez de soin, pour avoir dans l'esprit l'image nette de chaque partie, et de l'ensemble de la machine, on en connaît véritablement la structure; et l'on peut en apprécier et même en prédire les mouvements.

Le lecteur verra sans peine, que c'est ici véritablement l'analyse des chimistes, celle *de décomposition et de recomposition*. Il ne s'agit, il est vrai, que de rouages, ou de pièces mécaniques, et non d'éléments intimes, de parties intégrantes et constitutives : mais qui ne sent que les éléments d'une machine, ou les parties qui la constituent, sont les pièces dont la structure et la réunion la rendent capable de produire une certaine suite de mouvements? comme les vrais rouages d'un corps chimiquement considéré, c'est-à-dire, les causes qui déterminent ses propriétés spécifiques, et qui produisent les divers phénomènes qu'il peut offrir quand il est mis en contact avec d'autres corps, sont les éléments qui entrent dans sa composition, ses parties constitutives, ou les corps simples que son analyse nous y fait découvrir.

Enfin, dans plusieurs de ses écrits, et notamment dans la langue des calculs, Condillac établit que l'*analyse* n'est qu'une suite de traductions des idées ou des propositions sur lesquelles roulent nos recherches; que ces traductions nous font marcher d'*identités* en *identités*; qu'ainsi lorsque nous faisons une découverte, nous la tirons nécessairement de celles que nous avons déja faites; que ce que nous ignorons est renfermé dans ce que nous savons : et comme, suivant la manière de voir de Condillac, l'identité parfaite des propositions ou des idées se conserve dans chaque traduction, et reste la même à la dernière qu'à la première, cet esprit si conséquent est conduit à poser en principe, que l'*inconnu* et le *connu* sont une seule et même chose; résultat fort extraordinaire sans doute, mais que cependant ne peuvent rejeter ceux qui admettent l'*identité* (1) complète dans les transformations analytiques, ou dans les traductions successives des propositions.

Cette dernière analyse est celle que nous avons appelée de *déduction*. Sa méthode doit se retrouver et se manifester dans toute langue en général. Les langues ne sont bien faites, que lorsqu'elle préside à leur formation; elles ne sont d'un usage sûr dans la recherche des vérités, que lorsqu'elle dirige incessamment leur emploi. A proprement parler, l'analyse algébrique n'en est qu'une application particulière : mais les signes et la syntaxe de cette langue sont d'autant plus parfaits, et les opérations qu'on exécute par son moyen sont d'autant plus sûres, qu'elle n'envisage les objets que sous un seul point de vue très-simple, qu'elle ne considère qu'un seul genre de rapports, dont les éléments sont toujours invariablement déterminés. D'après la manière dont Condillac s'exprime à ce sujet, dans

(1) Ce qui n'est pas exact.

la langue des calculs, on peut penser qu'il avait fini par réduire tout l'artifice du raisonnement en général, à l'*analyse de déduction;* c'est-à-dire, à cette forme particulière de raisonnement, que les anciens logiciens appelaient *sorite.* Si c'était ici le lieu d'entrer dans l'examen de ses motifs, il ne serait peut-être pas difficile de prouver que son opinion est loin d'être dépourvue de fondement.

§ XIV.

Application des quatre espèces d'analyse aux différents objets des travaux de la Médecine.

Lorsqu'on cherche à déterminer, ou lorsqu'on retrace les formes d'un végétal, celles de sa tige, de ses feuilles, de ses fleurs, de ses semences, de ses racines; la grandeur et la situation respectives de ses parties, la couleur de chacune d'elles; en un mot, toutes les circonstances extérieures qui le caractérisent, on fait une *analyse de description.* Plusieurs de ces analyses, jointes ensemble, et la comparaison des différents végétaux dont elles fixent les caractères, nous font toujours découvrir entre eux des rapports en vertu desquels on peut les ranger et les classer dans un ordre plutôt que dans un autre. De là résulte un tableau méthodique, où tous les individus qui s'y trouvent rappelés reçoivent, en quelque sorte, une existence commune, et se gravent ensemble dans la mémoire, en se servant mutuellement de point d'appui. Mais quel que soit leur nombre, ce tableau n'est encore lui-même que le produit d'une *analyse de description*.

Il ne faut pas négliger d'observer que, pour être complète, la description botanique d'un végétal doit tenir compte des divers changements qu'il éprouve, ou des divers phénomènes qu'il présente aux différentes époques de sa vie, et que par conséquent l'analyse historique entre dans cette description; comme l'analyse de description entre à son tour, dans les procédés de l'analyse historique, lorsqu'il s'agit de noter les faits d'où se déduisent les propriétés d'une plante, et dans ceux de l'analyse chimique, lorsqu'il s'agit de reconnaître les éléments qui le composent. Je me sers ici du mot *analyse chimique*; mais c'est dans un sens incomplet : car il en est des végétaux comme des animaux; on les décompose, on ne les recompose pas. On ne recompose même pas leurs parties les moins importantes : ce qui prouve qu'il entre dans leur formation quelque élément inconnu, ou qu'elle dépend de certains procédés de la nature, que l'observation n'a pu saisir, et que surtout l'art ne saurait imiter.

Un tableau qui nous représente la forme, la couleur, la situation d'un organe, ses rapports de voisinage ou d'éloignement, de ressemblance ou de différence avec d'autres parties; ce tableau, dis-je, est le produit d'une *analyse de description.* Vous indiquez la place d'un muscle; vous déterminez son volume et l'étendue de l'espace qu'il occupe, la direction de ses faisceaux, les attaches de ses extrémités tendineuses : vous dépeignez la structure du cœur, et vous suivez dans leurs cours les vaisseaux dont il est le centre : vous montrez le cerveau, la moelle allongée, la moelle épinière; et de là, comme d'un réservoir commun, vous faites partir tous les nerfs dont vous marquez le trajet, jusqu'aux parties où leurs innombrables ramifications vont porter la vie et le sentiment; c'est encore une simple description que vous faites : vous ressemblez aussi au géographe, qui se contente de peindre les lieux, sans retracer tous les changements physiques qu'ils peuvent avoir éprouvés dans le cours des âges, sans rappeler les évènements politiques dont le pays peut avoir été le théâtre, et les révolutions successives qui peuvent avoir agité ses habitants.

Mais si vous entrez dans l'exposé des fonctions de ce même organe; si vous cherchez à déterminer les mouvements que ce même muscle exécute, ou ceux auxquels il contribue : c'est alors une analyse historique que vous faites, ou que vous retracez; c'est de ses résultats que doit être formé votre nouveau tableau : comme si vous cherchez à reconnaître quels sont les corps simples et déja connus, qui entrent dans la composition de la partie soumise à vos recherches, vous ne pouvez parvenir à ce but, que par l'analyse chimique; et la conclusion à laquelle vous êtes conduit ne peut être juste, qu'autant qu'elle sera la conséquence immédiate et nécessaire des faits constatés et représentés par l'analyse, et que les produits de ses opérations y seront exprimés sommairement.

Une bonne analyse historique doit parcourir avec attention, avec scrupule, la chaîne entière des changements que subit, ou des phénomènes que présente le corps, ou l'objet de l'examen : elle les expose dans leur ordre de succession; elle les peint avec tous les caractères qui les distinguent; elle cherche à démêler le genre ou le degré d'influence qu'ils exercent les uns sur les autres; elle s'efforce de déterminer quel est celui d'entre eux, auquel ils se rapportent tous, et qu'on peut regarder, ou comme leur source, ou comme leur lien commun.

Pour faire un tableau fidèle des fonctions de l'estomac, il faut avoir observé d'abord, qu'il reçoit les aliments dans sa cavité; que ces aliments y changent de nature; c'est-à-dire, que lorsqu'ils en sortent au bout d'un temps convenable, ils manifestent de nouveaux caractères, de nouvelles propriétés : ces changements portent le nom de digestion stomachique. Cette digestion est donc la fonction propre de l'estomac : et si nous avons reconnu les conditions nécessaires à son exécution, les circonstances qui la troublent ou la favorisent, l'agent ou les agents que la nature paraît en avoir particulièrement chargés, nous aurons une idée d'autant plus exacte des fonctions de cet organe, que l'observation en aura saisi plus fidèlement tous les phénomènes principaux.

Mais quelque obscurité que présente l'étude de cette suite de mouvements dont la vie des êtres animés se compose, celle des changements que détermine dans eux la maladie, n'est pas moins obscure, difficile, hasardeuse : et comme les erreurs dans lesquelles on peut tomber relativement à leur cause, c'est-à-dire, au phénomène principal dont dépendent tous les autres, ou qui les modifie par son influence; comme, dis-je, ces erreurs ne demeurent presque jamais renfermées dans la théorie, mais qu'en fournissant de fausses vues pour les traitements, elles portent dans la pratique les désordres les plus dangereux : elles sont bien plus graves, sans doute, que celles qui se rapportent aux fonctions organiques; ces dernières se bornant, pour l'ordinaire, à donner de ridicules explications, ou du moins, les indications qu'on s'est permis d'en tirer trop de fois, étant en général plus faciles à vérifier.

L'analyse historique d'une maladie doit être faite avec la plus grande exactitude : on ne saurait s'y dépouiller avec trop de soin, de toute prévention, de toute vue conjecturale, de toute idée étrangère aux faits eux-mêmes qu'on a sous les yeux. Il faut voir ce qui est, et non ce qu'on imagine. En reproduisant ce tableau, il faut peindre ce qu'on a vu, sans mêler dans le corps même du récit aucune des conséquences ou des présomptions qu'on a cru pouvoir en déduire : et plus le récit sera simple et fidèle, plus l'ordre, l'intensité, la durée et les autres caractères des phénomènes y seront retracés avec attention ; plus aussi l'analyse sera parfaite, plus seront solides et purs les résultats ou les inductions qu'elle pourra fournir, soit directement et par elle-même, soit indirectement et dans sa comparaison avec d'autres analyses tracées sur le même modèle.

Telles sont, en effet, ces admirables histoires de maladies individuelles que nous a laissées Hippocrate, et que les anciens appelaient, avec raison, la *plus chaste contemplation de la nature*. Aussi, de ces tableaux particuliers si vrais, et dont toutes les circonstances se rétracent si nettement aux yeux du lecteur, le génie d'Hippocrate n'a pas eu de peine à tirer ces généralités si vastes et si belles sur l'influence des saisons, sur les variations de l'atmosphère, sur leurs effets, sur les différentes constitutions épidémiques, enfin sur certaines lois qui règlent le cours des maladies particulières, toutes rangées sous des genres, ou sous des espèces ; comme nous observons certains caractères extérieurs, ou certaines suites de phénomènes constants, dans les différentes espèces d'animaux et de végétaux. Telles sont encore quelques histoires de maladies, tracées par les modernes avec moins de perfection, selon moi, quant à leur exactitude, et surtout quant à cette manière de saisir, dans la nature, les traits tout à la fois les plus caractéristiques et les plus fins; mais dont la lecture est cependant plus instructive, sous quelques rapports, à cause des savants détails de traitements qu'elles contiennent. Reconnaissons, au reste (et personne ne peut le contester), que celles de ces histoires, où les élèves puisent la plus solide instruction, sont celles-là même dont les auteurs se sont le plus rapprochés de la méthode d'Hippocrate, dans l'exacte et fidèle peinture des phénomènes observés : et pour peu qu'on joigne à l'habitude de voir des malades, celle de lire avec réflexion, on reconnaît bientôt que les tableaux de la nature ne sont pas toujours, à beaucoup près, tels que l'imagination les arrange; qu'il faut se défier de ceux dont l'ordonnance paraît d'abord si régulière, et que ceux dont l'exactitude et la fidélité peuvent le moins être révoquées en doute, offrent tous certaines lacunes dans l'enchaînement des objets ou des phénomènes; qu'enfin, peut-être n'en est-il aucun dont l'harmonie, suivant la manière de voir propre à l'esprit humain, ne soit troublée par quelque irrégularité.

L'analyse chimique peut s'appliquer à tous les corps de la nature. Quels que soient leurs caractères et leurs propriétés, sous quelque point de vue qu'on les considère d'ailleurs, on peut vouloir connaître les éléments dont la combinaison plus ou moins intime les a formés. Quand cette analyse, après avoir décomposé un corps, peut le recomposer de toutes pièces, en réunissant ses produits, et les plaçant dans des circonstances favorables à sa recomposition, nous pouvons affirmer que l'analyse est complète : nous savons quels sont les corps non décomposés jusqu'à ce jour, dont lui-même est une combinaison. La vive lumière que ce puissant instrument, manié d'une manière si sûre et si délicate par les chimistes français, a déja jetée sur les opérations de la nature, et celle plus brillante encore, que tout semble promettre dans un avenir peu éloigné, seront plus redoutables pour les charlatans, que toutes les discussions des penseurs, et toutes les plaisanteries des observateurs malins.

Mais l'analyse chimique n'arrive pas toujours jusqu'à ce dernier degré de démonstration. Souvent après avoir opéré la décomposition d'un corps, quelque soin qu'elle prenne d'en recueillir et d'en observer tous les produits, elle fait de vains efforts pour le recomposer : ce qui n'a pas lieu seulement quand elle opère sur des êtres organiques et sur des substances animales ou végétales; mais ce qu'on observe également quand elle opère sur des corps ou sur des matières auxquelles la vie n'a pas imprimé ses caractères particuliers. Dans ces diverses circonstances moins favorables, les conclusions de l'analyse n'ont pour appui que des probabilités plus ou moins fortes; et quoique, dans plusieurs cas, ces probabilités puissent équivaloir, pour ainsi dire, à la certitude, il faut, dans la plupart des autres, que le temps et des expériences multipliées aient confirmé la solidité des inductions. Ceci est vrai, surtout lorsque ces inductions s'appliquent aux phénomènes de la vie dans tous ses degrès, et qu'elles suggèrent l'emploi de certains moyens pour agir sur les corps ou sur les organes vivants.

L'analyse de décomposition et de recomposition est souvent dirigée par l'analyse de description, ou du moins elle lui emprunte souvent ses matériaux. Elle peut être éclairée et mise sur la voie de nouvelles découvertes, par l'analyse historique; mais, à son tour, elle est souvent un guide indispensable pour cette dernière. Elle offre enfin à l'analyse de déduction, des points de départ mieux déterminés, et des objets de raisonnement qu'il est plus facile de représenter par des signes clairs, simples et précis.

L'analyse de déduction peut emprunter les objets sur lesquels elle opère, de chacune des autres espèces d'analyse : elle-même, de son côté, se mêle à leurs diverses opérations. Comme elle s'exerce sur les idées, ou plutôt sur les signes qui les représentent, toutes les fois que ces signes sont bien faits, et qu'elle ne tire que des conséquences théoriques, elle marche avec une entière certitude; et cela doit être nécessairement : car les signes des idées ne représentent que celles qu'on y a mises; et quand ils sont exacts et réguliers, ils les retracent clairement, et les circonscrivent avec précision.

Cette analyse a pour but de découvrir si une idée est renfermée dans une autre, et d'arriver, par une suite de transformations ou de raisonnements, jusqu'à des conclusions, dont la première idée ou sa première forme ne permettait pas de vérifier la certitude, ou que même elle ne laissait pas soupçonner. Les idéologistes comparent, avec raison, cette suite d'évolutions des idées, au jeu des petites boîtes renfermées les unes dans les autres, et le premier anneau des raisonnements, à la boîte principale qui les renferme toutes. Ouvrez celle-là, vous en tirez la seconde; de la seconde, la troisième, et ainsi de suite, jusqu'à ce que la petitesse des dernières ne permette plus de les bien saisir. Condillac s'était déja servi de la même comparaison; ce qui prouve qu'en regardant l'analyse comme une seule et même méthode, il se la peignait sous diverses images, suivant les objets auxquels elle s'applique, ou suivant les points de vue par lesquels on se propose de les considérer.

Nous venons de dire que l'analyse de déduction, quand son langage est exact et régulier, et qu'elle ne sort point de la théorie, peut marcher par des routes parfaitement sûres, et donner une certitude entière à ses conclusions. Au reste, cette certitude n'est relative qu'à l'acception convenue de l'idée première qui sert de point de départ, ou des signes qui la représentent, et qui forment le premier anneau des raisonnements : car si le sujet de cette idée s'y trouve incomplètement ou vaguement représenté, la suite des raisonnements peut être parfaite, et les conclusions très-illusoires par rapport à lui. Voilà pourquoi les analyses de déduction qui s'exercent sur des quantités ou sur des grandeurs toujours susceptibles d'être réduites en quantités, sont absolument exemptes d'erreurs. Les signes qu'elles emploient ont une précision telle, que toute confusion de termes y devient impossible. Les idées que ces signes représentent se rapportent à des objets simples, qui n'offrent qu'un seul point de vue; et par conséquent, il faut s'en faire un tableau juste, ou ne s'en point faire du tout. Enfin, les objets de ces idées sont uniquement l'ouvrage de l'esprit; et ils se confondent avec les idées, et avec les signes qui les retracent et qui fixent leurs rapports. Quand on peut circonscrire avec la même exactitude les autres objets de nos recherches, et donner au langage employé dans cette étude, ou dans l'exposition des idées qu'elle a fournies, le même degré de précision et de clarté, la certitude des conclusions est la même que dans les analyses qui portent sur les propriétés des nombres, ou des grandeurs.

Mais par la nature même de notre intelligence, par celle de nos besoins et des rapports que notre manière de sentir établit entre nous et les choses extérieures, cette entière certitude ne peut exister pour nous, dans quelque genre que ce soit, que relativement aux vues de pure théorie. Du moment qu'on entre dans les applications pratiques, on ne se dirige plus que d'aprés certaines conjectures, fondées sur des motifs plus ou moins solides; on ne fait que des calculs de probabilités.

Les calculs de probabilités sont en général, de deux espèces différentes. Tantôt la vérité flotte entre deux limites connues; elle peut être placée à tous les points de l'intervalle qui sépare ces limites : mais elle s'y trouve nécessairement renfermée; et l'on peut souvent se rapprocher encore d'elle, par certaines méthodes qui resserrent de plus en plus le champ de l'incertitude, quoique, d'ailleurs, il soit alors impossible d'arriver à des résultats entièrement précis. Tantôt le calcul rassemble en faveur d'une opinion, ou d'une conclusion, des motifs plus ou moins nombreux, plus ou moins graves; et l'on est plus ou moins fondé, d'après leur évaluation rigoureuse, à croire que cette conclusion, ou cette opinion est la vérité.

Lorsqu'Archimède, voulant déterminer le rapport du diamètre du cercle à sa circonférence, donna la raison de sept à vingt-deux, il savait bien lui-même que cette raison n'était qu'approchée. Métius, en donnant celle de cent treize à trois cent cinquante-cinq, a diminué considérablement encore l'intervalle dans lequel la proportion flottait incertaine. Enfin, Wolff et Rudolphe de Ceulen se sont rapprochés encore du terme rigoureux, et d'autres pourront s'en rapprocher davantage, sans que personne l'atteigne jamais. Voilà un exemple de la première espèce de calcul.

En voici un de la seconde. Nous n'avons point de certitude de démonstration que le soleil se lèvera demain, et que la nuit prochaine sera comme les précédentes, remplacée par le jour : cependant personne ne peut avoir de doute à cet égard; nous attendons le jour de demain avec une certitude si complète, que tous les arrangements de la vie se règlent d'après cette attente. Sur quoi se fonde cette certitude, si ferme dans notre esprit? N'est-ce pas uniquement sur l'expérience? sur cette multitude de faits qui nous attestent qu'un certain ordre règne dans le cours des astres, et que les phénomènes qu'il a si long-temps reproduits dans le passé, ne peuvent manquer de se reproduire encore à l'avenir? Chaque année, chaque mois, chaque jour nouveau ajoute à cette certitude de probabilité. Sans doute, l'homme qui verrait le soleil se lever pour la première fois, s'il n'avait d'ailleurs aucune notion particulière de la marche de cet astre, aurait bien peu de raisons de penser qu'il va s'élever jusqu'au haut des cieux ; et lorsqu'il le verrait le soir disparaître dans les mers, il n'en aurait pas davantage d'attendre son retour pour le lendemain. Mais quand l'expérience des siècles nous a prouvé que cet ordre est constant ; quand tous les monuments et tous les récits nous attestent qu'il n'a jamais été troublé, nous ne formons plus aucun doute sur sa continuation future : et plus les faits qui forment les preuves de cet ordre se multiplient ; plus aussi l'expérience a de poids, plus les conclusions qui s'en déduisent acquièrent de certitude à nos yeux.

Le premier de ces calculs porte sur des objets très-simples ; les données en sont fixes et précises : il appartient à la pure théorie. Le second porte sur un événement facile à observer, environné d'un petit nombre de circonstances peu variables, et relativement auquel les conclusions ne présentent aucune ambiguité dans leurs motifs. Mais souvent, surtout lorsqu'il s'agit d'applications pratiques, les données du calcul sont très-multiplées, ou très-mobiles. On a beaucoup de peine à les rassembler toutes, à les fixer ; c'est-à-dire, à les exprimer en valeurs fixes : on a principalement beaucoup de peine à s'assurer qu'on a véritablement rempli cette condition ; et l'intervalle qui peut nous séparer de la vérité devient alors plus considérable, ou la probabilité que nous l'avons saisie devient plus faible.

Prenons des exemples dans la médecine elle-même : prenons-les dans sa partie pratique, où les objets sont à la fois plus multipliés et plus variables ; où, par conséquent, l'on éprouve les plus grandes difficultés à recueillir et à déterminer avec précision les différentes données du calcul.

Quand on observa, pour la première fois, que le quinquina guérissait la fièvre intermittente, cet effet bien constaté sur un certain nombre d'individus fut sans doute un trait de lumière ; et l'on eut des raisons de penser que la médecine venait de faire une utile acquisition. Mais, dans chaque cas nouveau qui paraissait en indiquer l'usage, un médecin prudent avait à peser bien des circonstances qui pouvaient le contre-indiquer, ou dont l'influence pouvait du moins modifier beaucoup son action. L'âge, le tempérament, les dispositions antérieures des malades, la saison de l'année, le caractère de la constitution régnante, rendaient plus incertains les motifs d'après lesquels on se déterminait à donner ce remède, et l'espoir qu'on pouvait établir sur sa puissante efficacité. Il a fallu des observations et des exemples sans nombre, pour reconnaître avec une suffisante certitude, dans quelles circonstances il est constamment utile; dans quelles autres circonstances il peut être nuisible; quelles sont les combinaisons avec d'autres remèdes, ou les modifications que son usage demande quelquefois: et, quand toutes ces questions sont éclaircies, toutes ces difficultés résolues, l'emploi du quinquina, dans chaque cas particulier, doit être dirigé par un calcul savant et rapide; ce calcul doit retracer à l'esprit tous les résultats importants des observations et des essais antérieurs, et de leur comparaison avec toutes les circonstances que présente l'état du malade tirer la juste indication du remède, et la méthode de son application.

L'ipécacuanha fait vomir, et le jalap purge. On a d'autant plus de raison de leur attribuer cette vertu, qu'on a plus souvent eu l'occasion d'en observer les effets; et l'on a d'autant moins de motifs de douter que l'un purge et que l'autre fasse vomir, dans les cas nouveaux où l'on en fait usage, que ces cas offrent moins de particularités, analogues ou semblables à celles qui, d'après un certain nombre d'exemples antérieurs bien constatés, doivent être reconnues comme capables d'empêcher l'action de ces deux remèdes.

Quand il s'agit de déterminer la dose de ceux qui se trouvent indiqués par le caractère de la maladie; quand il s'agit, par exemple, de déterminer la quantité de sang qu'il convient de tirer dans une affection inflammatoire, l'âge, le tempérament, les forces du malade, le siége ou le degré de l'inflammation, la saison de l'année, la tendance générale des maladies qui règnent en même temps, à se terminer par tel ou tel genre de crise; toutes ces circonstances, pesées et comparées, doivent donner pour résultat, cette quantité cherchée, à laquelle on n'arrive pourtant encore que par approximation. Quand il s'agit de fixer la dose d'un vomitif ou d'un purgatif, c'est entre deux limites extrêmes, en plus et en moins, que cette dose doit se trouver. La limite en moins exprimera le terme, au-dessous duquel le remède n'a point d'action; et la limite en plus, celui passé lequel on ne l'a jamais employé sans inconvénient. Dans cette latitude, est nécessairement le terme cherché; et l'on s'en rapprochera d'autant plus, que toutes les causes particulières qui peuvent les faire varier dans le cas actuel, auront été évaluées avec plus de soin et de rigueur.

Je ne pousserai pas plus loin l'examen de ces questions importantes : j'indique des principes généraux; je n'ai point en vue de tracer une méthode complète pour l'étude de la médecine. Ce sujet serait digne, sans doute, des méditations de nos plus grands maîtres : mais personne ne peut le traiter en passant et comme par occasion. Surtout il faut bien se garder de croire l'avoir embrassé, ou même avoir compris toute son importance et son étendue, quand on donne, pour cette méthode, un catalogue raisonné de livres, comme celui que nous devons à l'érudition de Boerhaave, et de son continuateur Haller.

§ XV.

Enseignement analytique de la Médecine.

Sans doute, les vues d'aprés lesquelles la médecine doit être réformée, sont les mêmes qui doivent diriger son enseignement : elles seules peuvent fournir un bon plan d'écoles et un bon système de leçons dans chaque partie. Un des points les plus importants est de présenter toujours, aux élèves, les objets dans l'ordre le plus naturel; c'est-à-dire, de commencer par les premiers connus, ou par les plus faciles à connaître, et de ne passer que successivement et graduellement, par leur secours, à ceux qui demandent une observation plus profonde, des sens plus exercés, ou même quelquefois de nouveaux instruments. Il faut s'attacher à développer les idées dans l'ordre de leur génération : or, cet ordre est le même que celui dans lequel les objets en masse, et leur parties en détail, se présentent à nous. Il faut surtout, après avoir saisi la chaîne qui les lie, la parcourir depuis le premier anneau jusqu'au dernier, en évitant de franchir tout intermédiaire que l'esprit ne supplée pas aussitôt, et, pour ainsi dire, nécessairement.

Comme la véritable instruction des jeunes médecins est celle qu'ils reçoivent, non dans les livres, mais au lit des malades; non dans une froide école, mais en présence de la nature elle-même, c'est-à-dire à l'aspect des divers sujets de leurs travaux : la grande influence du maître est tout entière dans la méthode d'observation qu'il leur trace, dans la manière dont il considère lui-même les sujets avec eux, dont il leur fait interroger la nature, dont il dirige leur attention et leurs essais. Du haut d'une chaire, le professeur développe souvent en vain, dans les meilleurs termes, les plus intéressantes vérités : l'esprit des auditeurs, engourdi dans une attention passive, n'en garde que des traces légères. Mais celles qu'ils ont cherchées eux-mêmes sous sa direction, qu'ils ont trouvées et reconnues par une suite de combinaisons actives, resteront éternellement dans leur mémoire. Par ce moyen, les connaissances ne sont pas seulement plus nettes et plus solides; elles ont aussi quelque chose de plus original, de plus analogue à la tournure particulière de chaque individu : et l'habitude de les tirer toujours des objets eux-mêmes, dégoûte l'esprit de toute autre manière de les acquérir.

Ce n'est pas cependant qu'il faille pousser jusqu'à la pédanterie la pratique de cette méthode : elle est la meilleure et la plus sûre de former nos idées; mais elle n'est pas la seule. Assez souvent, nous recevons les impressions au hasard; les idées éparses qui en résultent vont se loger confusément dans la mémoire : elles y sommeillent, jusqu'à ce que des sensations analogues viennent les réveiller, se combiner avec elles, et que les unes et les autres s'enchaînent dans des ensembles plus ou moins généraux, plus ou moins réguliers. C'est alors que commence le travail ultérieur, qui soumet à l'examen cette classification, quelquefois entièrement fortuite d'abord; et c'est alors seulement que les bons esprits, en évaluant avec rigueur chacune de leurs idées, déterminent leur ordre naturel, la place que cet ordre leur assigne, et finissent par les rattacher toutes à quelques principes généraux qui leur servent de point d'appui.

Si d'ailleurs dans l'enseignement on commence le plus souvent avec fruit par les données, pour passer graduellement aux résultats; quelquefois aussi il convient d'énoncer d'abord les résultats, et de les appuyer par l'indication des principales données, sauf à revenir sur ces dernières, pour les exposer en détail, quand il sera nécessaire de démontrer plus méthodiquement la proposition. Car, indépendamment de la perte de temps inévitable qu'entraîne la méthode des inventeurs, appliquée rigoureusement et sans exception à tous les cas, perte importante sous plusieurs rapports, et qui n'est pas toujours, à beaucoup près, compensée par des avantages certains; il arrive souvent encore que les leçons prennent un caractère trivial et peut-être rebutant, par l'uniformité, et (faut-il le dire ?) par la facilité même des procédés. L'attention de l'élève qu'aucun trait piquant, aucune difficulté ne ranime, languit et s'éteint par les moyens mêmes qui devaient en faciliter l'exercice et les opérations : au lieu que le professeur qui se permet quelquefois de présenter tout-à-coup des idées inattendues, et frappantes par leur grandeur, ou par leur nouveauté ; qui fait de temps en temps disparaître quelques intermédiaires, pour exciter l'intérêt et piquer la curiosité des élèves, et qui tour à tour, suivant le caractère des objets, passe de l'analyse à la synthèse, de la synthèse à l'analyse, en rectifiant toujours, pour peu qu'il reste quelque doute, les indications plus hardies de celle-là, par les formes plus régulières et plus sûres de celles-ci, ce professeur tient l'esprit des élèves dans une activité plus réelle et plus constante, donne plus d'essor à leur pensée, sans risquer de lui faire prendre une fausse route : et peut-être sa méthode est-elle aussi mieux appropriée à la nature et à la manière de procéder de l'esprit humain.

Ce ne sont point, ce me semble, comme on l'a cru trop généralement, des défauts de style qui ont empêché les ouvrages de Condillac d'obtenir, dès leur première apparition, tout le succès qu'ils méritent ; ses ouvrages sont toujours écrits avec pureté, souvent avec beaucoup d'élégance, quelquefois même d'une manière assez animée et presque brillante : mais la raison si lumineuse de cet excellent analyste ne prépare et ne réserve au lecteur ni surprises, ni difficultés; chaque paragraphe annonce le suivant, et la première phrase indique les autres. La peine du lecteur est tellement ménagée, qu'il finit par n'en prendre plus aucune; et l'on a si bien pensé pour lui, qu'il ne pense bientôt plus guère lui-même.

Ces réflexions ne sont peut-être pas déplacées, dans un moment où tous les amis des lumières célèbrent de concert, avec tant de raison, l'excellence et la grande utilité de la méthode analytique; où tous ceux qui s'occupent du progrès des sciences et de celui de leur enseignement, la regardent comme le seul flambeau qui puisse guider sûrement l'esprit humain, et le faire sortir pour toujours du chaos des opinions hypothétiques; comme la seule manière, soit de cultiver, soit d'employer nos facultés intellectuelles, qui puisse introduire les habitudes du bon sens, non-seulement dans tous les travaux des savants et des penseurs, mais encore dans tous ceux des artisans et des manouvriers, dans toutes les idées, dans tous les penchants, dans tous les actes de l'homme social. Je partage entièrement cette opinion et ces belles espérances. Mais la vraie méthode analytique marche par toutes les routes qui peuvent conduire à la vérité. La plus sûre pour chaque circonstance est celle qu'elle préfère. Souvent elle rassemble soigneusement les données, pour en tirer les résultats : plus rarement, elle saisit ces résultats, bien sûre que les données viendront se ranger d'elles-mêmes autour d'eux. L'une et l'autre voie lui sont familières; et le plus souvent elle procède par toutes les deux à la fois. Les personnes qui penseraient qu'elle doit toujours suivre la route des inventeurs, ne l'entendraient qu'à demi: à force de vouloir fixer le génie, ou régler son essor, elles finiraient par l'engourdir et le glacer.

Je termine ici l'exposition de ces vues générales, qui sans doute, je le répète, demanderaient encore beaucoup de développements : mais l'étendue et l'importance de la matière m'ont entraîné déja beaucoup au-delà du terme que je m'étais fixé; et je ne puis me dispenser de revenir encore sur quelques objets particuliers de l'enseignement médical.

CHAPITRE IV.

Considérations particulières sur diverses branches de la Médecine.

§ Ier.

Anatomie.

AVANT Hippocrate, l'anatomie existait à peine. Galien prétend que les Asclépiades, dans la famille desquels la médecine fut long-temps renfermée, enseignaient à leurs élèves la structure du corps humain, par la voie indirecte des dissections d'animaux. Les leçons, dit-il, commençaient dès le plus bas âge; et l'habitude en rendait les objets si familiers, qu'il était inutile de consigner les descriptions dans des leçons écrites. Mais cette opinion, hasardée comme plusieurs autres du même auteur, est formellement démentie par Chalcidius, ancien commentateur de Platon. Chalcidius affirme qu'Alcméon, disciple de Pythagore, fut le premier qui disséqua des animaux. C'est donc à des époques très-postérieures, qu'il faut rapporter l'usage que Galien attribue aux premiers médecins de l'école de Cos.

On trouve, il est vrai, dans Hippocrate, plusieurs descriptions des organes de l'homme, tracées vraisemblablement d'après ces analogies infidèles: mais elles prouvent que la structure des animaux était elle-même alors très-imparfaitement connue: pour peu qu'on l'eût étudiée avec quelque attention, elle aurait suffi pour dissiper plusieurs erreurs grossières que le père de la médecine paraît avoir adoptées avec confiance. Son *Traité du cœur* est assez exact. Les admirateurs enthousiastes des anciens pourraient y voir une espèce de pressentiment de la circulation : mais il faut avouer que ce grand homme était bien un mauvais anatomiste. Les seules parties dont il connût assez exactement la structure, étaient les os : on peut toujours se procurer facilement des squelettes humains.

Les plaies, ou les maladies qui mettaient à nu les viscères, ou d'autres parties cachées dans l'épaisseur des membres; l'habitude d'embaumer les corps, qui, de temps immémorial, régnait en Égypte; enfin les rencontres fortuites de corps humains, que les eaux avaient rejetés sur leurs rivages, que la fuite précipitée d'une armée vaincue avait laissés sur le champ de bataille, ou que des accidents imprévus avaient livrés aux bêtes sauvages et aux oiseaux de proie, étaient les seules circonstances qui pussent fournir aux médecins quelques occasions fugitives, et souvent périlleuses, d'étudier la véritable anatomie humaine. Mais le préjugé qui, d'une part, attachait l'idée de sacrilége à l'examen trop curieux des morts, et, de l'autre, celle de souillure à leur attouchement, opposait une barrière presque invincible aux progrès de cette science. Aristote dit positivement que, de son temps, on n'avait point encore disséqué de cadavre humain.

C'est à l'époque d'Hérophile et d'Érasistrate que ce scrupule superstitieux s'étant déja considérablement affaibli par les lumières, on put étudier l'organisation de l'homme sur l'homme même. Le préjugé tint plus long-temps chez les Romains : ils étaient plus ignorants. Pline dit que la loi défendait de regarder les entrailles humaines. Cependant le désir de leur conservation fut plus fort chez les empereurs que le respect pour l'opinion publique. Ils permirent souvent aux médecins de disséquer les corps des criminels ou ceux des ennemis. Sous Marc-Aurèle, une ordonnance leur livra ceux des Allemands. Galien, qui rapporte ce fait, avait pu disséquer plusieurs de ces corps; et l'on devrait supposer qu'il en cherchait les occasions. Cependant il paraît par la lecture de ses descriptions anatomiques, qu'il n'avait fait d'autres dissections que celles de différents animaux, et surtout d'un grand nombre de singes, qu'il préférait à cause de leur ressemblance avec l'homme : et quoique ses livres d'anatomie soient fort étendus, et pleins de bonnes choses pour le temps, on a lieu de croire qu'il n'avait point vu par lui-même sur des cadavres humains les objets qu'il décrit avec le plus d'attention.

L'anatomie de Galien a régné despotiquement jusqu'au temps de Vésale. Ses erreurs, qu'il était sans doute bien plus facile de constater dans cette partie, dont tous les objets sont palpables et fixes, que dans ceux de médecine-pratique, qui sont très-multipliés, très-délicats et très-changeants; ses erreurs faisaient foi dans toutes les écoles. Personne n'osait les combattre, n'osait même paraître soupçonner qu'elles fussent des erreurs. Vésale, foulant aux pieds cette méprisable idolâtrie, attaqua courageusement Galien et ses superstitieux sectateurs. La médecine lui dut, en grande partie, la marche plus hardie et plus ferme qu'elle commença dès lors à prendre, et qu'elle a toujours conservée depuis, même au milieu de ses écarts. Mais c'est à l'anatomie surtout qu'il a rendu des services immortels : c'est par l'heureuse audace et par les travaux de cet homme célèbre, qu'elle se débarrassa de ses langes, et que furent préparées toutes ces belles découvertes qui donnent maintenant à la pratique de la chirurgie une si grande sûreté.

Depuis ce moment, en effet, les progrès de l'anatomie ont été continuels et rapides. La découverte de la circulation du sang; celle de ses variétés dans l'adulte et dans le fœtus; celle des vaisseaux du chyle, de son réservoir et du conduit thorachique; l'appareil inconnu, dévoilé dans plusieurs organes par les injections de Ruysch; la structure des glandes; la marche et les fonctions des vaisseaux lymphatiques entrevues; les recherches physiologiques et pathologiques sur le tissu cellulaire; les brillantes, mais trop souvent infidèles expériences sur les parties irritables et sensibles; l'appareil absorbant et glandulaire plus exactement décrit, et ses véritables fonctions mieux déterminées : tels sont les fruits les plus importants du zèle infatigable de beaucoup d'hommes laborieux, qui, par la suite non interrompue de leurs travaux, ont maintenant porté l'anatomie de l'homme, peut-être jusqu'au dernier degré de perfection.

Cette science, en tant que liée à l'enseignement médical, présente différents points de vue, sous lesquels elle mérite d'être examinée. 1° Elle fait partie des descriptions physiques; et elle rentre dans l'histoire naturelle proprement dite. 2° Comme base et texte des explications physiologiques, elle forme une branche nécessaire de la physique animale. 3° Enfin, servant de guide à l'art de guérir, et surtout à sa partie chirurgicale, elle paraît maintenant inséparable de la pratique, dont elle assure souvent le succès.

Sous le premier point de vue, elle appartient à l'analyse de description : c'est une espèce de topographie curieuse, mais inanimée. Sous le second, elle prend un caractère plus intéressant; et déja elle se rapproche de la médecine et de la chirurgie. Sous le troisième, elle est à chaque instant liée aux divers objets de leurs études; elle s'associe à la plupart de leurs travaux, quoiqu'elle n'y joue pas toujours, sans doute, le rôle essentiel qu'on lui attribue ordinairement.

L'anatomie, considérée comme description, n'a, pour ainsi dire, point de bornes. A mesure que les objets les plus frappants sont éclaircis, d'autres moins faciles à saisir se présentent; de nouveaux mondes s'ouvrent devant nous; et les bornes de l'horizon reculent toujours, au moment que nous croyons les atteindre. Cependant, pour faire encore de grandes découvertes en anatomie, il faudrait inventer maintenant des instruments plus parfaits, ou quelque méthode qui, semblable à celle des injections, pût grossir et développer les parties dont la structure échappe à nos moyens actuels. Ainsi, par exemple, la fabrique intime du cerveau ne paraît guère pouvoir être démêlée ni par le scalpel, ni par nos microscopes ordinaires, ni par les injections, telles, du moins, qu'elles se pratiquent encore aujourd'hui. Mais heureusement cette fine anatomie est plutôt un objet de curiosité physique, que d'utilité médicale. Quoiqu'on ne doive point la bannir, quoique même il ne soit pas impossible qu'on en retire un jour quelque avantage, elle est parfaitement inutile aujourd'hui; et nous sommes portés à croire qu'on pourrait s'en passer toujours.

L'anatomie physiologique est plus bornée que celle de description : cependant elle l'est encore moins que l'anatomie thérapeutique. L'explication des différentes fonctions vitales, fondée sur la structure même des organes qui les exécutent, a déja fait, et promet de faire encore des progrès. Mais c'est moins l'anatomie proprement dite, qu'une suite de bonnes observations faites sur le vivant, qui nous manque. Nous connaissons très-bien l'organisation de différentes parties dont les usages nous sont entièrement inconnus. Les expériences à faire pour en suivre l'action, sont en général difficiles; quelques-unes même semblent impossibles, du moins, avec nos moyens actuels. Et quant à cette anatomie que j'appelle thérapeutique, qui est celle dont l'art de guérir fait une application journalière, elle se renferme dans les limites les plus étroites. L'opinion contraire, assez généralement répandue, tient peut-être à la fois aux préjugés de l'ignorance, et à ceux d'un savoir acquis par des travaux pénibles et rebutants. La structure, la situation et les connexions des viscères, la distribution des principaux troncs des vaisseaux et des nerfs, la forme et la disposition des os, les attaches des muscles, les expansions des aponévroses, et peut-être encore quelques menus objets, non moins faciles à saisir : voilà ce que le médecin a besoin de bien connaître. Peut-être même serait-il permis d'ajouter que la délicate anatomie est bien rarement utile pour les opérations chirurgicales : j'oserais en appeler sur ce point, à la bonne foi des chirurgiens-anatomistes les plus éclairés.

Chaque démonstrateur a son ordre et sa méthode d'enseignement. Toute méthode et tout ordre sont bons ici, pourvu qu'ils soient clairs. Quand il ne s'agit que d'une simple exposition de formes, il n'importe guère, du moins ordinairement, qu'on commence par une face plutôt que par l'autre. En étudiant la géographie, on peut partir indifféremment de tel point, ou commencer par tel pays qu'on juge à propos : il suffit que la mémoire retienne bien le tableau des lieux et de leurs situations respectives. Il en est à peu près de même pour l'anatomie. Cependant la manière dont la nature nous y montre les objets, n'est pas entièrement fortuite ; et peut-être si l'on se donnait la peine de la mieux observer, verrait-on qu'il n'est pas permis de l'intervertir, en les offrant à l'observation des élèves. Winslow, dans son exposition anatomique, semble n'avoir pas ignoré cette manière plus naturelle dont les objets s'offrent à nous. Lieutaud, qui fut un homme de bon sens, et même de quelque esprit, quoique d'ailleurs ses deux précis de matière médicale et de pratique, soient au-dessous du médiocre ; Lieutaud avait porté ses vues plus loin. Il avait voulu, dans son anatomie, décrire les objets précisément comme pourrait les chercher et les découvrir l'inventeur même de la science, en supposant qu'un seul homme fût capable d'en suivre tous les travaux, et d'en faire toutes les découvertes. Cette vue était belle; mais l'auteur en a manqué totalement l'exécution. Quelque anatomiste de talent, plus au fait des méthodes philosophiques, peut s'en emparer encore; et c'est à lui seul qu'elle appartiendra véritablement alors: car ici, projeter est peu de chose; bien exécuter est presque tout (1).

En attendant, il est facile de prédire d'autant plus de succès aux démonstrateurs, qu'ils se rapprocheront davantage dans leur enseignement de la méthode particulière que cette vue indique, et qui n'est elle-même qu'une branche de la méthode générale dont nous avons parlé tant de fois.

L'anatomie la plus intéressante sans doute, est celle qui a pour objet de rechercher dans les lésions organiques la cause aussi-bien que le siége des maladies; c'est la véritable anatomie médicale. Elle redresse beaucoup d'erreurs, dissipe beaucoup de préjugés, et devient d'autant plus utile à la pratique, qu'elle est souvent plus dangereuse pour la vanité des praticiens. Qui ne sent, au premier aspect, tous les avantages attachés à l'exacte comparaison des phénomènes de

---

(1) Quand j'écrivais ceci, l'Anatomie de mon ami Boyer n'existait pas encore. Sous le point de vue dont je parle, ce grand chirurgien n'a laissé rien à faire après lui.

la maladie, ou des révolutions qu'elle peut avoir éprouvées, avec l'état où se trouvent après la mort les parties qui paraissent avoir été le siége du mal, et quelquefois celles qui n'avaient offert aucun signe d'altération? Qui ne voit que la physiologie peut, comme la pratique, en tirer une foule d'observations importantes et de résultats curieux?

Cependant, si rien n'est plus évident et plus certain que l'état où se présentent les organes, rien souvent n'est plus infidèle et plus trompeur que les conclusions qu'on serait tenté d'en déduire. Souvent il est assez difficile de bien tracer le terme précis qui sépare l'état naturel d'une partie, chez l'individu dont on examine le cadavre, de l'état où la maladie seule a pu l'amener. Ce que nous attribuons à la maladie dont il est mort, peut tenir à des vices primitifs ou à des particularités d'organisation; d'anciens désordres de la santé peuvent en être cause: enfin, les altérations qu'on découvre dans les inspections cadavériques, sont très-souvent le produit immédiat de la mort elle-même. Il faut beaucoup d'attention et de sagacité; il faut surtout pouvoir comparer beaucoup d'observations du même genre, pour bien apprécier la valeur de chacune, pour fixer avec exactitude et les circonstances qui peuvent les rapprocher, et celles qui les distinguent. Cette partie de la médecine offre encore, même après les beaux recueils faits par Bonnet, Morgagni, Lieutaud et Portal, un vaste champ au zèle et à l'activité des anatomistes et des praticiens : elle ne peut être complétée que par une longue suite de travaux.

Une autre anatomie, non moins intéressante peut-être, et presque entièrement neuve, serait celle qui considérerait les changements survenus, soit aux différentes époques de la vie dans l'état de santé, soit aux différentes périodes des maladies aiguës ou chroniques; changements que la mort, certains accidents ou les révolutions de la vie peuvent faire disparaître. Ce serait une sorte d'anatomie vivante, bien digne de toute l'attention des médecins philosophes. Les difficultés attachées à ce genre de recherches, ne doivent pas les décourager : de grandes et belles vérités en seront le prix.

§ II.

Physiologie.

Plusieurs branches de la physiologie ont fait des progrès véritables dans ces derniers temps. Il y a loin, sans doute, du traité *De usu partium* de Galien, aux écrits de Staalh, d'Hoffmann, de Boerhaave, d'Hamberger, de Robert Whitt, de Haller, de Cullen, de Bordeu, de Fouquet, de Grimaud, de Dumas et de Richerand. Le mécanisme des organes est en général connu : leurs fonctions sont assez bien déterminées ; et ce chaos de causes occultes, dont les explications des anciens étaient obscurcies, fait place, tantôt au doute philosophique, tantôt à des théories savantes, qui, si elles souffrent encore des difficultés, se rapprochent du moins, par un langage tous les jours plus exact, des autres parties de nos connaissances. Une foule de faits précieux ont été recueillis sur la sensibilité générale, sur ses modifications dans les divers organes, sur les communications qu'elle établit entre eux. On a fait quelques pas dans l'explication des mystères de la digestion, de la sanguification, de la génération. Si la cause du mouvement musculaire et les moyens intimes et directs par lesquels il s'exécute, restent encore enveloppés d'un voile qui paraît impénétrable, on sait du moins que ce mouvement est fortifié ou débilité, qu'il s'accélère ou se ralentit, se ranime ou s'éteint suivant certaines lois. Ces lois ont été découvertes et constatées par une suite d'observations bien faites : on a reconnu dans certains agents, la faculté de produire ces divers effets; et l'on a soumis au calcul médical l'énergie des forces motrices, et celles de ces mêmes agents qui sont capables de les modifier. Presque tous les phénomènes de la vision se démontrent mathématiquement : l'œil n'est plus, en quelque sorte, qu'un instrument de dioptrique. Le rapport constant entre l'état des solides et celui des fluides s'est manifesté dans les expériences les plus délicates, comme dans les faits les plus apparents. Quelques faits incontestables ont fourni plusieurs brillants aperçus touchant la respiration et la formation de la chaleur animale ; d'autres semblent encore, il est vrai, combattre ou du moins limiter, les conclusions un peu trop étendues, ou trop hâtives, qu'on a voulu déduire des premiers : mais on a recueilli du moins quantité d'observations et d'expériences curieuses ; et les points de vue différents sous lesquels on les rapproche tour à tour, nous laissent entrevoir, dans un avenir peu éloigné, des résultats plus certains. Enfin, la nature et la combinaison des éléments qui entrent dans les parties animales, sont devenues le sujet des recherches les plus ingénieuses ; et l'on peut espérer que ces recherches jetteront, dans la suite, quelque jour sur plusieurs phénomènes de la vie, et particulièrement sur ceux qui suivent plus ou moins immédiatement la mort.

Il faut avouer cependant que les traits caractéristiques de la maladie et de la santé ; que les lois générales des phénomènes vitaux ; que ces relations merveilleuses établies entre les différentes parties du système, relations dont la pratique emprunte tant de vues heureuses ; en un mot, que les affections, et, si l'on peut s'exprimer ainsi, que les mœurs de la nature vivante avaient été déja bien observées et décrites par les anciens. En effet, pour peu qu'on soit versé dans la lecture de leurs écrits, on ne peut méconnaître la solidité des principes de théorie et des règles de pratique que ces contemplateurs attentifs de la nature avaient tirés de leurs observations : et peut-être depuis Hippocrate, les hypothèses adoptées successivement sur la physique animale ont-elles été plus nuisibles, en général, aux progrès ultérieurs et durables de la médecine, qu'utiles à la gloire éphémère de leurs auteurs.

Les explications des anciens, quoique formées sur la simple observation de l'homme sain ou malade, sans le secours de l'anatomie, des connaissances physiologiques qui lui sont dues, des expériences dont l'art était presque entièrement ignoré de leur temps, et des sciences collatérales qui nous prêtent sans cesse ou des lumières directes, ou des instruments nouveaux; ces explications n'ont pas toujours été remplacées d'une manière fort heureuse. Il en est plusieurs qui reparaissent, de temps en temps, avec éclat, et qui semblent devoir survivre à toutes celles qui les ont renversées : il en est où le sceau de la nature paraît si fortemeut empreint, que chaque nouveau progrès de la science les confirme : il en est enfin que le bon esprit des pères de la médecine avait laissées dans le vague, et qu'après tant d'efforts inutiles pour leur donner plus de précision, l'on doit peut-être considérer comme devant y rester toujours. Car les termes plus rigoureux, employés par la science moderne, n'en sont que plus vicieux, quand ils établissent comme certains, des rapports qu'on n'a point reconnus par des examens attentifs.

Voilà ce qu'une bonne physiologie doit exposer courageusement et sans détour.

Peut-être aussi n'est-il pas inutile d'insister sur les raisons qui, malgré la supériorité des lumières de notre siècle, font que si souvent les anciens sont au-dessus de nous, dans les sciences, ou dans les arts de pure observation. En se dépouillant de tout préjugé, ne pourrait-on pas croire que c'est au sentiment de confiance que notre supériorité nous inspire, à la facilité de nous procurer des livres sur tous les sujets, à l'habitude d'y puiser presque toutes nos connaissances, qu'il faut attribuer ce défaut de profondeur, d'originalité, de vérité frappante, dont offrent trop d'exemples les observateurs modernes? Une grande partie de leur temps étant employée à chercher dans les livres, ce que les vrais observateurs ont vu dans la nature, ils voient moins eux-mêmes : ce qu'on n'arrache qu'avec tant de peine à cette nature rebelle, on le trouve si facilement dans les livres! et les avantages, d'ailleurs si grands, qui résultent de la prompte communication des idées et des différents travaux, n'empêchent pas que l'esprit, en gagnant pour l'étendue, à ces vastes lectures, n'y perde souvent dans le même rapport, pour l'attention; que la mémoire des signes ne soit surchargée aux dépens de celle des sensations ; qu'en un mot, on ne néglige souvent ce qui est, et ce qui peut être vu, pour suivre ce que les autres ont pensé, ce qu'ils ont dit.

Le tableau raisonné des fonctions est l'objet principal de la physiologie; ou plutôt c'est la physiologie elle-même. Il suffit encore ici, que les principes, ou les vues, soient présentés dans un bon ordre, et toujours comme conclusions de l'ensemble des faits observés. Le choix des fonctions, ou des phénomènes par lesquels on doit commencer, est peut-être assez arbitraire, quoiqu'il y ait sans doute en cela, comme en tout, un ordre qui peut être appelé *naturel*, parce qu'il est celui qui enchaîne le mieux les idées. Différentes méthodes factices ont été mises en usage avec succès. Plusieurs paraissent presque également bonnes. En effet, dans l'économie animale, tout se tient et se lie; de sorte qu'il n'y a point de fait qu'on puisse regarder comme le premier, ou comme le dernier. La circulation dépend de l'action des nerfs; l'action des nerfs dépend, à son tour, de la circulation. La respiration est nécessaire à toutes deux ; et sans le concours de toutes deux, la respiration ne peut s'exécuter.

Si l'on veut classer les objets d'après les différences et la division des parties, on n'est pas plus avancé; on retrouve partout des parties de tous les ordres et de tous les genres, qui entrent comme éléments dans les divers organes. Les muscles contiennent des artères, des veines, des nerfs; les tuniques des artères présentent des nerfs, des veines et vraisemblablement aussi des fibres musculaires (1) : ainsi du reste. C'est suivant l'expression d'Hippocrate, un cercle où l'on ne reconnaît ni commencement ni fin : et comme il importe peu, quand on trace un cercle, de faire mouvoir à partir d'un point, plutôt que d'un autre, l'extrémité du rayon dont la révolution complète autour du centre doit décrire la circonférence; de même peut-être doit-il être permis à chacun de suivre, en physiologie, l'ordre d'après lequel il conçoit le mieux les objets, et qui les grave le plus distinctement et le plus fortement dans son souvenir. Il est cependant assez facile d'appliquer à cette étude, comme à toutes les autres, la méthode naturelle d'observation; celle où l'on commence par les objets qui s'observent les premiers, par les phénomènes les plus apparents, pour passer, par degrés, du plus connu au moins connu; et toujours ainsi, de proche en proche, jusqu'aux objets les plus éloignés, ou les plus délicats, qui sont aussi, par conséquent, ceux que la nature offre les derniers à nos regards et à notre examen.

---

(1) L'analogie des grands animaux, dans lesquels elles sont évidentes, autorise à penser que ces fibres existent également, mais trop déliées pour être aperçues, dans les artères du corps humain.

§ III.

Relations de la Médecine avec la Morale.

On commence à reconnaître aujourd'hui, que la médecine et la morale sont deux branches de la même science, qui, réunies, composent *la science de l'homme*. L'une et l'autre reposent sur une base commune; sur la connaissance physique de la nature humaine. C'est dans la physiologie qu'elles doivent chercher la solution de tous leurs problèmes, le point d'appui de toutes leurs vérités spéculatives et pratiques. De la sensibilité physique, ou de l'organisation qui la détermine et la modifie, découlent, en effet, les idées, les sentiments, les passions, les vertus et les vices. Les mouvements, désordonnés ou réguliers, de l'ame, ont la même source que les maladies ou la santé du corps : cette véritable source de la morale est dans l'organisation humaine, dont dépendent et notre faculté et notre manière de sentir. Là, sont écrits en caractères ineffaçables, des mains même de la nature, ces principes éternels, seul fondement solide de nos droits et de nos devoirs. L'égalité, la liberté, la vertu, le bonheur, enchaînés étroitement l'un à l'autre, se confondent, en quelque sorte, avec notre existence : l'oppression, les préférences iniques, le vice, le malheur, également inséparables et liés, comme dans un invincible et fatal système, dépendent toujours d'atteintes évidentes et directes portées à notre nature; de la subversion des rapports qu'établit entre l'homme et ses semblables leur commune organisation.

Au bon usage de nos facultés; au respect de cette voix intérieure, qui parle toujours assez haut, quand on veut l'entendre; à l'observation scrupuleuse et réfléchie de cette direction spontanée que prennent, sur les objets les plus simples, nos impulsions natives immédiates; en un mot, à l'habitude de l'attention et de la réflexion sur soi-même et sur les autres, sur ses propres sensations et sur leurs objets, se lient les sentiments généreux, les idées grandes et les idées justes, la raison et la vertu. Au mépris de cette voix, véritablement divine; à l'abus des dons de la nature; à l'oubli stupide des lois éternelles qui régissent et l'univers et nous-mêmes, tiennent aussi toutes les erreurs, tous les vices, tous les forfaits. Il est important, il est nécessaire de faire sentir ce rapport constant des différents états physiques, avec les différents états moraux. C'est en montrant comment les sensations s'aiguisent, ou s'émoussent; comment les idées s'élèvent et s'agrandissent, ou rampent et s'éteignent; comment les passions naissent, se développent, acquièrent une énergie qui renverse tous les obstacles, ou restent dans l'engourdissement, ou y retombent après en être sorties par quelques secousses impuissantes, et se glacent sans retour : c'est en saisissant, pour ainsi dire, toutes ces rênes invisibles de la nature humaine, qu'on peut se flatter de la conduire par des routes sûres, vers le bonheur : c'est par ce moyen, que, non-seulement on transforme sans peine le bon sens en habitude, la morale en besoin; mais qu'on peut agrandir toutes les facultés de l'homme, épurer et multiplier toutes ses jouissances, et satisfaire, sur des objets réels, cet instinct inquiet qui l'entraîne sans cesse hors de lui-même, ce désir insatiable d'impressions nouvelles, qu'effraient les bornes de l'espace et de la durée : c'est ainsi que, dans son étroite et courte existence, l'idée et la certitude d'un perfectionnement, toujours progressif, toujours illimité, peuvent lui faire embrasser en quelque sorte l'infini.

La nécessité de chercher dans la connaissance de l'homme physique, les moyens de diriger et de perfectionner la nature humaine, devient évidente par la considération des rapports qui lient au développement de certains organes la formation, souvent presque subite, de certains penchants, et du genre d'idées qui s'y rapportent; par l'étude approfondie des effets moraux de certaines habitudes de régime, de certaines maladies, de certaines dispositions primitives de l'organisation, ou de certains états accidentels du système vivant.

Voyez cet enfant que la légèreté de ses goûts

fait passer rapidement par toutes les impressions, qu'elle emporte sans cesse d'objets en objets : ses mœurs incertaines, ses idées vives, mais sans suite, ne sont-elles pas, si l'on peut s'exprimer ainsi, l'image fidèle de la manière dont la nature ébauche en lui la vie ; de ces digestions promptes, mais imparfaites ; de ce pouls vif, inégal, irrégulier ? L'empreinte de l'enfance physique ne se retrouve-t-elle pas dans tous les traits de l'enfance morale ? et celle-ci peut-elle être modifiée par des moyens qui n'agissent point directement sur les fonctions des organes, et sur la marche des mouvements vitaux ?

Cet adolescent, poursuivi par une vague inquiétude, sans cesse plongé dans des rêveries sans objet, ému jusqu'aux larmes par les moindres impressions, commence à trouver dans son imagination des tableaux, et dans son cœur des penchants inconnus. En même temps que le foyer des passions s'allume dans son sein, que son ame, s'attachant à tout ce qui l'entoure, s'élance encore vers des objets ignorés, sa stature, ses traits, son air, ses regards, le son de sa voix prennent un autre caractère : sa démarche est plus ferme, plus impétueuse, sa physionomie, presque aussi mobile, devient plus animée ; ses joues se peignent rapidement d'un vif incarnat ; ses yeux expriment, à la fois, et les désirs, et l'ignorance ou l'incertitude de leur but. C'est alors seulement, que la nature le rend sensible aux accents passionnés; qu'en les faisant retentir dans son cœur, elle lui en enseigne l'art et l'usage. Ses penchants, ses idées, ses dispositions physiques, tout n'est-il pas d'accord? et les grands changements qui viennent d'en faire un être si nouveau, ne dépendent-ils pas uniquement de la maturité d'un système d'organes presque inertes jusqu'alors, et qui presque toujours avaient à peine attiré son attention (1)?

Peut-être cette époque a-t-elle quelque chose de plus important et de plus décisif encore chez les filles. Les rapports du moral avec le physique, sont marqués chez elles, par des traits plus légers et plus fins en apparence, mais, en effet, plus caractérisés et plus profonds. Une jeune fille, dont les organes commencent à secouer le sommeil du premier âge, ne fait pas un mouvement, ne dit pas un mot, ne lance pas un regard qui conserve le caractère de l'enfance : les observateurs attentifs en sont toujours frappés. De la timidité, de l'embarras, des caprices qui se déguisent vainement; l'incertitude et le vague des regards, remplacés par une expression qui veut n'être pas aperçue, par une flamme qui

(1) Je dis, *presque toujours*, parce que je parle de la race humaine en général. Dans l'ouvrage intitulé : *Rapports du physique et du moral de l'homme*, toutes ces idées sont développées avec plus de détails : voyez en particulier le Mémoire *sur l'influence des sexes.*

éclate d'autant plus, qu'elle se déguise et se voile avec plus d'effort et de soin : toutes ces circonstances réunies ne laissent aucun doute sur la révolution qui vient de s'opérer, sur cet acte important de la nature, qui présage et prépare des changements, et des actes plus importants encore et plus nécessaires à l'accomplissement de son plan total. Ce sein, dont les ondulations peignent souvent les mouvements du cœur, et qui ne paraît d'abord que l'objet de doux désirs, se trouve déja disposé, d'après les lois admirables des choses, à préparer l'aliment du nouvel être que ces mêmes désirs ont pour but d'appeler à la vie. Un système entier d'organes, foyer des penchants les plus vifs, et dont l'influence ne modifie pas seulement toute l'économie animale, mais développe on outre tant d'idées nouvelles, tant de sentiments moraux ignorés, n'est pour la nature que le moyen par lequel elle assure la durée indéfinie du genre humain.

Voyez également comme dans l'âge mûr, la régularité du pouls, l'énergie constante des fonctions, l'opiniâtreté des maladies correspondent avec des goûts plus uniformes, avec des idées plus fixes, avec des passions moins vives, mais plus profondes et plus ineffaçables.

Voyez enfin si le corps glacé du vieillard, cette circulation régulière, mais lente, ces sensations émoussées et comme enfantines, ces maladies presque toujours pituiteuses, et pour lesquelles la nature semble n'oser entreprendre de crises, ne sont pas l'emblême fidèle de cet esprit tardif et sans chaleur, de ces goûts puérils et sans énergie, de cette répugnance à former des entreprises que l'individu n'espère pas de pouloir terminer. En un mot, l'état physique du vieillard n'est-il pas l'annonce et l'image d'une ame, qui, se concentrant par degrés en elle-même, se prépare à cesser d'être, par le plus funeste de tous les sacrifices, le détachement de ses affections?

Dans les différents asyles où la société recueille la démence; dans ceux où les lois enchaînent le crime, qui n'est lui-même qu'une démence d'un autre genre, vous trouverez des preuves, plus frappantes encore peut-être, de ces rapports constants entre le physique et le moral. Vous y remarquerez bientôt que certaines dispositions organiques, manifestées par les formes extérieures, par les traits, par la physionomie, accompagnent toujours les habitudes coupables et les écarts de la raison. Vous reconnaîtrez avec la satisfaction d'un ami des hommes, que ces deux espèces de désordres se confondent souvent, et qu'ils sont toujours plus ou moins liés entre eux.

Je me borne à ces observations principales, dont les objets se trouvent sous les yeux de tout le monde, et qui peuvent être faites à tout instant (1).

---

(1) Ce sujet a été traité fort au long dans l'ouvrage que j'ai

Le physiologiste ne saurait donc se dispenser à l'avenir, de recueillir soigneusement tous les faits que l'étude de l'homme, dans l'état de santé et de maladie, peut fournir sur cette matière : leurs résultats doivent servir de fondement à toutes les sciences morales. Désormais, qui pourrait entreprendre de traiter les sujets qui s'y rapportent, sans connaître d'une manière exacte et détaillée la liaison des bonnes ou des mauvaises habitudes physiques, avec les bonnes ou les mauvaises habitudes de l'intelligence et de la volonté? C'est par-là seulement qu'on peut apprendre à perfectionner les unes par les autres : c'est d'après ces données, qu'on est en état de tracer les règles de ce perfectionnement; soit qu'on ne s'adresse qu'aux individus, pour leur enseigner l'art d'augmenter leur propre bonheur; soit qu'on indique aux sociétés tout entières, par quels moyens elles peuvent faire éclore au milieu d'elles tous les biens de la destinée. C'est enfin d'après ces considérations, qu'on peut tracer avec certitude le tableau d'une prospérité toujours croissante, dont les penseurs et les philanthropes n'ont peut-être fait encore qu'entrevoir la possibilité sans se faire une idée complète des moyens qui doivent y conduire la race humaine.

La méthode empirique rationnelle, qui ras-

---

cité plus haut, et qui lui est spécialement consacré. (Voyez *Rapports du physique et du moral de l'homme.*)

semble les faits pour les classer, en indiquant les lois de leurs rapports, trouve son entière application dans la physiologie. Beaucoup d'observations sont déja faites; il suffit de les enchaîner dans un ordre naturel: d'autres restent encore à faire; on peut quelquefois les indiquer d'avance. Il importe surtout de bien déterminer dans quel esprit, et par le secours de quels procédés, toutes les recherches de ce genre doivent être faites, pour l'être avec fruit, et tous les résultats tirés, pour l'être avec certitude; à quels caractères on peut directement reconnaître la solidité de ces résultats; et comment il convient de les lier à ceux qui forment déja la base, ou les principes de la science, afin qu'ils s'éclairent et se rectifient mutuellement.

§ IV.

Pathologie, Séméiotique, Thérapeutique.

La pathologie, ou la connaissance des affections morbifiques, la séméiotique, ou la connaissance des signes, la thérapeutique, ou l'art de tirer de l'une et de l'autre des plans de traitements, forment ensemble la partie pratique de la médecine.

La multiplicité des matières, peut-être aussi l'idée qu'en divisant et distinguant toujours on devait arriver à les simplifier, à les éclaircir, à faciliter leur étude, engagea souvent les scolastiques à séparer ce qui ne devait point l'être; en même temps que d'autres raisons, aussi peu réfléchies, les portaient, plus souvent encore, à confondre des objets qui n'avaient aucun rapport entre eux. Il est évident que l'exposition descriptive et historique d'une maladie, le tableau des signes qui la caractérisent, et la méthode de lui appliquer les moyens curatifs, sont absolument inséparables; ou pour parler plus exactement, cette méthode ne peut être fondée que sur ce tableau fidèle et sur cette exposition détaillée.

Cependant, l'usage a prévalu dans les livres systématiques : la division dont je parle est observée encore avec assez de rigueur, et personne ne se demande si elle est dans la nature, ou s'il résulte des avantages réels de son emploi.

Vers le milieu de ce siècle, Sauvages, en classant les maladies, à la manière dont les botanistes classent les plantes, a porté dans la pratique un quatrième chef d'enseignemeut : il lui a donné le nom de *Nosologie.* Sagar, Linné, Vogel et Cullen ont donné, depuis, des Nosologies tracées sur des plans particuliers. Dans chacun de ces systèmes, les maladies sont rangées d'après les ressemblances que l'auteur leur suppose. L'art en lui-même, ni la méthode de son enseignement n'ont peut-être pas gagné beaucoup à ces classifications : mais des tableaux, si bornés pour l'espace qu'ils occupent, si vastes par la matière qu'ils embrassent, et dans lesquels les principaux objets de la science peuvent être parcourus d'un seul coup d'œil, persuadent facilement au lecteur, qu'il connaît ces objets, parce qu'il en sait le titre, ou la définition; aussi réussissent-ils toujours.

Au reste, l'idée des classifications de maladies est due à Sydenham. L'opinion de Boerhaave a singulièrement encouragé Sauvages dans son travail : et les successeurs, ou les imitateurs de ce dernier, ont cru perfectionner d'autant plus sa méthode, qu'ils l'ont réduite à n'être qu'une aride nomenclature, et que le lecteur cherche vainement chez eux les savantes discussions du professeur de Montpellier.

Sydenham désirait des tables qui, sous chaque titre, pussent lui rappeler ses propres observations et celles d'autrui; qui lui remissent, sous les yeux, les histoires correspondantes des maladies et des traitements. Rien ne paraît plus sage et plus utile, au premier aspect. Mais cet excellent esprit ne faisait pas attention que chaque médecin ne peut guère dresser, sur ce plan, de bonnes tables que pour lui-même. En se transmettant, les indications se dénaturent toujours. Un praticien ne fait de peintures exactement vraies que pour ceux qui ont reçu les mêmes impressions que lui, en présence même des objets : par conséquent, la fausse application que font de ces idées, les lecteurs qu'une longue habitude d'observer la nature n'a pas familiarisés avec tous les phénomènes, et qui n'en sont pas venus au point de pouvoir reconnaître, comme disaient les anciens, *le lion à l'inspection de l'ongle* (ex ungue leonem); cette fausse application des idées les plus justes devient, chaque jour, une féconde source des plus grossières erreurs.

La pathologie scolastique s'est perfectionnée par degrés, entre les mains de quelques professeurs, faits pour porter la méthode dans les classifications d'ailleurs les plus factices. Parmi les écrits publiés sur cette matière, et tracés dans cet esprit systématique, l'un des plus estimés est celui de Gaubius, élève de Boerhaave, et célèbre par beaucoup de travaux utiles ou savants. Mais la vraie pathologie se trouve surtout dans les écrits des anciens, auxquels un petit nombre d'observateurs modernes ont fait quelques heureuses additions. Hippocrate, Arétée, Alexandre de Tralles, Aëtius, Paul d'Egine, Galien, et deux ou trois médecins arabes, nous ont laissé les tableaux les plus exacts que l'art possède encore : aucun homme de bonne foi ne peut en disconvenir; et leurs règles générales de traitements, tirées, du moins en général, du sein même de la nature, n'ont pas moins droit de nous étonner par la grandeur des vues qu'elles supposent, que par leur sagesse et par leur éternelle vérité.

La pathologie des anciens, est toujours identifiée avec leur séméiotique. Quelquefois, ils isolent leurs histoires des maladies de celles des traitements : mais pour l'ordinaire, leurs traitements, appuyés sur l'une et sur l'autre, les éclairent d'une lumière nouvelle, que la seule observation des mouvements spontanés de la nature est loin de pouvoir fournir toujours.

Les travaux des anciens ont été résumés dans plusieurs écrits modernes. Le petit tableau des maladies de Lommius présente, en raccourci, ce que Sennert et Rivière abrégent, il est vrai, mais cependant exposent plus en détail. Duret, Houiller, Baillou, Jacot, Prosper Martian, Piquer et quelques autres, l'expliquent et le fortifient de beaucoup d'observations qui leur sont propres. Ces monuments élevés à la gloire de l'antiquité sont, encore aujourd'hui, féconds et riches en solide instruction. Leur lecture est fort utile; celle surtout du petit tableau de Lommius est une des plus profitables que puissent faire les jeunes médecins. En y joignant le Traité *de præsagienda vita vel morte* de Prosper Alpin, et quelques livres du *Methodus medendi* de Galien, on n'aurait pas seulement la pathologie et la séméiotique des anciens bien complètes; on aurait aussi l'ensemble des dogmes que leur pratique a consacrés (1).

---

(1) Je ne parlerai point ici de plusieurs écrivains et professeurs modernes qui se sont occupés de porter la réforme dans la pathologie : mais je ne puis passer sous silence notre

Les abréviateurs et les classificateurs, en offrant le résultat de beaucoup d'observations, ne nous dispensent pas toujours de les étudier elles-mêmes. Celles des anciens, rapprochées, en général, avec plus de génie dans leurs propres ouvrages, se lient facilement aux vues sommaires qu'ils en avaient déduites : et la mémoire les reçoit et les retient avec d'autant plus de facilité, qu'elles sont le produit du véritable empirisme rationnel. Rarement celles des modernes ont-elles ces caractères heureux. Peut-être cela vient-il de ce que les objets les plus importants avaient été déja saisis et peints à grands traits; peut-être aussi cet éminent esprit d'observation qui respire dans Hippocate, dans Arétée et dans quelques autres, a-t-il été moins aiguillonné parmi nous, par les circonstances physiques et politiques, et peut-être enfin les hommes du nord et de l'occident de l'Europe ont-ils réellement moins de sagacité que ceux de la Grèce, de l'Asie mineure, et des îles de l'Hellespont.

Quoi qu'il en soit, nos meilleures observations sont encore éparses; et les livres dogmatiques qui les résument, ne dispensent pas de recourir aux observateurs originaux. Il faut lire beaucoup

---

excellent Pinel, dont la Nosographie n'est pas seulement un des plus heureux essais de classification, mais encore, dans presque toutes ses parties, un *compendium* exact et complet de médecine pratique.

de volumes pour recueillir ces tableaux divers; et l'érudition qui fortifie quelques têtes robustes, mais qui le plus souvent étouffe les intelligences communes, est encore d'une indispensable nécessité pour les médecins.

Sans doute, un des principaux objets que doivent avoir en vue les hommes dignes de concourir à la réforme de la science, est de chercher à la mettre, autant qu'il est possible, à la portée de tous les esprits; de la débarrasser à la fois de son faux jargon, et de son attirail scientifique. Il est temps de faire le recensement et le choix des vérités : il est temps aussi de faire le choix des livres. Tous ceux qui ne sont pas véritablement originaux, ou directement instructifs par la méthode d'exposition, doivent être soigneusement parcourus : il faut en extraire tout ce qu'ils peuvent contenir d'utile; et les mettre ensuite de côté, peut-être pour toujours. L'inventaire de nos connaissances étant bien fait, leur histoire rapidement esquissée, et la route des grandes découvertes tracée avec exactitude, les bons esprits, sans s'épuiser en lectures infertiles et fastidieuses, doivent employer désormais à consulter la nature, une grande partie du temps qu'ils emploient maintenant encore à consulter les livres : et formés par l'étude de ceux en petit nombre qui sont véritablement capables de fortifier, d'agrandir et de diriger leur jugement, ils ne peuvent trop se hâter de se mettre, pour ainsi dire, aux prises avec les objets mêmes de leurs travaux.

Dans l'étude de la pratique, où les phénomènes et les points de vue sont si variés et si féconds, ce parti sans doute est bien plus indispensable : il y serait aussi bien plus avantageux encore. Les lectures des jeunes praticiens peuvent se réduire à quelques livres originaux, et à des recueils d'observations bien choisies et bien ordonnées. Ces lectures doivent être faites, en quelque sorte, au lit des malades. Ce sont les faits nouveaux, offerts par la nature, qui leur servent de commentaire. Le rôle du professeur se borne à bien indiquer et à fixer les objets qui doivent être examinés et reconnus ; à les montrer à l'élève, sous le point de vue convenable ; à lui tracer une bonne méthode d'observation et d'examen.

Les médecins de Cos, qui ne faisaient pas tant de divisions inutiles, qui ne croyaient pas que l'art pût consister dans ces vaines et subtiles classifications, étaient bien loin d'imaginer que l'histoire des maladies, la connaissance des signes et la science des indications pussent être distinguées et traitées à part : ils pensaient encore moins que la médecine pratique, dont elles sont, pour ainsi dire, les membres indivisibles, pût s'enseigner du haut d'une chaire, loin des objets sur lesquels elle doit agir.

L'enseignement médical se compose de matières

différentes en elles-mêmes, mais différentes aussi par la manière dont elles veulent être exposées. Quelques-unes se développent bien dans des leçons écrites, ou dans les savantes conversations d'un bon professeur. Les livres, préférables en général pour ce genre d'instruction, le cèdent pourtant, sous certains rapports, à des tableaux que l'accent de la voix et souvent l'aspect des auditeurs, rendent plus animés; à des explications qui, plus étendues, sans que les longueurs en deviennent fatigantes, se proportionnent mieux à la différente force d'intelligence ou d'attention des auditeurs : et d'ailleurs on peut y reproduire plusieurs fois, et sous des formes nouvelles, les choses qui paraissent n'avoir pas été bien saisies d'abord. Mais les matières de ce genre sont en petit nombre : dans toutes les autres, le professeur ne peut être bien entendu qu'en présence des objets. Vouloir peindre un muscle, une maladie, une opération chimique à celui qui n'a vu ni cette opération, ni cette maladie, ni ce muscle, c'est vouloir faire goûter la saveur d'un fruit à celui qui ne le connaît pas, ou l'odeur d'un parfum à celui qui ne l'a jamais respiré.

Les Grecs enseignaient la médecine pratique au lit même des malades : c'est pour cela qu'ils lui donnaient le nom de *clinique*. La nature fournissait le texte des leçons; et les dogmes se confirmaient, ou se rectifiaient par les faits.

A Rome, où l'art de guérir n'était guère pratiqué que par les Grecs, la même méthode fut constamment en usage. Les médecins les plus accrédités menaient leurs élèves chez les malades; ils les habituaient ainsi à voir la nature sous différents aspects, à la suivre dans tous les changements qu'elle éprouve; à prévoir les résultats de ses efforts spontanés, à calculer l'effet des remèdes. C'était même un inconvénient, ajouté à ceux de la maladie, d'être trop souvent découvert et palpé par tous les élèves de son médecin.

Sous les empereurs d'Orient, les hôpitaux, tenus avec soin, étaient consacrés à la fois au soulagement des pauvres malades, aux progrès de l'art, et à l'instruction des jeunes élèves. Il en fut de même chez les Arabes. Leurs écoles d'Orient et d'Espagne avaient toujours un hôpital dans leur voisinage. Les médecins arabes regardaient une vaste infirmerie, comme un laboratoire nécessaire aux observations et aux expériences du praticien; comme une espèce de galerie, où les jeunes élèves trouvent exposés des tableaux instructifs que les livres retracent toujours imparfaitement. En un mot, ils ne croyaient pas plus pouvoir se passer dans leurs écoles, d'une réunion de malades, que d'une collection de remèdes, ou d'un laboratoire de chimie et de pharmacie, ou d'un jardin de plantes usitées pour les traitements.

Parmi les écoles d'Europe quelques-unes, surtout à la renaissance de la médecine hippocratique, ont joui des mêmes avantages. Mais c'est depuis peu seulement, que de vraies écoles cliniques, faisant partie de l'enseignement des universités, ont été formées sur un plan digne des lumières et de la philosophie du siècle. Ce n'est pas qu'on ait jamais cessé de sentir la nécessité de voir des maladies, pour les connaître; de suivre des traitements, pour les comparer, les juger, les répéter, ou les corriger soi-même : mais le zèle de quelques professeurs éclairés avait seul transporté quelquefois l'enseignement de la vraie médecine pratique dans les hôpitaux; les leçons de ce qu'on osait appeler de ce nom, se donnaient ordinairement dans les salles des universités. Là, rien ne pouvait confirmer les assertions du maître, quand elles étaient fondées; rien ne pouvait les combattre, quand elles étaient contraire aux observations : on entendait un livre; on ne voyait pas la nature.

Les deux écoles de Vienne et d'Édimbourg ont les premières rempli cette lacune. La philosophie et le zèle de Joseph II (1) ont rendu longtemps l'école de Vienne supérieure à tout ce qu'on avait pu concevoir jusqu'alors. Celle d'Édimbourg, illustrée, presque tout-à-coup, par une réunion d'hommes éminents, n'a pas seulement jeté le plus

(1) Malgré la part active que cet empereur avait prise dans la coalition contre la France, il faut oser le louer pour ce qu'il a fait de bien; il faut le louer surtout pour l'esprit de tolérance qu'il avait voulu introduire dans ses États.

grand éclat; elle a véritablement formé beaucoup d'excellents praticiens, dont plusieurs rendent encore aujourd'hui, dans presque toutes les parties de l'Europe, les plus grands services à l'humanité.

Dans un petit écrit sur les hôpitaux, publié vers les premiers moments de la révolution, j'ai proposé l'établissement des écoles cliniques en France : j'en ai fait sentir les avantages; j'en ai démontré la nécessité. C'était le vœu de tous les bons esprits qui s'intéressaient aux progrès de l'art. Je rendais compte dans le même écrit des essais tentés par mon maître chéri, le vertueux Dubrueil, sous les auspices du maréchal de Castries, alors ministre de la marine : je rappelais que les deux écoles cliniques de Brest et de Toulon en avaient été le fruit : et les services qu'elles ont rendus me fournissaient les preuves de la justesse des vues qui dirigèrent leur formation.

En 1792, la commission des hôpitaux de Paris, dont j'avais l'honneur d'être membre, voulut mettre en exécution des projets appuyés du suffrage des hommes les plus éclairés, et commandés par l'intérêt public. Elle avait choisi, pour l'établissement d'une première école clinique, l'hospice appelé *la Charité*. Les plans étaient prêts, les moyens calculés et prévus. Mais bientot, la France entière tomba au pouvoir de la trop fameuse commune de Paris. Les commissaires des hôpitaux, ne se croyant plus utiles, donnèrent leur démission, ou furent écartés; et le peu de bien qu'ils avaient pu faire, s'évanouit en grande partie : celui surtout qu'ils avaient préparé, resta suspendu jusqu'à des temps plus heureux.

Enfin, la première loi d'organisation *des écoles de médecine,* ordonna que les élèves reçussent désormais, dans ces écoles, des leçons cliniques. Les moyens de tout genre qui peuvent rendre ces leçons plus profitables, ont été réunis avec beaucoup d'intelligence et de soin dans les trois écoles, particulièrement dans celle de Paris : elles n'ont plus besoin que de n'être pas troublées dans leurs travaux.

Des encouragements particuliers pourraient, en outre, transformer facilement tous les hospices en autant de petites écoles pratiques : rien ne serait plus avantageux. Les jeunes gens trouveraient partout alors cette véritable instruction pratique, la plus nécessaire de toutes. En entrant dans les grandes écoles, ils y porteraient l'habitude de l'observation : et les autres parties des connaissances médicales s'arrangeraient avec d'autant plus d'ordre et de clarté dans leur esprit, qu'ils en recueilleraient les matériaux avec des sens cultivés par cette même habitude, et avec un jugement habitué à s'exercer sur des impressions immédiatement produites par les objets.

Il est très-inutile sans doute d'insister sur les avantages des écoles cliniques en général : on sentira très-facilement aussi combien la multiplication de ces établissements, dans les hôpitaux de malades, peut devenir avantageuse. D'abord, les malades de ces hôpitaux seront mieux soignés : quand ils sont le sujet d'observations utiles, ils sont aussi l'objet d'attentions particulières. Le médecin, plus directement intéressé au succès des traitements, les combine avec plus d'attention, et les dirige avec plus de soin; il prend plus de précautions pour que les effets du régime concourent avec ceux des médicaments. Sous ses yeux, et presque sans sa participation, se forment de jeunes élèves dont l'instruction est d'autant plus solide, que la nature elle-même en fait, pour ainsi dire, les frais, et que cette même instruction est, jusqu'à un certain point, indépendante des talents du professeur. Dans cet exercice continuel de leur sagacité et de leur jugement; à l'aspect de tableaux, tous composés de faits, les élèves contractent l'habitude de les mieux voir et le dégoût de tout raisonnement qui ne s'y conforme pas : ils acquièrent, en quelque sorte malgré eux, le véritable esprit philosophique qui se fonde, en médecine, sur cette habitude et sur ce goût. Des recueils complets d'observations sur toutes les infirmités humaines, se trouvent bientôt tout formés, dans les journaux tenus par les professeurs : et de leur comparaison, résultent les règles les plus sûres touchant les modifications qu'exige le traitement des mêmes maladies, à raison des lieux, des saisons, de l'état de l'air, de l'âge des malades, de leur tempérament, etc. Les épidémies générales, ou communes à différents pays, et les épidémies particulières, ou propres à certains lieux, sont observées avec plus de soin, dans leurs variations et dans leurs retours ; elles sont décrites plus scrupuleusement, dans leurs phénomènes les plus fugitifs. Enfin, par de nombreux essais, on vérifie la puissance et l'utilité de tous les moyens connus ; on hasarde des tentatives indiquées par l'analogie ; il s'établit des correspondances, ou des communications rapides, entre cette foule d'observateurs, tous également intéressés à ne pas enfouir le fruit de leurs recherches : et de ces riches matériaux, doivent sortir nécessairement des corps de doctrine plus complets, plus réguliers, plus exacts, qui chaque jour se rapprocheront de plus en plus de la nature, et qui, plus susceptibles de se plier et de s'adapter à toutes les circonstances, réuniront aux avantages d'un sage dogmatisme tous ceux du véritable empirisme rationnel.

§ V.

Hygiène.

L'hygiène enseigne les moyens de conserver la santé. C'est non-seulement une partie essentielle de la médecine ; c'est encore une partie non moins importante de la morale. La morale est en effet l'*art de la vie :* comment cet art pourrait-il être complet, sans la connaissance des changements que peut éprouver le sujet sur lequel il s'exerce, et des moyens capables de produire ces changements? L'hygiène, et par conséquent aussi, quelques notions succinctes d'anatomie et de physiologie devraient entrer dans tout système d'éducation. Pour tirer le parti le plus utile de nos facultés intellectuelles, pour diriger nos penchants et nos désirs vers le but le plus avantageux à notre bonheur, il est absolument nécessaire d'approprier toutes nos habitudes physiques au genre de nos travaux, aux dispositions morales que nous voulons cultiver en nous : et quelquefois un bon régime suffit pour ramener l'ordre dans nos idées et pour régler nos passions. De quelle source dérivent les unes et les autres? n'est-ce pas des impressions reçues dans les divers organes? Quelles forces la volonté met-elle en jeu pour exécuter ses déterminations? ne sont-ce pas ces mêmes organes que la nature lui soumet comme des serviteurs dociles? Combien n'est-il donc pas préjudiciable d'ignorer la structure et les fonctions directes de ces précieux instruments, par lesquels nous recevons les impressions, nous concevons des désirs, et nous exécutons nos travaux! Combien surtout n'est-il pas honteux d'ignorer quelles causes peuvent perfectionner ou troubler leur action! Que de préjugés ridicules, que de vaines terreurs, quelle puérile crédulité cette ignorance ne nourrit-elle pas, même dans des esprits éclairés d'ailleurs!

Les livres diététiques d'Hippocrate, les premiers en date dans ce genre, sont les premiers encore par le caractère des observations. Plusieurs savants médecins les ont commentés à différentes époques. Lorri, dans son *Traité des aliments*, en a presque toujours adopté les vues générales, et les a fortifiées de tout ce que pouvaient y joindre la physique et la chimie de son temps.

Forcé par une santé délicate à des soins extrêmes de régime, Marsile Ficin avait recueilli beaucoup d'observations sur cette matière; et il s'était tracé des règles que sans doute il croyait utiles et sûres : mais comme sa tête était remplie d'idées astrologiques et de visions hypocondriaques, on ne peut guère avoir de confiance ni dans son jugement, ni même dans l'exactitude de ses récits.

Cardan, génie plein de pénétration, mais peu véridique et peu sensé; Bruyerin, qui joignait à la connaissance approfondie des médecins grecs le véritable esprit d'observation; Sebisius, que Boerhaave place à la tête de tous les écrivains d'hygiène, laissent peu de chose à désirer pour les préceptes généraux. Mais Sanctorius a depuis ouvert une nouvelle route. Cornaro et l'auteur du Recueil anglais, *des longues vies observées dans les trois Royaumes*, indiquent certaines pratiques particulières pour la conservation de la santé. Lommius, et plus récemment Mackensie, ont traité le même sujet en médecins. Cheyne ne ne l'a point approfondi ; mais son ouvrage présente quelques vues fines. Arbuthnot, de qui on devait attendre un ouvrage vraiment philosophique, n'a, dans son *Traité de la nature des aliments*, considéré cet objet que sous un seul point de vue.

Enfin, je ne pourrais qu'indiquer quelques autres ouvrages, tant sur la gymnastique (1) que sur le régime des malades ou sur l'usage journalier des différents aliments. Il en est qui contiennent des choses utiles ou curieuses : mais aucun n'embrasse la diététique dans toute son étendue. Le seul Bacon, par quelques aperçus jetés comme au hasard, semble avoir plus fait qu'eux tous pour ses progrès ultérieurs (2).

Mais laissons là cette imparfaite nomenclature de livres et d'auteurs.

On observe qu'aux diverses époques de la vie, comme dans les maladies différentes, les mêmes aliments ne produisent pas les mêmes effets. Chaque âge a ses habitudes physiques, ses passions propres : les unes et les autres, dirigées d'après le vœu de la nature, et contenues dans les limites qu'elle leur assigne, concourent également au

(1) L'ouvrage de Mercurialis mérite encore d'être lu.

(2) J'évite à dessein, de parler des traités, partiels ou généraux, publiés par des auteurs vivants. On annonce depuis long-temps celui du professeur Hallé : il sera sans doute digne de son auteur, et par conséquent des lumières du siècle.

maintien de la santé physique et morale, ainsi qu'au développement de l'individu.

Dans les différents climats et dans les diverses situations topographiques, la température et l'état de l'air, la nature des eaux, les exhalaisons du sol, le caractère des aliments qu'il fournit, celui des travaux qu'il impose, les goûts ou les besoins qu'il enfante, agissent, tantôt de concert, tantôt séparément, pour produire certaines habitudes particulières à chaque local. La diversité de ces habitudes frappe le voyageur le plus inattentif: il ne peut s'empêcher de les rapporter à leur véritable cause, à la différence des lieux. Il voit qu'elles sont utiles ou nécessaires dans un endroit, dangereuses ou même funestes dans un autre; et tout lui prouve qu'elles deviennent à leur tour la cause directe des formes extérieures, et même, en grande partie, du caractère propre à chaque nation.

Il est certain que l'homme, quoiqu'en apparence l'animal le plus faible, est au fond le plus fort. Il s'accoutume par degrés à toutes les températures, à toutes les manières de vivre : il se fait aux plus grands travaux, aux excès de tout genre : il peut s'endurcir, jusqu'à passer sans inconvénient, par les altérations les plus brusques. Ses fibres tenaces et souples se prêtent à tout : et souvent dans les circonstances qui paraissent devoir accabler ses forces et les détruire, il trouve les moyens de développer en soi des facultés nouvelles qui l'étonnent lui-même.

L'usage de certains aliments fortifie ou diminue certaines habitudes morales. Tantôt il agit directement, et par les impressions immédiates qu'il occasione; tantôt par les états divers de maladie ou de santé qu'il détermine, par les dispositions des humeurs et des solides qui en résultent : car bientôt, toutes ces différentes modifications se manifestent plus ou moins d'elles-mêmes dans les dispositions habituelles de l'intelligence et de la volonté.

Les passions, la tournure des idées, le caractère des travaux intellectuels, l'habitude de certaines séries de pensées et de sentiments, ou leur subite introduction dans une tête qu'ils agitent, pourraient-ils ne pas avoir à leur tour la plus grande influence sur l'état physique? N'avons-nous point chaque jour, sous les yeux, les exemples les plus frappants de l'empire que le moral exerce sur le physique? empire qui ne paraît incompréhensible que lorsqu'on cherche hors des organes, mis en jeu par les impressions, et susceptibles d'agir et de réagir les uns sur les autres, le lien de ces intimes rapports. Combien d'hommes tués, ou guéris par l'imagination! Combien de constitutions altérées, ruinées, ou rétablies et rajeunies, en quelque sorte, par des affections particulières, par des directions inaccoutumées d'idées et de sentiments! Bacon prétend que former tous les jours de nouveaux projets, est un moyen de prolonger la vie; qu'à la vérité, la sagesse invite l'homme aux habitudes constantes et paisibles; mais que les fous auraient vraisemblablement, à cause de la disposition contraire, des probabilités plus fortes de longévité, si leurs extravagances ne les précipitaient d'ailleurs dans une foule de dangers directs.

Ce qu'il y a de plus sûr, c'est que l'abandon des travaux habituels dérange l'ordre des mouvements vitaux, précipite la vieillesse, avance la mort : et souvent on a guéri des maladies chroniques invétérées, en arrachant le malade aux langueurs du repos ou de la monotonie, en lui imposant de nouveaux devoirs, en changeant la nature de ses travaux.

Tous les faits relatifs à ces différentes vues générales, doivent être recueillis, discutés, comparés avec soin. On peut en tirer dès aujourd'hui d'utiles règles d'hygiène, également applicables à tous les systèmes d'éducation particulière ou publique : et cette partie, presque neuve encore, de la physique et de la morale, offre un champ vaste et fertile à moissonner.

On ne doit pas sans doute se borner à l'histoire des aliments, à l'exposition de leur nature, à la détermination de leurs effets : il faut encore indiquer les chaînes d'impressions, d'idées, d'appétits, ou de penchants qui peuvent être la suite de leur usage; il faut apprécier chaque genre de vie, par rapport à son influence sur les dispositions habituelles du système, sur celles de chaque organe, sur ses facultés et ses fonctions. Ce serait peu d'assigner l'utilité de l'exercice en général, ou l'effet propre à chaque genre d'exercice : il est nécessaire de parcourir les divers travaux auxquels l'homme peut être assujetti sur les différents points du globe et dans les différentes circonstances de la vie, d'examiner en quoi ils peuvent devenir utiles ou nuisibles; quels sont les moyens de corriger leurs mauvais effets, ou de rendre ceux qui sont bons, plus complets, plus constants et plus sûrs.

En considérant la puissante influence des passions et des idées sur l'état des organes, sur leur développement, sur leurs fonctions, on ne doit plus se contenter des énoncés vagues et généraux auxquels les médecins et les moralistes s'en sont tenus jusqu'à présent : il faut entrer dans des particularités d'une application directe : il faut voir si, du rapprochement des observations déja faites, et de celles que l'expérience journalière fournit aisément à des regards attentifs, on ne pourrait pas, dès ce moment, tirer une suite de règles sur l'emploi des affections de l'ame, pour le rétablissement ou le maintien de la santé. En un mot, en embrassant à la fois le physique et le moral; en indiquant les rapports et les moyens par lesquels ils agissent l'un sur l'autre, on doit aspirer à faire servir ces connaissances, une fois bien vérifiées, au perfectionnement de tout l'individu. Et même rappelons ici ce que j'ai fait remarquer ailleurs : l'observation constante des siècles atteste que les dispositions physiques se transmettent des pères aux enfants : quelques faits certains, plusieurs analogies d'un grand poids, et l'ensemble des lois de l'économie animale, portent à croire, en outre, que certaines dispositions morales se propagent également par la voie de la génération. On doit donc porter ses regards encore plus loin, en traçant des règles de régime; c'est au perfectionnement général de l'espèce humaine qu'on doit aspirer.

§ VI.

Chirurgie.

Opérations chirurgicales.

La chirurgie, née avec la médecine, n'en fut séparée que dans des temps d'ignorance et de barbarie; dans ces temps où les prêtres et les moines étaient et voulaient rester les seuls médecins de l'Europe. Une prétendue *horreur de l'Église pour le sang*, ou plutôt l'avilissement profond où la chirurgie était tombée entre les mains des hommes les plus grossiers et les plus vils, fit penser à ces moines et à ces prêtres, qu'il était convenable et politique d'abandonner la médecine opératoire aux barbiers et aux jongleurs.

Au temps d'Hippocrate, cette séparation n'existait pas; et même elle ne pouvait pas exister. Il paraît seulement que quelques opérations étaient exclusivement réservées à certaines personnes en particulier. Hippocrate s'engage dans son serment à ne point pratiquer la lithotomie, soit par cette raison, soit parce qu'il regardait les plaies de la vessie comme mortelles. En France, cette même opération a long-temps été le patrimoine d'une famille, où, de père en fils, une tolérance tacite et le préjugé public en conservaient, et, pour ainsi dire, en avaient consacré le droit.

Hippocrate était médecin, chirurgien, pharmacien; il a écrit sur les trois parties de la science. Ses ouvrages de chirurgie ne sont pas indignes des autres : on peut encore, sinon y puiser des lumières nouvelles, du moins y recueillir les premières lueurs de celles que les siècles modernes ont répandues sur presque toutes les branches de l'art. Son *Traité des Plaies de la tête* contient beaucoup d'observations utiles; il respire surtout le véritable génie chirurgical.

Celse, en retraçant et résumant la médecine des Grecs, fit aussi le tableau de leur chirurgie. Paul d'Égine l'enrichit de plusieurs inventions et traitements qui lui sont propres. Sous les Arabes, elle fit encore quelques progrès. Mais ce n'est qu'à la renaissance de l'anatomie, vers l'époque où Vésale secoua le joug du galénisme et des écoles, qu'aidée de la physique, qui se frayait elle-même des routes nouvelles, elle prit ce vol hardi qui l'a conduite depuis, de découverte en découverte et de succès en succès. Ambroise Paré, Fabrice de Hilden, Fabrice d'Aquapendente, Marc-Aurèle Severin, Jean de Vigo, Gui de Chauliac et quelques autres en sont, pour ainsi dire, les pères chez les modernes. Le dix-septième siècle lui a donné plusieurs hommes distingués. Mais le dix-huitième l'emporte de beaucoup, et par le caractère des esprits qui l'ont cultivée, et par l'importance des vérités qu'ils ont établies, ou des préjugés et des erreurs qu'ils ont fait disparaître. Palfin, Dionis, Duverney, Solingen, La Peyronie, Raw, Heister, Petit, Lamotte, Quesnay, Monro, Louis, Pouteau, Pott, les deux Hunter, Cheselden, et plusieurs autres qu'il serait trop long de nommer; les uns en embrassant toutes les parties de l'art, et le traitant d'une manière systématique; les autres en dirigeant leur attention sur les points que leur génie ou les circonstances les portaient à préférer, l'ont agrandie, l'ont simplifiée, l'ont perfectionnée de jour en jour : et les grands maîtres que nous avons perdus depuis peu, tels que les Dessault, les Choppart, etc., ou ceux qui nous restent encore, et que je m'abstiendrai de citer, pour éviter de montrer de la prévention pour mon pays, en ne nommant presque que des chirurgiens français; ces grands maîtres, dis-je, n'ont cessé de reculer les limites de l'art par leurs travaux infatigables, et de former des élèves capables de les remplacer.

Presque toutes les parties importantes de la chirurgie ont successivement été revues, ont éprouvé d'utiles changements. Le traitement des fistules, et notamment de celles de l'anus, les grandes amputations, les maladies des os, l'opération de la pierre, celle des hernies, celle des anévrismes, les accouchements, etc., ont fait, depuis moins d'un siècle, des progrès si considérables, qu'on peut regarder l'art comme à peu près entièrement renouvelé.

Je n'ai pas besoin de faire remarquer que l'étude de la chirurgie, comme celle de la physiologie, se rapporte aux trois analyses descriptive, historique et de déduction; tandis que l'étude de l'hygiène met particulièrement en usage les deux dernières analyses. Mais peut-être n'est-il pas inutile d'observer que les leçons de chirurgie se donnant toujours nécessairement en présence des objets, elles ont moins prêté que celles de certaines autres branches de l'art de guérir, aux divagations du charlatanisme, et aux écarts de l'imagination. Les améliorations que cette partie de l'enseignement peut demander encore sont assez faciles, pour que l'exemple d'un seul maître, imbu des méthodes philosophiques, puisse les achever et les consacrer pour toujours.

Quant aux améliorations qui doivent porter sur le fond de l'art lui-même, les résistances qu'elles peuvent rencontrer, tiennent en partie aux vices de sa langue scientifique, en partie au caractère trop mécanique de ses principes généraux. On a vu comment et jusqu'à quel point il est possible de rémédier au premier inconvénient, et quels désordres nouveaux peuvent naître d'une semblable réforme. Le second tient à la nature même des études chirurgicales. Les esprits lents et bornés, qui sont toujours les plus nombreux, trouvent ici des appuis visibles et palpables pour leurs raisonnements et pour leurs théories. Raisonner sur des objets qu'on a sous les yeux, inspire une grande confiance. Mais malheureusement, un tact grossier et des connaissances bornées ne suffisent pas toujours pour deviner le caractère des objets à travers leur enveloppe extérieure. Cette habitude de tout considérer matériellement peut entraîner ici dans beaucoup d'erreurs, et sans doute elle est souvent insuffisante dans l'application. C'est donc vers l'amélioration de la physiologie et de la pathologie, que les vrais chirurgiens doivent spécialement diriger leurs efforts.

La partie instrumentale et manuelle se perfectionne, pour ainsi dire, d'elle-même. Mais le traitement d'une plaie un peu grave; mais l'influence d'une opération majeure sur tout le système; mais certains changements profonds, quoique souvent difficiles à saisir, que les maladies universelles et les maladies chirurgicales exercent les unes sur les autres, méritent la plus grande attention. Le talent ne consiste pas moins souvent à rendre inutile une opération, qu'à la bien faire; à guérir une plaie ou toute autre affection locale par des traitements internes et généraux, que par l'application des topiques ou des instruments les plus ingénieux. En un mot, il faut que la chirurgie emprunte les vues médicales, comme la médecine a souvent besoin d'emprunter les secours chirurgicaux.

§ VII.

Matière médicale.

Le tableau des moyens que l'art emploie pour guérir les maladies, forme ce qu'on nomme *la matière médicale*. Ces moyens ou les médicaments sont des productions de la nature. La chimie et la pharmacie les combinent et les préparent: la clinique les administre et note leurs effets. Ainsi, la connaissance des substances animales, végétales ou minérales, des qualités extérieures qui servent à les classer, de la manière dont elles se forment, du pays qui les produit, des changements que le temps leur fait subir, est une partie de l'histoire naturelle. Toutes les décompositions, associations et combinaisons dont elles sont l'objet avant d'être mises en usage; toutes les modifications qu'elles éprouvent, ou qu'elles sont susceptibles d'éprouver dans ces nouvelles combinaisons, ou dans leur application aux corps animés, sont du ressort de la chimie et de la pharmacie. Les observations faites au lit des malades, sur les vertus des médicaments, et qui, distribuées dans le même ordre que celles des maladies, en sont le complément, appartiennent à la clinique. Les seuls praticiens observateurs peuvent les fournir, ou leur imprimer le sceau de la vérité.

C'est en regardant, en touchant, en voyant, en flairant et goûtant les remèdes, qu'on apprend à les reconnaître : c'est en les voyant décomposer et recomposer, en observant les qualités de leurs produits ou de leurs nouvelles associations, qu'on acquiert des notions justes sur leurs qualités chimiques : c'est en les voyant préparer dans les pharmacies, en les préparant soi-même, qu'on se fait une idée nette de leurs transformations, des qualités sensibles que les diverses préparations peuvent leur imprimer : enfin, c'est dans le cours d'une pratique attentive et suffisamment étendue, qu'on apprend à connaître les véritables propriétés des médicaments, à les évaluer, non d'une manière vague, mais par des effets constants bien déterminés, bien circonscrits, et rapportés aux cas individuels, dans lesquels ils se sont offerts à l'observation.

Rien n'est plus difficile, sans doute, que d'assigner aux remèdes la part réelle qu'ils peuvent avoir dans les changements survenus à la suite de leur usage. Les observations et les expériences sur cette matière, présentent beaucoup d'incertitudes et de difficultés; elles sont sujettes à beaucoup d'erreurs. On a souvent bien de la peine à constater si les remèdes ont en effet, dans ces changements, une part quelconque. Tant de circonstances étrangères peuvent avoir produit les faits observés, ou du moins les avoir altérés au point de rendre leur véritable cause impossible à reconnaître! Ce qu'il est encore plus difficile de bien démêler, c'est la qualité particulière qui rend un remède capable de produire réellement tel ou tel effet.

Quand on parcourt les recueils de matière médicale, on est étonné de rencontrer la même substance rangée sous plusieurs classes et sous plusieurs genres très-différents. Tantôt elle est purgative, tantôt apéritive, tantôt expectorante, etc. C'est surtout parmi les calmants, qu'on retrouve des drogues tirées de presque toutes les autres classes. La crédulité la plus docile a bien de la peine à ne pas concevoir quelques doutes à cet aspect. Appliqués aux corps vivants, les remèdes agissent d'une manière très-diverse, suivant les circonstances. Tantôt c'est un purgatif qui calme; tantôt c'est un tonique, un acide, un amer, etc. Le même remède peut devenir tour à tour évacuant, diurétique, sudorifique. Il faut donc qu'une suite d'essais, répétés par différents observateurs, dans différents lieux et dans les différentes circonstances où peut se trouver l'économie animale, fixent les incertitudes qui naissent de cette diversité d'effets. Il est même quelquefois nécessaire de rechercher s'il y a des propriétés véritables et constantes dans le remède qui fait le sujet de l'examen.

Ainsi, la meilleure matière médicale serait celle qui présenterait, ou suivant l'ordre des traitements, ou d'après la classification des effets généraux, le relevé fidèle des observations recueillies au lit des malades, sur les propriétés des médicaments. C'est le plan que Vogel semblait s'être proposé; mais malheureusement il se contente de prendre le résultat des observations, sans jamais entrer dans les circonstances qui pourraient seules caractériser l'effet observé. Quand il parle des propriétés du *quinquina*, par exemple, il dira fort bien que cette écorce a été employée avec succès dans telle et telle maladie particulière, citant avec exactitude les auteurs : mais il ne donne aucun détail, ni même aucun résultat général touchant les phénomènes de ces maladies, l'époque de l'année, le tempérament du malade, le moment de l'administration du remède; toutes circonstances capables de modifier puissamment son action, et sans la connaissance desquelles il est par conséquent impossible de l'apprécier. De quelle utilité peuvent donc être pour le lecteur ces longues listes d'observations souvent contradictoires? Quel moyen peut-il avoir de concilier ces contradictions, et de découvrir, dans chaque cas particulier, la véritable cause de l'effet obtenu? Le travail de Vogel, excellent sous quelques rapports, est donc à refaire, ou du moins à revoir : et les praticiens expérimentés, qui, profitant de ses recherches laborieuses, entreprendraient de recueillir et de classer les faits qu'il indique, en se bornant à saisir leurs traits principaux, rendraient sans doute un service essentiel aux jeunes élèves. Ce nouveau travail serait plus instructif encore, si les auteurs joignaient leurs propres observations aux faits nombreux cités par Vogel, soit pour appuyer les conséquences de ceux-ci, soit pour les combattre et les rectifier.

Au reste, il est aisé de voir qu'avant d'avoir observé par lui-même, l'élève n'entend absolument rien à des généralités sur les observations d'autrui : et quand on s'est fait un tableau de remèdes dont on connaît les effets par sa propre expérience, on n'en cherche plus guère les indications dans les livres. Notre matière médicale n'est déja que trop riche : ce n'est pas de nouveaux remèdes que nous avons besoin; c'est d'une bonne méthode d'employer ceux que nous possédons. Cappivaccius disait à ses élèves : *Discite meam methodum, et habebitis arcana mea.*

Cette manière de traiter la matière médicale

serait toute clinique : aussi, je le répète, ce n'est qu'au lit des malades que sa partie la plus essentielle peut être enseignée avec fruit.

§ VIII.

Chimie, Pharmacie.

La chimie ne tient encore à la médecine pratique que par des rapports assez bornés. La connaissance des altérations que les aliments ou les remèdes peuvent éprouver par leur mélange avec les différentes matières qu'ils rencontrent dans l'estomac, est sans doute nécessaire à la pratique de l'art de guérir : mais ces altérations sont bien moins variées et moins importantes que quelques personnes ne paraissent le penser ; et le fussent-elles d'ailleurs beaucoup, il est très-difficile de les apprécier exactement. Staalh disait : *Chimiæ usus in medicina nullus, aut ferè nullus.* Cette opinion de Staalh, vraie de son temps, l'est peut-être encore presque également aujourd'hui. Le nouvel éclat que les chimistes modernes, et surtout les chimistes français, donnent à la science, et les efforts, très-louables, de quelques-uns d'entre eux pour en rendre les découvertes directement utiles à l'art de guérir, ne paraissent point encore avoir donné des résultats bien étendus, et surtout bien sûrs. On ne doit cependant pas désespérer d'en tirer un jour des lumières sur les relations des corps animés, dans leurs différents états, avec les autres corps de la nature; et l'on sent aisément quels secours pourraient trouver dans ces lumières l'hygiène et la médecine pratique. Mais les expériences nécessaires pour atteindre ce but, ne se feront point dans les laboratoires : ce n'est point en opérant sur des instruments dépourvus de vie et de sensibilité, qu'on pourra parvenir à des résultats également applicables et certains. C'est par l'observation de la nature sensible et vivante; c'est au lit des malades, c'est dans de vastes infirmeries, qu'il faut pratiquer cette chimie nouvelle, cette chimie animée, dont la cessation de la vie dénature à l'instant tous les produits. Pour pouvoir s'appliquer à la diététique et à la médecine pratique, ces produits et les conclusions théoriques qui en résultent, ne doivent être fournis que par des observations propres à l'une et à l'autre; ils ne peuvent être solides qu'autant qu'ils se fondent sur des faits tirés immédiatement de leur sein.

Dans l'état actuel de nos connaissances, la chimie est le flambeau de l'histoire naturelle; elle enseigne aux arts les moyens de s'en approprier les richesses; elle prépare, combine et multiplie les matières qui peuvent être appliquées à nos besoins; elle commence à répandre sa lumière sur diverses parties de la physique proprement dite : et plusieurs phénomènes, mal conçus jusqu'à présent, rentrent dans la classe des combinaisons ou des décompositions dont la chimie a découvert les lois. Enfin, cette science, dont presque tous les arts empruntent le secours, est née, pour ainsi dire, avec l'art de préparer les médicaments : elle en fait partie; et c'est d'elle que la médecine a reçu la plupart de ses moyens les plus puissants.

La chimie, après avoir été long-temps le domaine des charlatans et des visionnaires, est enfin devenue celui des hommes les plus éclairés, et des meilleurs esprits de leur siècle. Après avoir servi tant de fois d'instrument à la déraison, après avoir corrompu par son influence plusieurs parties des sciences naturelles, elle a pris enfin le caractère le plus philosophique; elle suit la marche la plus sévère et la plus sûre. Telle est la véritable cause de ses succès aussi rapides que brillants.

La chimie pharmaceutique a suivi cette même marche; elle s'est animée du même esprit. Ses procédés sont devenus de jour en jour plus simples et plus raisonnés. Le vieux fatras des *codices* et des dispensaires disparaît peu à peu; et, quoique la réforme soit loin d'être complète, la manière dont elle est commencée ne laisse guère d'espoir aux inepties et aux puérilités, dont abondaient autrefois les préparations et les formules officinales, de se défendre encore long-temps contre la raison.

Cette réforme est en grande partie l'ouvrage de

Baumé (1) : c'est, du moins, lui qui le premier a mis au jour toute l'absurdité de plusieurs préparations, l'inutilité d'un plus grand nombre, et les manœuvres peu délicates des droguistes et des pharmaciens. Depuis lui, beaucoup d'abus ont été réformés, autant que le permet la nature d'un commerce, où la probité n'a pour surveillant qu'elle-même : et les pharmacopées ont graduellement resserré le nombre de leurs formules, et banni l'appareil des procédés anciens, dont les lumières actuelles démontrent l'absurdité.

Ce n'est pas en lisant qu'on apprend la chimie et la pharmacie : c'est en voyant opérer, en opérant soi-même, en familiarisant ses yeux et ses mains avec les objets des opérations, avec les instruments dont on y fait usage.

Encore une fois, cette méthode, applicable à toutes les études pratiques, est si bonne, que le talent du professeur y devient presque inutile, et que la nature elle-même, c'est-à-dire, la présence des objets, répare presque toutes les erreurs qu'il peut commettre dans son enseignement oral.

Je n'ai pas besoin de faire observer en terminant, que l'analyse de décomposition et de recomposition est spécialement propre à la chimie. On sait combien cette science a retiré d'avantages

---

(1) Quand mon respectable confrère, le cit. Deyeux, aura publié sa Pharmacie, on pourra regarder cette réforme comme terminée.

de l'application plus régulière des méthodes philosophiques. En les employant sur des objets matériels et palpables, elle en a perfectionné les procédés; et cette même analyse qu'elle met habituellement en usage, maniée d'une manière savante et réfléchie, n'a plus paru étrangère aux objets intellectuels.

§ IX.

Botanique.

Les anciens ont traité quelques parties des sciences avec beaucoup de génie et de succès; ils en ont laissé plusieurs autres dans l'enfance. La pratique d'Hippocrate est admirable : son anatomie et sa matière médicale sont au-dessous du médiocre. L'histoire des animaux d'Aristote est un modèle, soit pour la manière de saisir les grands traits et les grands rapports, soit pour la fidélité des détails : jamais on n'a peint la nature avec un pinceau plus ferme. Sa physique, au contraire, n'est pas seulement indigne de lui; on peut dire avec vérité que c'est un tissu d'opinions absurdes et bizarres, fruit d'une imagination déréglée et subtile : et quant au langage qu'il y emploie, on trouverait peut-être difficilement ailleurs des exemples d'un galimatias plus ténébreux.

A côté de certaines branches de la philosophie naturelle, qui se développaient avec vigueur et rapidité, d'autres languissaient dans une espèce d'engourdissement, dont l'histoire ne rend pas toujours raison : elles restaient en arrière, malgré le mouvement fécond que semblaient devoir imprimer à leurs études le sentiment du besoin, et quelquefois même le préjugé public.

Telle fut la botanique. Avant Hippocrate, elle n'existait pas encore. Ce grand homme parle de beaucoup de plantes : mais il en parle en médecin, non en botaniste. Ce furent Théophraste et Dioscoride qui créèrent la science. Pline et Galien l'enrichirent, mais sans y mettre aucun ordre. Les Arabes la laissèrent à peu près dans le même état où ils l'avaient reçue des anciens.

Chez les modernes, Mathiole, Fallope, Fabius Columna, l'ont ressuscitée. Jean et Gaspard Bauhin, Cesalpin, Gessner, l'ont refondue et rajeunie. Elle a été remaniée, et, s'il est permis d'employer cette expression, reprise en sous-œuvre par Tournefort, qui, après avoir fait sentir le vice des méthodes connues de son temps, osa se proposer, et termina le plan de son entière réforme. Ce plan, tout à la fois vaste et simple, ne pouvait être conçu que par une tête forte, exécuté que par d'infatigables travaux.

Jean Ray, vivant seul à la campagne, presque sans livres et sans moyens d'entreprendre de grands voyages, a cependant fait des recherches et proposé des vues très-utiles. Le premier, il sentit qu'il est nécessaire, si l'on veut éviter la confusion, de classer les plantes, non par la ressemblance d'une partie, mais par celle de toutes, ou du moins des plus importantes. Si, dans la pratique, ce système éprouve des difficultés, on ne peut s'empêcher de reconnaître qu'il a pour lui l'avantage de l'exactitude, et qu'il se rapporte mieux en général aux formes extérieures des plantes, et même à leurs propriétés.

Parmi les systèmes proposés depuis, on distinguera toujours celui de Linné. Il sert encore de base, ou du moins il s'associe encore à ceux que des connaissances plus étendues, et peut-être une manière plus saine de philosopher, ont fait éclore de nos jours.

Fondé sur une observation ingénieuse, ce système lui doit peut-être toute sa grande célébrité : peut-être ses avantages réels, soit pour l'étude purement botanique des plantes, soit pour la connaissance de leurs usages, se réduisent-ils à peu de chose. Les illustres auteurs du système adopté dans le Jardin National, semblent en avoir jugé de même. Ils n'ont point cru devoir se borner à un seul caractère, dans la considération des végétaux : leur classification les embrasse et les combine, pour ainsi dire, tous; et joignant leurs propres observations à celles de leurs devanciers, ils ne pouvaient manquer de faire un très-utile et très-beau travail.

Les botanistes semblent, en général, avoir mis le même soin à faire disparaître les points de rapports de leur science avec les autres, qu'ils semblaient devoir en mettre à les chercher et à les multiplier. Ils évitent d'envisager les végétaux sous un autre aspect que celui de leur simple description : leurs propriétés et leurs usages n'existent pas, en quelque sorte, pour eux; et quelques-uns seraient presque fâchés que les classifications en offrissent quelques traces. Transporter dans leur science les vues de la médecine ou des arts, ce serait à leur avis la dénaturer.

Mais cette manière d'isoler la botanique et de la réduire à la condition d'une aride nomenclature, n'est-elle pas la principale cause du dégoût qu'elle inspire à beaucoup de très-bons esprits? N'est-ce pas uniquement à cela qu'il faut attribuer sa propriété remarquable de fatiguer souvent sans fruit les mémoires, qui ne peuvent fixer les objets que par le raisonnement? Enfin, si beaucoup d'hommes, pleins de lumières, lui ont longtemps refusé le titre et les caractères d'une véritable science, n'en faut-il pas accuser cette prétention singulière de ne lui permettre presque aucune utile application?

Je sais que lorsqu'il est question de classer vingt-cinq ou trente mille plantes, dont un petit nombre seulement sont connues par leurs propriétés, on peut regarder comme superflu, de tenir compte de ce caractère si essentiel aux yeux des ignorants. Mais peut-être alors, malheur à ceux qui peuvent apprendre et retenir tant de noms et de phrases descriptives, auxquels ne s'attache d'ailleurs aucune idée que celle de quelques formes ou de quelques traits extérieurs !

La botanique se présente donc ici, sous deux points de vue très-différents : 1° comme simple classification de tous les êtres du règne végétal; 2° comme l'un de ces grands magasins de la nature, dont la médecine emprunte plusieurs remèdes efficaces, et les arts une foule d'utiles matériaux.

Sous le premier point de vue, elle ne serait qu'une simple nomenclature, si l'on s'obstinait à suivre ce système d'isolement, dont je viens de parler. Or, on peut avoir souvent besoin de consulter une nomenclature : mais cet aride aspect n'éveille ni l'intérêt de l'imagination, ni celui de la raison.

Sous le second point de vue, la botanique ouvre un champ vaste aux recherches expérimentales : elle a pour but de saisir des rapports également utiles à connaître, et curieux à découvrir. Les méthodes systématiques qui représenteraient fidèlement ces rapports, n'offriraient pas moins de pâture à l'avidité du savoir, qu'au désir, plus sage peut-être, de porter les résultats de chaque science dans la pratique de la vie, et de les faire servir à la satisfaction de nos besoins journaliers. Cette botanique usuelle ne serait point formée sur le plan mesquin de Chomel, qui n'est pas même bon pour la partie médicale à laquelle il se borne : elle embrasserait tous les usages des végétaux ; et leur distribution serait faite d'après l'analogie de leurs propriétés.

Peut-être serait-il alors convenable de faire deux classifications : l'une destinée aux espèces nutritives, pharmaceutiques ou vénéneuses ; l'autre, à celles qui sont employées par les arts, dans certaines vues d'un intérêt moins immédiat, ou relativement auxquelles l'ignorance et les erreurs sont moins préjudiciables. Ne serait-ce point là le moyen de répandre un intérêt vraiment général sur cette science, dont les objets peuvent nous procurer tant de jouissances ? La nature se plaît à parer les végétaux des plus belles et des plus riches couleurs, à les imprégner des parfums les plus doux ; nous respirons une vie nouvelle avec les émanations restaurantes des jardins et des bosquets : qui ne l'a pas éprouvé mille fois, et toujours avec un nouveau charme ? mais une manière froide et classique de considérer les plantes flétrirait ces heureuses impressions, et laisserait bien peu de prise à la mémoire. Les prestiges de l'imagination, les souvenirs les plus chers au cœur, confondus souvent avec ceux des fleurs et de la verdure, n'empêchent pas que l'étude d'un catalogue ne soit toujours insipide, monotone, et que le plaisir d'observer des productions également attachantes et curieuses ne se perde au milieu de tant d'efforts pour retenir des noms presque toujours insignifiants, et des phrases qui ne sont elles-mêmes que des noms plus détaillés, ou d'arbitraires définitions.

Mais la botanique porte en elle-même les principes féconds de nouvelles découvertes : les hommes les plus distingués qui la cultivent commencent à ne plus se contenter de ces froides classifications. Après avoir épuisé les descriptions extérieures, ils ont senti que les phénomènes qui caractérisent la vie des végétaux, étaient bien plus dignes de leurs recherches. En effet, le tableau de la germination, du développement, de la fructification, des maladies et de la mort de cette classe d'êtres si variés, n'est pas seulement très-curieux, comme partie de la physique ; il peut, en outre, devenir d'une utilité directe pour les progrès du jardinage et de l'agriculture ; il peut fournir les moyens d'accroître les richesses de la société.

La physiologie des végétaux doit se fonder sur leur anatomie ; comme elle-même doit servir de base à leur pathologie et à leur thérapeutique. On a donc étudié plus attentivement la structure intime de leurs organes et des parties élémentaires dont ils sont composés.

Voilà, dis-je, une nouvelle et plus noble carrière ouverte aux botanistes observateurs. En joignant à l'étude des phénomènes que présente immédiatement la vie végétale, la recherche des différentes transformations, combinaisons ou décompositions, dont les végétaux sont les instruments, ou peuvent devenir les sujets, ils parviendront peut-être un jour à dévoiler le mystère de leur formation et de leur développement.

La botanique médicale s'apprend sans doute dans les jardins, dans les champs et sur les montagnes : mais elle s'apprend aussi dans les pharmacies et dans les séchoirs. Il est nécessaire de suivre les altérations de la même plante, non-seulement dans sa dessiccation, mais aussi dans ses préparations diverses. Il est bon de comparer le goût et l'odeur qu'elle a sur pied, avec l'odeur et le goût qu'elle acquiert en se flétrissant, en se desséchant, en s'altérant, ou qu'elle communique à d'autres substances, en se combinant avec elles. Enfin la connaissance de cette botanique se confirme et se complète au lit des malades : et l'on voit facilement qu'elle rentre alors dans la matière médicale, dont elle est en effet une partie, et dont même elle ne peut être séparée, sans cesser de se rapporter à la médecine.

§ X.

Médecine vétérinaire.

La médecine vétérinaire est, pour ainsi dire, née de nos jours. Cependant on trouve déja dans Aristote, dans Xénophon, dans Pline, et dans les *Rei rusticæ Scriptores*, un grand nombre d'observations recueillies par les anciens, sur l'art de soigner en santé les bœufs, les chiens, les chevaux, et de les traiter dans les maladies auxquelles ils sont sujets. L'éducation des chevaux a, dans tous les temps, été l'objet de soins très-attentifs; celle des chiens de chasse et des oiseaux de vol, est devenue l'objet d'un art savant; et comme tous ces animaux sont assez souvent malades, on a été forcé de chercher les moyens de les guérir. Mais il y a loin de ces premières tentatives informes à une véritable médecine vétérinaire : et même, quoique Ramazzini et quelques autres eussent décrit avec exactitude certaines épizooties; quoiqu'ils eussent cherché les rapports qu'elles pouvaient avoir avec les épidémies humaines, et les méthodes qui devaient diriger leur traitement; enfin, quoique nous eussions des traités d'hippiatrique fort étendus, l'art n'existait point encore à proprement parler : il ne formait point un corps de doctrine, fondé sur une collection raisonnée de faits.

On peut dire qu'il date de Bourgelat. C'est en effet ce célèbre hippiatre qui, le premier, a ramené les procédés empiriques à des principes généraux; qui les a liés à des connaissances anatomiques et physiologiques beaucoup plus exactes; qui n'a pas seulement enchaîné d'une manière méthodique les résultats des observations, mais encore indiqué l'esprit dans lequel on doit observer. On lui doit surtout le premier établissement où l'art vétérinaire ait été l'objet d'un véritable enseignement clinique; où les leçons aient été données, comme celles de médecine pratique, à l'aspect même des maladies, objet de ses recherches.

Les élèves de son école, et les grands maîtres de celle de Charenton, n'ont point fait oublier l'importance de cette heureuse impulsion imprimée à l'art naissant; mais dans le sein de l'une et de l'autre, cet art a fait des progrès rapides: elles ont produit plusieurs hommes d'un mérite rare, que nous avons le bonheur de posséder encore (1); et des disciples accourus de tous les pays de l'Europe avaient déja, sous l'ancien régime, averti la France d'une richesse qu'elle paraissait dédaigner.

La multiplication, la conservation, le perfectionnement des animaux, sont des objets trop directement utiles, pour qu'il soit nécessaire de faire sentir combien les progrès de l'art qui s'y rapporte intéressent la prospérité publique.

N'est-ce pas d'ailleurs un véritable devoir de donner à des êtres sensibles comme nous, et qui partagent si patiemment nos travaux, tous les soins qui peuvent rendre leur existence plus douce? Ne font-ils pas partie de la famille hu-

---

(1) Depuis que j'ai écrit ceci, nous avons perdu l'excellent Gilbert, non moins regrettable pour les sublimes qualités de son ame, que pour les talents et les lumières qui, si jeune encore, lui avaient acquis une si haute réputation.

maine? ne sont-ils pas les plus utiles instruments d'une foule d'entreprises qui multiplient les richesses et les jouissances de l'état social? Si nos besoins nous forcent à les priver de la vie, avant le terme qui leur fut assigné par la nature, pourrions-nous négliger de leur rendre, du moins, ce peu de jours que nous leur laissons, et que nous tournons encore à notre profit, aussi supportables que l'esclavage le permet? Serait-ce trop présumer de la bonté de l'homme, que d'attendre dans les soins qu'il prend de ses utiles compagnons, quelques sentiments de reconnaissance, mêlés à ceux de l'intérêt personnel? Je ne le pense pas. La bonté véritable, celle de tous les moments, celle qui s'exerce dans le silence, est moins rare sans doute, que les imaginations mélancoliques ne se plaisent à le dire, et que les cœurs dépravés n'affectent de le croire. Le mal est toujours éclatant par sa nature même : le bien, au contraire, est obscur. Beaucoup de personnes soignent leurs animaux comme des amis : les habitants de la campagne les pleurent comme des frères, quand ils les ont perdus. Ces affections tiennent d'assez près à celles qui unissent les hommes entre eux, pour mériter d'être cultivées soigneusement dans les cœurs.

Les personnes qui joignent à la sensibilité, sans laquelle l'homme moral n'existe véritablement pas, la réflexion, qui, seule, peut la guider utilement, ne foulent aux pieds aucune de ces affections indirectes : elles savent que ces mêmes affections sont, pour ainsi dire, la culture la plus heureuse de la raison comme de la sensibilité; elles savent que rien n'est plus propre à leur imprimer une favorable direction. Combien ne serait-il pas facile de réveiller dans les ames qui ne sont point entièrement dépravées, ces sentiments humains, source féconde des plaisirs les plus doux de la vie! C'est pour notre propre bonheur qu'il importe de les développer soigneusement en nous, de les cultiver avec attention, d'éloigner tout ce qui peut les flétrir. Comment supporterions-nous donc froidement ces spectacles de barbarie, que la stupide grossièreté nous présente chaque jour? Comment surtout pourrions-nous jamais devenir les complices de la cruauté capricieuse, avec laquelle on traite si souvent les animaux? Mais ce n'est point assez d'éviter à l'égard de nos compagnons et de nos aides, tout mauvais traitement sans objet : soyons plus justes; cherchons à les rendre heureux. Ils embellissent, et souvent ils conservent notre vie : qu'ils ne traînent plus la leur dans les souffrances et dans les privations. Ce motif serait digne d'être joint à tous ceux que nous avons d'ailleurs de perfectionner l'art qui veille sur leur éducation et sur leur santé.

Il suffit d'avoir indiqué les rapports de cet

art (1) avec la médecine humaine. je ne répéterai point ce que j'ai dit sur ce sujet. On sent assez que toutes les branches de l'art de guérir se tiennent et s'éclairent mutuellement.

(1) De l'art vétérinaire.

CHAPITRE V.

Objets accessoires.

§ Ier.

Histoire naturelle.

Je n'ai point mis l'histoire naturelle au nombre des études médicales, parce que les parties de cette science qui se rapportent à la médecine, rentrent ou dans la physiologie, qui comprend elle-même l'histoire des lois physiques des corps animés, et celle de leurs penchants et de leurs habitudes; ou dans la chimie, qu'on peut à juste titre regarder comme l'instrument analytique général des différents corps de la nature; ou dans la botanique, surtout dans cette botanique usuelle, dont nous venons de parler, qui tient elle-même de si près à la chimie végétale, et qui, sans avoir encore peut-être jeté beaucoup de lumières sur les phénomènes de la vie, nous a déja fait mieux connaître les matériaux qui entrent dans l'organisation des êtres vivants.

L'histoire naturelle systématique, qui se borne à classer les diverses productions de la nature, d'après des analogies extérieures, a sans doute la plus grande utilité pour l'arrangement des collections : la connaissance des vues générales sur lesquelles la classification de chaque auteur est formée, peut même exercer l'esprit ou piquer la curiosité des jeunes élèves ; elle secourt la mémoire, rebutée de tant d'efforts, où le raisonnement n'entre le plus souvent pour rien; et peut-être aussi quelquefois, elle fournit d'heureux aperçus au génie de l'observation. Mais ces classifications, quelque méthodiques qu'on les suppose, ne sont, pour l'ordinaire, pas plus la science qu'un catalogue n'est une bibliothèque, ou qu'une liste d'individus n'est une assemblée. Réduite à cet état, l'histoire naturelle serait sans doute entièrement étrangère à la médecine, qui n'a déja que trop de ses propres classifications.

§ II.

Physique.

La physique a découvert quelles lois générales meuvent les grandes masses de la nature ; elle a mesuré les différents diamètres des orbites que les astres décrivent dans leurs cours : et ces lois, auxquelles leurs mouvements sont tous soumis, règlent en même temps la marche des saisons et toute cette variété de scènes et d'effets qui en résultent pour nous. La physique nous a dévoilé les lois propres à ce fluide répandu, en plus ou moins grande quantité, sur toutes les parties du globe, et qui tour à tour roulant à sa surface, ou s'enfonçant dans ses abymes, ou flottant en vapeurs dans les airs, semble destiné par la nature à rajeunir tous les corps, à favoriser leurs reproductions régulières ou leurs continuelles transformations. C'est elle encore qui a su mesurer et peser l'air, en évaluer les forces, décomposer les rayons lumineux, enfin soumettre au calcul cet agent universel et toujours infatigable, le mouvement. Elle l'a considéré dans les phénomènes mécaniques qu'il produit; dans les altérations que les différentes substances éprouvent par son action, plus ou moins énergique; dans les impressions directes qu'en reçoivent les êtres vivants.

On ne peut méconnaître les rapports qui unissent plusieurs de ces connaissances aux différentes branches de l'art de guérir. Les lois de l'équilibre, celles de l'expansion, de la densité, du choc des corps, peuvent jeter du jour sur plusieurs questions médicales ou chirurgicales. Ce n'est pas qu'il faille dire, avec un auteur célèbre, que lorsqu'on nous présente un blessé qui vient de faire une chute, si nous ignorons les lois de la gravitation, nous ne pouvons estimer avec exactitude l'importance de la blessure, eussions-nous d'ailleurs les informations les plus exactes sur la hauteur d'où le malade est tombé : cette manière de prouver l'utilité de la physique dans la pratique de l'art de guérir, pourrait paraître un peu ridicule. Mais il n'en est pas moins constant que les corps dont nous sommes environnés, ou que nous employons aux usages de la vie, produisent sur nous des impressions très-différentes, à raison de l'état dans lequel ils se trouvent : il nous importe donc beaucoup, soit pour la guérison des maladies, soit pour la conservation de la santé, de connaître les lois de tous les changements que ces corps peuvent subir.

Quand Hippocrate conseille, et même prescrit aux jeunes médecins l'étude de l'astronomie comme indispensable, ce n'est pas de celle qui calcule dans de savantes théories la route des corps célestes qu'il veut parler : il entend cette astronomie qui reconnaît et détermine le temps et le lieu de l'apparition dans le ciel, de quelques astres, dont les différentes positions à l'égard de la terre, règlent la marche de l'année, c'est-à-dire, l'astronomie d'observation; et, pour mieux expliquer sa pensée, il ajoute que c'est afin de connaître les changements que les corps sublunaires peuvent éprouver dans les différentes saisons et dans les différents états du ciel. Car, dit-il, le soleil, la lune, l'arcturus, les pleyades, exercent sur l'air, sur la terre, enfin sur tout ce qui nage dans l'un et se trouve à la surface de l'autre, une influence qui ne peut être méconnue; et dans la pratique de la médecine, il est extrêmement utile d'en rapporter les effets aux diverses phases de ces astres, dont ils semblent dépendre directement. Ainsi, les maladies qui se montrent avec l'arcturus, diffèrent de celles que les pleyades ramènent : plusieurs suivent le cours de la lune ; et presque toutes augmentent ou diminuent à mesure que le soleil se retire ou reparaît.

On a sans doute, depuis Hippocrate, poussé beaucoup trop loin la doctrine de l'influence des astres : les médecins crédules en ont fait usage pour appuyer de folles visions ; et les charlatans en ont abusé pour fasciner de plus en plus les esprits. Mais il est sûr néanmoins que plusieurs phénomènes vitaux suivent avec exactitude les révolutions du soleil et de la lune, sans qu'on puisse encore imaginer quels rapports enchaînent des faits si différents et si éloignés entre eux. Les écrivains les plus véridiques rapportent un grand nombre d'observations qui ne peuvent laisser aucun doute à cet égard ; et la pratique la plus bornée en présente quelques-unes chaque jour (1).

Qui ne connaît les effets de la lumière sur les végétaux, soit qu'elle se combine avec eux dans les opérations qui manifestent leur vie particulière, soit qu'elle joue le rôle d'un stimulant nécessaire à l'intégrité de leurs fonctions ? Il est certain qu'ils languissent et deviennent hydropiques

(1) Voyez entre autres, sur cette matière, Mead, *de imperio solis et lunæ*.

en son absence; qu'ils renaissent et reprennent leurs couleurs, quand elle leur est rendue.

Beaucoup de faits recueillis par Pascal, médecin italien, que Morgagni cite avec éloge, semblent prouver qu'à certaines heures de la journée, comme à certaines époques lunaires et solaires, les morts sont beaucoup plus fréquentes: les praticiens de tous les pays l'attestent unanimement à l'égard des solstices et des équinoxes. Quelques observateurs prétendent avoir fait des remarques analogues sur les heures de la journée, qui semblent le plus favorables à la naissance des enfants et des petits de plusieurs espèces d'animaux (1).

Quoi qu'il en soit de l'exactitude de tous ces faits et des conclusions qu'on s'est déja permis d'en tirer, leur seule énonciation ne peut manquer de faire sentir plus fortement encore l'utilité des connaissances physiques dans la pratique de l'art de guérir; et l'on doit vouloir qu'elles entrent dans son enseignement, ou, du moins, qu'elles fassent partie des études qui en sont le préliminaire indispensable. Mais un peu d'attention suffit pour faire voir aussi que les points de vue par lesquels la physique éclaire véritablement les travaux de cet art, se rapportent à des ob-

(1) Mon père avait observé que les petits des oiseaux sortent le plus ordinairement du nid, vers le matin. Voyez son *Essai sur les principes de la greffe*.

jets qu'on retrouve nécessairement, comme nous l'avons vu pour l'histoire naturelle, dans la physiologie, ou dans la matière médicale, ou dans le tableau général des observations pratiques.

§ III.

Sciences mathématiques.

Nous avons déja remarqué combien les tentatives faites jusqu'à présent, pour appliquer la géométrie et l'algèbre aux parties les plus importantes de la médecine, avaient été infructueuses (1). Les phénomènes vitaux dépendent de tant de ressorts inconnus, tiennent à tant de circonstances dont l'observation cherche vainement à fixer la valeur, que les problêmes, ne pouvant être posés avec toutes leurs données, se refusent absolument au calcul. Et quand les mécaniciens et les géomètres ont voulu soumettre à leurs méthodes les lois de la vie, ils ont donné au monde savant le spectacle le plus étonnant et le plus digne de toute notre réflexion. Les termes de la langue dont ils se servaient étaient exacts; les formes du raisonnement étaient sûres : et tous

(1) Je reviens encore sur ce sujet, parce qu'il est très-important, et que l'exemple des sciences mathématiques est le plus propre à faire sentir avec combien de réserve les idées des sciences étrangères doivent être portées dans la médecine.

les résultats étaient cependant erronés. Il y a plus; quoique la langue et la manière de s'en servir fussent les mêmes pour tous les calculateurs, chacun d'eux trouvait un résultat particulier différent. En un mot, c'est par les procédés uniformes et rigoureux de la vérité, mais employés hors de saison, qu'ont été établis les systèmes les plus ridicules, les plus faux et les plus divers.

Qui peut ignorer, ou nier les avantages étendus et directs qu'a procurés aux sciences physiques en général l'application de la géométrie et du calcul? Mais il ne faut abuser ni de l'une ni de l'autre; il ne faut pas surtout avoir la prétention de les appliquer à des objets qui s'y refusent. Toutes les fois que ces objets ou leurs rapports ne sont pas susceptibles d'être rigoureusement évalués (1), l'emploi de ces précieux instruments devient dangereux; et quand il n'est pas immédiatement utile, il devient presque toujours nuisible. Au reste, les géomètres médiocres peuvent seuls chercher l'occasion d'étaler un savoir peu familier au commun des lecteurs en médecine; eux seuls peuvent trouver du plaisir à s'emparer d'un domaine, dont la possession est toujours restée au moins douteuse. Quel avantage trouverait-on à traduire dans une langue inconnue

---

(1) C'est-à-dire, d'être évalués en grandeurs, ou en nombres déterminés.

ce que la langue vulgaire exprime clairement, et de transformer en doctrine scientifique au-dessus de la portée du plus grand nombre des élèves, ce qu'une simple énonciation peut faire passer sans obscurité dans tous les esprits? Aussi les vrais géomètres sont peu jaloux de ce genre de succès.

Cependant, comme nous l'avons aussi déja reconnu, les diverses parties de la physique animale ne se sont pas toutes également refusées à cette application de la géométrie et de l'algèbre. Si la cause du mouvement musculaire, et les moyens directs qui déterminent la contraction des fibres charnues, restent encore dans les ténèbres; si l'on ne peut surtout les rapporter aux lois qui régissent les corps non organisés : d'autre part, la puissance d'action des muscles, ou plutôt l'évaluation des forces actives employées dans chaque mouvement, a pu devenir l'objet de démonstrations rigoureuses. La manière dont les rayons lumineux, en tombant sur la surface convexe de la cornée, se réfractent à travers les différentes humeurs de l'œil, pour aller peindre l'image des objets sur la rétine, se démontre encore, à peu près, mathématiquement. Il est vrai que la sensation même de cette image, ou les circonstances particulières qui nous rendent susceptibles d'être avertis de sa présence, restent toujours enveloppées des mêmes ténèbres: mais l'œil, comme organe matériel de la vision, se trouve véritablement réduit à l'état d'un simple instrument de dioptrique. Seulement, ses opérations sont plus parfaites que celles de tous les autres; les diverses réfractions des rayons étant si bien compensées par ses différentes humeurs, que les images se peignent toujours sur la rétine, simples, bien terminées, bien circonscrites; qu'elles n'ont jamais rien d'incertain, et n'offrent point de ces réfractions diverses, ou de ces iris qui bordent toujours plus ou moins celles que produisent les instruments artificiels.

Dans les fonctions de l'ouïe, il reste bien plus d'obscurités, que dans celles de la vue. La structure de l'oreille, parfaitement développée par plusieurs anatomistes célèbres, n'a pu nous apprendre comment les frémissements variés de l'air extérieur vont occasioner tant d'impressions délicates sur l'expansion pulpeuse du nerf auditif interne. Mais les vibrations du corps sonore, leurs rapports mutuels, les lois de leur propagation à travers les différents milieux, celles de leurs combinaisons pour produire les accords, ont été ramenées à la précision du calcul. Les impressions agréables causées par la musique, sont devenues elles-mêmes des espèces de problèmes de géométrie. Les sciences exactes ne sont donc pas seulement recommandables aux yeux du médecin, par les opérations physiologiques qu'elles peuvent éclaircir: la théorie des arts, dont il faut au moins avoir des idées générales, pour bien connaître les lois de la sensibilité, emprunte encore de ces sciences des lumières qu'elle chercherait vainement ailleurs.

Mais ce n'est peut-être pas sous ces points de vue particuliers, que leur utilité réelle est le plus étendue; il ne suffirait même pas de considérer la géométrie et le calcul comme des instruments universels, applicables à la plupart des grands objets de la curiosité humaine, et à plusieurs des travaux usuels de la vie : il faut encore en apprécier les avantages, par la trempe particulière qu'elles donnent à l'esprit. En effet, la géométrie, en perfectionnant la mémoire du raisonnement; en augmentant la force et, pour ainsi dire, la tenue de l'imagination; en enseignant, par une pratique habituelle, l'art de faire sortir les démonstrations les unes des autres: l'algèbre, en mettant plus à nu la vraie idéologie de la numération et le mécanisme de l'analyse; en habituant l'esprit aux diverses transformations, que les questions ont souvent besoin de subir pour être résolues, et à l'exclusion successive des données qui s'embarrassent, ou qui se compensent mutuellement; en fixant certaines limites, entre lesquelles la vérité doit se trouver toujours; en fournissant les moyens de se rapprocher de plus en plus du point précis qu'elle occupe; en offrant surtout des exemples continuels de généralisations, que la nature même des objets rend nécessairement toujours aussi justes que vastes et brillantes : la géométrie et l'algèbre, par ces effets incontestables et directs, peuvent sans doute devenir le plus utile complément de la logique. Dans ces luttes vigoureuses, l'esprit acquiert plus de force et de constance d'action : il peut acquérir aussi plus de perspicacité, d'agilité, de souplesse, d'étendue; toutes qualités qu'il transporte, avec tant d'avantage, dans toutes ses autres études et dans tous ses travaux.

Ce n'est pas que la géométrie et l'algèbre soient capables de rectifier les esprits faux ou gauches; ni qu'un calculateur, parce qu'il raisonne toujours bien, quand il résout des questions dont tous les termes peuvent être représentés par des grandeurs ou par des nombres, raisonne avec la même exactitude et la même sûreté, quand il opère sur des objets dont les données sont plus variées, plus incertaines ou plus mobiles : beaucoup d'exemples ont prouvé qu'il arrive souvent tout le contraire; et la manie d'appliquer le calcul aux matières qui ne l'admettent pas, fait que les géomètres dont l'esprit est faux, l'ont réellement plus faux que les autres mauvais raisonneurs. Mais l'emploi vicieux d'un bon instrument n'en doit pas faire méconnaître la véritable utilité.

§ IV.

Méthodes philosophiques.

S'il est une science dont les théories et l'enseignement exigent toute la perfection des méthodes philosophiques, c'est sans doute la médecine. La difficulté des recherches, l'immensité de matériaux, le caractère fugitif et versatile des objets soumis à l'observation, y rendent nécessaires tout à la fois, et beaucoup de réserve, et beaucoup de sagacité; une imagination mobile qui se plie à toutes les fluctuations des phénomènes, et un jugement ferme qui ne sorte jamais des faits réels; la faculté de recevoir vivement toutes les impressions, et celle de ne se laisser dominer par aucune. Entre ces qualités si différentes, et que beaucoup de personnes regardent comme contradictoires, celles qui tiennent à la manière de sentir sont exclusivement l'ouvrage de la nature; tout ce que peut une culture assidue, est de les perfectionner, d'en faciliter l'emploi : mais c'est à son tour cette dernière seule qui développe les facultés rationnelles; et l'art de la raison demande un long et difficile apprentissage.

On peut hardiment aujourd'hui rapporter au perfectionnement des méthodes philosophiques, celui des méthodes d'observation expérimentale: c'est bien évidemment encore aux unes et aux autres, que sont dues toutes ces belles découvertes, dont la chimie et la physique se sont enrichies dans ces derniers temps. Il est certain que du moment où les vues de Locke ont été portées dans les sciences, les sciences ont changé de face. Celles où l'analyse était, pour ainsi dire, nécessitée par le caractère de leur objet, ou par celui de leur but, avaient seules fait des progrès constants et sûrs : toutes les autres vont maintenant jouir du même avantage. Et qui peut calculer ou prévoir jusqu'où l'esprit humain doit arriver par leurs secours? La véritable force de l'homme est bien plus dans ses instruments que dans lui-même. Son génie se développe surtout dans leur invention, dans l'art de les employer. C'est là ce qui met la plus grande distance entre l'individu et l'individu, entre les nations et les nations. Les méthodes de l'esprit sont, en quelque sorte, ses leviers et ses aérostats : par eux, il peut mouvoir facilement des masses énormes, ou s'élever jusqu'aux pures sources de la lumière. Cherchons donc à perfectionner chaque jour, de plus en plus, ces instruments précieux : et soyons bien convaincus que si, dans les études et dans les travaux les plus simples, ils sont encore utiles; ils sont absolument indispensables quand les objets ou de ces travaux ou de ces études sont très-compliqués : eux seuls peuvent alors assurer notre marche, et nous promettre d'avance des succès certains.

Mais après ce qui a été dit là-dessus, en différents endroits de cet ouvrage, je suis dispensé d'entrer dans de plus grands détails.

§ V.

Philosophie morale.

Nous avons déja reconnu précédemment que toutes les sciences morales doivent être fondées sur la connaissance physique de l'homme : mais on n'aurait qu'une connaissance incomplète de l'homme physique, si l'on négligeait d'étudier les fonctions organiques, qui concourent à la formation de la pensée et de la volonté, et l'influence que l'une et l'autre exercent sur l'ensemble, ou sur les diverses parties du corps vivant. Ainsi, la philosophie rationnelle et la morale sont également nécessaires au médecin. Nous avons suffisamment parlé de la première. Quant à la morale, comme elle s'identifie à chaque instant avec tous les détails de la médecine pratique, il semble qu'elle soit pour elle moins une compagne qu'une sœur. Les erreurs de l'imagination, ou celles des penchants et des désirs, sont évidemment la cause de presque tous les malheurs de l'homme. Ses maladies elles-mêmes dépendent presque toujours de ses propres erreurs, ou de celles de la société; et toujours elles peuvent être aggravées par l'état déréglé du moral. Combien les jugements faux et les penchants égarés ne peuvent-ils pas troubler l'action des organes! Combien d'habitudes vicieuses n'impriment-ils pas à toutes les fonctions! et s'il est vrai que le crime n'est souvent, comme la folie, qu'une maladie physique; combien de fois, à leur tour, les maladies ne sont-elles pas le produit ou de la folie, qui, prise en général, peut porter le désordre dans tous les mouvements vitaux, ou du crime qui véritablement n'est qu'une de ses variétés!

Malheur sans doute au médecin qui n'a point appris à lire dans le cœur de l'homme, aussi bien qu'à reconnaître l'état fébrile; qui, soignant un corps malade, ne sait pas distinguer dans les traits, dans les regards, dans les paroles, les signes d'un esprit en désordre, ou d'un cœur blessé! Comment pourrait-il saisir le vrai caractère de ces maladies, qui se cachent sous les apparences d'affections morales; de ces altérations morales qui présentent tout l'aspect de certaines maladies? comment rendrait-il le calme à cet esprit agité, à cette ame consumée d'une mélancolie intarissable, s'il ignore quelles lésions organiques peuvent occasioner ces désordres moraux; à quels désordres des fonctions ils sont liés? Comment pourrait-il ranimer la flamme de la vie dans un corps défaillant, ou dévoré par les angoisses, s'il ignore quelles peines il est nécessaire d'assoupir avant tout, quelles chimères il faut dissiper?

Sans doute c'est au médecin qu'il appartient de porter près du malade couché sur le lit de douleur, les plus douces et les plus sages consolations; c'est lui qui peut pénétrer le plus avant dans la confiance de l'infortune et de la faiblesse; c'est lui par conséquent qui peut verser sur leurs plaies le baume le plus salutaire. Mais, par la même raison, c'est à lui qu'il n'est pas permis d'ignorer la nature et la destinée des malheureux et trop faibles humains : il ne lui est pas permis d'être sans pitié, pour des misères, ou pour des erreurs qui peuvent devenir si facilement le partage de chacun; de n'être pas indulgent et bon, autant que circonspect et raisonnable. Tout autre peut haïr les vices, être révolté des folies : mais le médecin, du moins s'il sait voir et juger, s'il a du bon sens, s'il est équitable, ne peut que plaindre les uns et les autres; il ne peut que redoubler de zèle pour des créatures dégradées, pour ces malades qui doivent d'autant plus exciter sa compassion, qu'ils méconnaissent davantage leur malheureux état.

Qui n'a pas vu des infortunés, victimes de passions funestes, se traîner languissamment vers la tombe, en demandant plutôt quelques signes d'intérêt, que la vie? Qui n'a pas eu l'occasion d'observer les agitations cruelles de ces imaginations effarouchées, qui se tourmentant au milieu de leurs propres fantômes, mêlent quelquefois à ce délire les sentiments de la plus sublime vertu? Est-il de plus douce jouissance que d'apaiser ces douleurs sans motif, ces terreurs sans objet; de faire entendre la voix de la raison au sein de tant de perplexités? Les êtres chez qui la faculté de sentir et de compatir est portée au plus haut degré (et ceux-là même sont le plus voisins de tous les écarts), ne méritent-ils pas un intérêt particulier de la part d'un médecin vertueux et sensible? Quiconque n'est point étranger aux sentiments qui constituent véritablement l'homme, pourrait-il n'être pas profondément ému des douleurs de ceux qui n'ont jamais eux-mêmes vu la douleur sans vouloir la secourir? Pourrait-il ne pas prodiguer les soins les plus affectueux à ceux qui ne vivent que par leurs affections?

Mais pour rentrer dans les considérations purement médicales, observons que les méthodes de traitement, souvent uniformes et simples lorsqu'elles s'appliquent à des individus dont l'esprit ou la sensibilité n'a reçu que peu de culture, deviennent très-compliquées, très-variées, très-difficiles, lorsqu'il s'agit de personnes dont l'existence morale a pris son entier développement. Que de fibres peuvent être ébranlées par les plus faibles causes, quand la tête reçoit et combine beaucoup d'impressions; quand beaucoup de sentiments fermentent dans le cœur! sans parler des habitudes nécessitées par les différents travaux, sitôt qu'on est sorti de la vie purement animale, sitôt qu'on n'appartient plus au commun des hommes, le traitement de chaque maladie exige des combinaisons particulières, et souvent des combinaisons qui peuvent n'être pas relatives à la maladie elle-même. Ainsi, la médecine pratique se réduit à peu de formules dans les campagnes et dans les hôpitaux : mais elle est forcée à multiplier, à varier, à combiner ses ressources dans le traitement des hommes livrés aux affaires, des savants, des gens de lettres, des artistes, et de toutes les personnes dont la vie n'est pas dévouée à des travaux simplement manuels.

§ VI.

Belles-Lettres et Arts.

La formation des idées tenant en grande partie, comme nous l'avons vu plus haut, à l'usage des signes qui les représentent, ou qui les fixent; et le caractère de ces instruments artificiels ne pouvant manquer de se retrouver dans les idées même qu'ils concourent si puissamment à faire naître; on voit combien sont absurdes les déclamations des médecins pédants contre les études littéraires des jeunes élèves. Ce n'est pas qu'un style oratoire ou des ornements poétiques puissent jamais être de bon goût et de bon ton dans la langue des sciences; ils en doivent au contraire être bannis avec beaucoup de sévérité : mais les sciences ont aussi leur éloquence propre; et celle-là, bien loin d'altérer la vérité, l'épure et lui donne plus d'énergie et de pouvoir. Un langage précis, élégant, et même quelquefois animé, annonce des idées dont un sentiment vif et distinct a fourni les premières impressions, dont une réflexion scrupuleuse a mis en ordre tous les matériaux, dont un jugement sévère a resserré la chaîne, pour en démontrer d'avance toutes les conclusions. Plusieurs écrivains, d'ailleurs estimables, doivent la plupart de leurs erreurs au style barbare qu'ils se sont permis; et l'on voit que les penseurs les plus judicieux sont également redevables de leurs meilleures vues à la clarté, à la précision, à la pureté qu'ils ont recherchées dans leurs ouvrages. Si Staalh, par exemple, n'avait pas adopté cette langue scolastique et bizarre, qui rend sa lecture si fatigante; s'il ne s'était pas perdu lui-même, comme à plaisir, dans ce style ténébreux, discordante bigarrure de latin, de grec et d'allemand, il eût pu sans doute quelquefois encore, vouloir jeter un voile sur le fond de sa pensée : mais il ne l'aurait pas travestie ridiculement; il n'aurait pas jeté dans la manière de l'exprimer, les germes de beaucoup d'erreurs. Tous les ouvrages d'Hippocrate, c'est-à-dire, tous ceux qui sont incontestablement de lui, n'étincellent pas seulement d'idées riches et brillantes autant que grandes et fécondes : le style en est encore toujours rapide, précis, facile et pur. Ce style n'est point sans doute celui de Platon, celui de Démosthène, de Xénophon ou de Lucien : mais on peut dire qu'il les égale tous dans son genre; et l'on reconnaît surtout le grand écrivain dans cette attention même à garder la couleur et le ton qui conviennent à ses sujets. Quoique toujours il évite de laisser voir en lui l'élève des orateurs les plus célèbres de son temps, qui pourrait ne pas sentir à sa lecture que toutes les beautés du langage lui sont familières? et son talent n'est-il pas d'autant plus parfait, qu'il sait mieux en déguiser l'artifice dans la rapidité de ses pensées, et, sous cette apparente inattention, que semblent nécessiter leur abondance et le peu de temps qui lui reste pour les rédiger?

Si la vérité s'annonce souvent par le caractère même de l'expression; si elle devient, pour ainsi dire, plus elle-même par ce qui semble d'abord n'être que sa parure : il importe bien plus encore à sa propagation de la montrer sous les formes qui peuvent le plus frapper les esprits et captiver l'intérêt. Les idées les plus justes ne vont presque jamais faire partie de l'opinion publique, qu'après avoir passé par les mains du talent; et l'on voit que les préjugés qu'il consacre sont les plus difficiles à déraciner.

N'oublions pas d'ailleurs que la véritable culture de l'esprit se compose d'une foule d'impressions diverses. Je me contenterai d'un seul exemple. La connaissance de l'homme s'applique sans doute à tous les objets pratiques de la vie; elle est nécessaire à quiconque vit au milieu de ses semblables: or, n'est-il pas notoire que certains ouvrages, regardés comme de pur agrément, sont les seules peintures fidèles de la nature humaine; que, pour celui qui sait les lire en observant le monde, ils hâtent plus l'expérience des choses de la vie que tous les moralistes de profession ensemble? Ajoutons que leur lecture, en polissant l'esprit, excite encore son activité, et que les images agréables qu'elle lui offre, après l'avoir délassé de travaux plus arides, le disposent à les reprendre avec un intérêt nouveau.

Il faut en dire à peu près autant des arts: non que le même homme puisse embrasser complètement tant d'objets à la fois; mais parce qu'il importe d'étendre et de cultiver la sensibilité, en l'appliquant successivement à différents genres d'impressions.

Toutes les impressions diverses, lorsqu'elles sont vives, distinctes et justes, laissent nécessairement dans la mémoire de précieux matériaux, dont le jugement fait tôt ou tard son profit. D'ailleurs, les diverses langues des passions doivent être familières à celui dont les études embrassent l'homme tout entier.

On voit donc sous quels rapports, et jusqu'à

quel point, la culture des lettres et des arts d'agrément peut se lier aux travaux sévères de l'art de guérir.

§ VII.

Langues anciennes et modernes.

Pendant long-temps, l'étude des langues a formé, pour ainsi dire, la base de l'instruction : elle consumait une grande partie de l'enfance et de la jeunesse; et ce genre de savoir était un objet d'ambition, un titre de gloire. Tant que les écrivains grecs et latins ont été nos seuls précepteurs, cela devait être ainsi : il n'était alors pas moins nécessaire de connaître leurs deux langues, pour apprendre ce qu'ils avaient su dans tous les genres, qu'aujourd'hui d'être algébriste et géomètre pour devenir astronome, ingénieur ou navigateur. Mais depuis que les langues modernes, du moins celles des nations éclairées, ont produit de bons livres sur presque toutes les matières, la connaissance des langues anciennes est devenue moins indispensable : on les a par conséquent cultivées avec moins d'ardeur.

Quelques philosophes sont allés plus loin que le public : ils ont accusé l'étude des langues de faire perdre un temps précieux, et d'énerver les forces de l'intelligence, en n'exerçant que l'espèce de mémoire qui tient le moins au raisonnement. Ils ont prétendu que de bonnes traductions peuvent nous transmettre tout ce que renferment d'utile les livres écrits dans des langues mortes ou étrangères : et quant aux beautés particulières du style, le sacrifice du temps nécessaire pour se mettre en état de les goûter, est à leurs yeux un sacrifice d'un trop grand prix, pour être compensé par des jouissances qui ne laissent après elles aucun fruit réel.

Malgré le poids des autorités qu'on peut réclamer en faveur de cette opinion, j'avoue que je ne la partage pas.

D'abord, l'étude des langues, faite d'une manière philosophique, jette un grand jour sur les procédés de l'esprit humain; et les vues utiles qu'elle fournit, ne peuvent être complètes que lorsqu'elles sont tirées de la comparaison de plusieurs idiomes. L'ordre différent dans lequel les idées et les éléments dont elles se composent, peuvent se représenter ou se reproduire, est nécessaire à connaître pour écarter beaucoup d'erreurs relatives à leur ordre naturel, et peut-être même à leur formation; erreurs qui ne sont que difficilement évitées et jamais rectifiées, quand on ne considère qu'une seule combinaison de signes. En second lieu, les impressions qui accompagnent les mêmes idées, énoncées dans différentes langues, sont loin d'être les mêmes. On ne niera pas que l'art de bien parler et de bien écrire ne consiste à savoir réveiller dans les autres les idées et les sentiments dont on est occupé soi-même;

ou plutôt de réveiller les impressions qui les on produits, et de les fortifier de toutes celles qu peuvent en rendre l'effet plus puissant ou plus distinct. Or, cet art peut transporter certaines impressions des langues anciennes dans celles dont on fait usage maintenant, et perfectionner ainsi, par des emprunts heureux, ces indispensables instruments de l'intelligence humaine. Rien, sans exception, ne fortifie davantage l'esprit, ne lui donne plus de souplesse, ne meuble la mémoire de plus de sensations, d'images, de mouvements et de tours variés, que la lecture des bons écrivains dans les différentes langues : et l'instruction n'est, en quelque sorte, qu'ébauchée, quand on n'a pas entendu, dans leur idiome natal, les accents intraduisibles de ces génies originaux, qui sont encore à plusieurs titres les bienfaiteurs de l'humanité.

Enfin, les écrivains qui méritent d'être lus, et chez lesquels nous pouvons puiser des connaissances utiles, ou même nécessaires, ne sont pas tous encore traduits dans les langues des peuples les plus civilisés. Il faut souvent chercher l'instruction dans les langues anciennes ou dans celles des autres peuples nos contemporains.

Ne sortons pas de la médecine. Tout le monde sait que beaucoup de très-bons livres qui traitent de cette science, sont écrits en latin; d'autres le sont en anglais, en italien, en allemand : et parmi ces livres, plusieurs ou ne sont pas traduits, ou le sont d'une manière si négligée, que le fond même des choses en est comme travesti. Les Grecs ont perdu toute couleur et tout caractère dans ces versions latines *mot à mot*, que nous ont laissées leurs disciples occidentaux des derniers siècles: la plupart des traductions françaises les ont peut-être encore plus défigurés. Les Latins, quoique plus rapprochés de nous par les lieux, par les habitudes et même par la langue, n'ont en général guère moins à se plaindre de leurs traducteurs : j'en appelle à ceux de ces derniers, qui mériteraient seuls de faire exception; ils conviendront sans peine qu'ils n'ont jamais reproduit leurs modèles, et que tout lecteur qui ne connaît les grands écrivains de l'antiquité que par les versions, ne les connaît véritablement pas.

L'étude des langues ne doit donc point être négligée dans l'éducation, en général; elle ne doit pas l'être, en particulier, dans celle des jeunes gens qui se destinent à l'art de guérir.

Sans doute, les différents objets dont nous venons de parler en dernier lieu, n'entrent pas d'une manière directe dans les études de cet art : mais les uns doivent en être regardés comme des préliminaires essentiels, et les autres en sont des accessoires utiles. Encore une fois, songeons que tout se tient dans les sciences : plus on sait, et plus on découvre entre elles de nouveaux rapports; et, quoique la faiblesse des facultés humaines et la brièveté de la vie ne nous permettent pas de tout embrasser, le véritable homme de mérite ne doit plus maintenant rester étranger aux connaissances dont l'objet habituel et principal de ses travaux peut emprunter, ne fût-ce que très-indirectement, des lumières et des secours.

CONCLUSION.

Telles ont été les principales révolutions de l'art de guérir : telles sont les observations que son état présent me semble devoir faire naître, soit qu'on l'envisage en lui-même, soit qu'on veuille le comparer avec les autres parties de nos connaissances, pour saisir leurs rapports mutuels : enfin, telles sont les vues qui me paraissent devoir présider à sa réforme et diriger son enseignement. Quoique ces vues et ces observations ne soient pas toutes également importantes ou neuves, je les crois utiles : et quoiqu'un semblable travail promette peu de gloire, je regarde comme un devoir de ma part, d'en faire hommage au public. Ne renfermât-il qu'une seule idée profitable, je me féliciterais de l'avoir offerte à ces jeunes médecins, sur qui reposent maintenant les plus belles espérances de l'art.

L'époque actuelle est une de ces grandes périodes de l'histoire, vers lesquelles la postérité reportera souvent ses yeux, et dont elle demandera éternellement compte à ceux qui purent y faire marcher plus rapidement et plus sûrement le genre humain dans les routes de l'amélioration. Il n'est donné qu'à peu de génies favorisés d'exercer cette grande influence : mais dans l'état où sont les sciences et les arts, il n'est personne, en quelque sorte, qui ne puisse contribuer à leurs progrès. Le moindre perfectionnement réel dans l'art le plus obscur, rejaillit bientôt sur tous les autres; et les relations établies entre lés différents objets de nos travaux, les font tous participer aux progrès de chacun. Les anciens avaient sans doute entrevu ces relations : ils avaient senti que toutes les sciences et tous les arts se tiennent; qu'ils font un ensemble, un seul tout : mais ils l'avaient senti sans le voir clairement; ils l'avaient dit sans le bien savoir. Ce n'est que de nos jours, ce n'est qu'après avoir pu considérer les efforts de l'industrie humaine dans toutes leurs applications et dans toutes les directions qu'ils sont susceptibles de prendre; ce n'est qu'après les avoir tous soumis à des règles, tous ramenés à des procédés communs, qu'on a pu saisir clairement les rapports mutuels qui les lient, l'influence qu'ils exercent, ou qu'ils peuvent exercer les uns sur les autres. On voit, on sait, on démontre aujourd'hui, qu'il n'est rien d'isolé dans les travaux de l'homme : ils s'entrelacent, pour ainsi dire, comme les peuples dans leurs relations commerciales; ils s'entr'aident comme les individus unis par les liens sociaux.

Il est donc maintenant permis aux hommes les plus obscurs d'aspirer à rendre des services importants : il est permis aux savants, aux gens de lettres, quelque genre qu'ils cultivent, aux artistes, aux plus simples artisans, renfermés dans leurs travaux particuliers, d'aspirer à rendre des services généraux, de contribuer au perfectionnement commun.

Et nous, qui, dévoués au soulagement de l'humanité souffrante, tenons si souvent dans nos mains les intérêts les plus chers au cœur de l'homme; nous que l'importance de ces intérêts force à chercher des lumières de toutes parts, et dont les études embrassent presque toutes les connaissances physiques et morales, pourrions-nous être seuls exceptés du droit de servir le genre humain tout entier par nos travaux, et de concourir à ses progrès? Non sans doute. Réunissons donc nos efforts : portons dans les études et dans la pratique de notre art cette philosophie et cette raison supérieures, sans lesquelles, bien loin d'offrir d'utiles secours, il devient le plus souvent un véritable fléau public : osons le rattacher par de nouveaux liens aux autres parties des connaissances humaines; qu'elles en reçoivent de nouvelles et plus pures lumières : et qu'au moment où la nation française va consolider son existence républicaine, la médecine, rendue à toute sa dignité, commence elle-même une ère nouvelle, également riche en gloire et féconde en bienfaits.

Auteuil, ce 30 germinal an III.

FIN.

RAPPORT

FAIT

AU CONSEIL DES CINQ-CENTS.

RAPPORT

FAIT

AU CONSEIL DES CINQ-CENTS,

SUR L'ORGANISATION DES ÉCOLES DE MÉDECINE.

Séance du 29 brumaire an VII.

CITOYENS REPRÉSENTANTS,

Vos commissions d'instruction publique et des institutions républicaines réunies, ont chargé notre collègue Hardy, de vous présenter un projet d'organisation des écoles de médecine. Elles m'ont, en même temps, chargé de vous en exposer les motifs principaux. Ce projet fait partie du plan général d'enseignement qu'elles soumettent à votre discussion : il s'y lie, et doit concourir au but commun que les différentes espèces d'écoles, d'après notre manière de les concevoir et de les coordonner, sont destinées à remplir de concert.

Si la médecine n'avait pas des principes constants, comme les autres sciences physiques d'observation, il serait sans doute bien inutile de s'occuper de son enseignement; il ne faudrait même s'occuper de sa pratique que pour en détromper les hommes crédules, et pour lui faire subir par degrés le même sort qu'à d'autres superstitions qui, pendant long-temps, furent encore bien plus respectées.

Mais cette science est fondée sur l'observation d'une classe de phénomènes réguliers, sur l'étude de certains mouvements qui se succèdent et s'appellent dans un ordre invariable, ou du moins dans un ordre dont les anomalies apparentes peuvent elles-mêmes être soumises à d'autres règles fixes : elle est fondée sur la connaissance pratique de certains effets que l'art, soit en imitant, soit en contrariant la nature, vient à bout de produire méthodiquement.

Les phénomènes de la santé et de la maladie ayant lieu suivant un ordre régulier, nous pouvons en saisir les rapports. L'application de certaines substances produisant sur les corps animés certaines suites constantes de nouveaux mouvements, nous pouvons tracer des règles pour cette application. Et si nous voulons tirer nos raisonnements de l'expérience, nous verrons que certaines méthodes de curation sont utiles, et d'autres nuisibles; que certains médecins guérissent, et que d'autres ne guérissent pas. La médecine a donc des principes que l'esprit peut saisir. Ses connaissances peuvent former un ensemble méthodique; elle est véritablement une science. Ses procédés peuvent être soumis à des lois; elle est véritablement un art.

La certitude de cet art, telle que la nature de son objet la comporte, et telle que peuvent l'obtenir les autres arts dont les problèmes se composent, comme les siens, de données très-nombreuses et très-diverses; sa certitude, dis-je, une fois reconnue, il n'est pas difficile de sentir combien sa pratique peut devenir utile à la société, combien il importe d'en perfectionner les méthodes et l'enseignement.

L'utilité de la médecine doit être considérée sous plusieurs points de vue, par le philosophe et par le législateur.

Le premier objet de cette science est sans doute d'apprendre à soulager, à guérir les maux des êtres souffrants.

Mais, en second lieu, c'est elle seule qui peut tracer des règles sûres d'hygiène, appropriées à tous les tempéraments, à toutes les manières de vivre, à tous les climats.

Troisièmement, sa surveillance est nécessaire pour tous les travaux publics où la santé des citoyens peut être intéressée : ses vues doivent diriger toutes les mesures de police dans le temps des grandes maladies contagieuses : son inspection sur les objets de subsistance que la fraude peut altérer, ou que l'avidité mercantile peut exposer en vente dans un état suspect, devient souvent indispensable ; et ses décisions doivent alors déterminer la conduite des magistrats.

Quatrièmement, dans plusieurs questions de droit civil et criminel, les jugements ne peuvent être motivés que sur les rapports de médecins éclairés et vertueux.

Cinquièmement, la médecine a des relations très-étendues, d'une part, avec l'histoire naturelle et différentes branches de la physique; de l'autre, avec l'étude de ce qu'on appelle le moral de l'homme, c'est-à-dire, des opérations dont résultent ses idées et ses sentiments : étude qui, seule, peut fournir les véritables principes de la philosophie rationnelle et les règles de la morale.

Comme partie importante des sciences physiques, la médecine influe donc sur leurs progrès d'une manière très-directe : et attendu qu'elle les embrasse presque toutes, ou du moins qu'elle est obligée de s'emparer de leurs vues principales, elle a toujours contribué singulièrement à l'esprit de ces sciences, et à leur direction dans les différentes époques; plus d'une fois même elle leur a imprimé ce caractére philosophique qui lui est en quelque sorte naturel, et que les études qui portent exclusivement sur un seul objet, acquièrent peut-être plus tard et plus rarement.

Dans ses rapports avec l'analyse de la pensée et avec les autres parties des sciences morales, elle emprunte sans doute des observations qui leur sont relatives, beaucoup de lumières infiniment précieuses : mais, à son tour, elle leur renvoie les plus vives clartés; elle indique, et bientôt elle fera peut-être mieux qu'indiquer cet invisible lien qui unit les fonctions des organes avec les opérations les plus nobles de l'intelligence et de la volonté : enfin, plus puissante que les leçons de la sagesse, elle sait ramener quelquefois, par l'effet immédiat de certaines impressions physiques, l'esprit égaré de l'homme au bon sens, à la vertu, au bonheur.

Ajoutons que si notre espèce, comme on ne peut plus, je pense, en douter maintenant, est susceptible d'un grand perfectionnement physique, c'est encore à la médecine qu'il appartient d'en chercher les moyens directs, de s'emparer à l'avance des races futures, de tracer le régime du genre humain : d'où il suit que des progrès de cette science dépendent peut-être les destinées étonnantes d'une époque à venir que nous n'osons pas même imaginer.

Quoi qu'il en soit, au reste, tous les hommes éclairés commencent à sentir aujourd'hui la haute importance de la médecine; ils reconnaissent toute l'étendue de son influence sur les autres parties de la science humaine. Pour répondre à leurs vues, pour ne pas rester au-dessous des lumières du siècle, son enseignement doit remplir les différents objets que je viens d'exposer en peu de mots. Il ne doit pas seulement assurer et hâter ses progrès particuliers ; il doit encore avoir pour but d'augmenter chaque jour cette grande action qu'elle exerce sur les autres travaux de l'esprit, et notamment sur la philosophie rationnelle et sur la morale, dont le flambeau nous devient d'autant plus nécessaire, que, toutes les superstitions étant évanouies, il s'agit sérieusement d'établir, sur des bases solides, le système moral de l'homme, et de faire une science véritable de la vertu et de la liberté.

En lisant les écrits des anciens médecins, on a souvent sujet de s'étonner qu'avec si peu de connaissances exactes en physique, avec des moyens curatifs si faibles et si bornés, ils aient pu porter si loin la pratique de leur art. Mais, outre cet esprit éminent d'observation qui fait leur caractère distinctif, ils furent exempts de beaucoup de préjugés systématiques, dont les modernes, malgré toute la supériorité de leur savoir, ont bien de la peine à se délivrer entièrement.

Une circonstance particulière paraît avoir influé beaucoup sur la rapidité de leurs premiers pas, et la circonstance contraire sur le désordre, l'on peut même presque dire sur le brigandage qui s'est introduit dans la médecine vers ces derniers temps : c'est que les anciens n'avaient point imaginé de morceler dans la science, ce qui est indivisible dans la nature, et qu'habitués à considérer les fonctions de la vie sous toutes leurs faces, les altérations dont elles sont susceptibles sous tous leurs rapports, les moyens de curation, et les effets de ces moyens sous un seul point de vue ou dans une espèce de tableau méthodique, il s'ensuivait que les observations de ces génies originaux, leurs expériences, leurs raisonnements embrassaient toujours la totalité des phénomènes et l'ensemble de leur sujet.

Ce fut seulement vers la fin du quatorzième siècle, temps d'extravagance et de barbarie, que la médecine subit un partage légal : dès lors on vit s'introduire dans son étude, et dans sa pratique, tous les abus que peuvent produire, d'un côté, de vaines idées de prééminence et le mépris des connaissances les plus utiles; de l'autre, les usurpations toujours croissantes de l'ignorance et l'avilissement des plus nobles fonctions.

Séparer la chirurgie et la pharmacie de la médecine proprement dite, c'est réellement mutiler l'art de guérir; c'est le mettre hors d'état de rendre à l'humanité tous les services qu'elle doit en attendre. En effet, pour arriver à son but, je veux dire pour obtenir la guérison, l'art emploie deux espèces de moyens, dont les uns agissent en changeant l'état intime des organes, ou simplement celui de la sensibilité ; les autres n'ont pour objet que de changer la seule disposition mécanique des parties. Ces deux espèces de remèdes ont souvent besoin d'être employées à la fois. L'artiste qui les met en usage doit donc connaître leur nature et leur action particulière; il doit savoir préparer ceux qui demandent quelques transformations préalables. Le traitement de l'infirmité, la plus simple en apparence, exige, pour le choix et l'application des moyens, toutes les connaissances générales et fondamentales de l'art : des études partielles ne donnent pas ces connaissances ; les plus grands abus sont donc le résultat inévitable de la division, établie chez les modernes, entre le médecin et le chirurgien.

Mais quand il serait moins nécessaire de réunir de nouveau des études et des fonctions qui appartiennent à une seule et même science, à un seul et même art, il suffit que cela soit possible pour que vous deviez le tenter. Qui de vous, en effet, peut ignorer que ces diverses connaissances s'appellent, se fortifient, se fécondent mutuellement, et que rien n'est plus utile que d'en rassembler les objets sous un seul point de vue, quand on le peut, sans qu'il en résulte de confusion?

Nous vous proposerons donc, citoyens représentants, de ne reconnaître qu'une seule science dans les diverses parties de la médecine, de ne légaliser l'exercice que d'un seul art de guérir.

Objecterait-on que les campagnes manqueront de secours, si l'on exige de trop fortes études de la part des officiers de santé? Je réponds qu'il vaut mieux qu'elles en manquent réellement, que d'en recevoir qui sont presque toujours funestes. Ajouterait-on qu'elles ont un besoin indispensable de chirurgiens, et qu'il faut que la chirurgie puisse s'y faire sans tant d'appareil? Je réplique que, dans le vrai, la chirurgie ne s'y fait pas. Pour les opérations de la taille, du trépan, des hernies, on va chercher de véritables chirurgiens dans les grandes communes voisines; et quand on se conduit autrement, le pauvre patient s'en trouve mal. Les chirurgiens de campagne ne font pas la chirurgie que leur titre les obligerait à savoir, et ils font la médecine qu'ils n'ont point apprise. Quelques hommes instruits, disséminés dans un département, y seront bien plus véritablement utiles que cette foule d'ignorants audacieux qui se jouent de la vie de leurs semblables, et qui moissonnent impunément la classe respectable, mais souvent crédule, des cultivateurs.

Par la loi du 14 frimaire an III, la Convention nationale organisa les trois écoles actuelles, de Paris, de Montpellier et de Strasbourg. Le plan en avait été tracé par les meilleurs esprits, et discuté avec beaucoup de soin. Cette assemblée, dont le souvenir se rattache à celui des plus grands événements, fut sans doute gigantesque en tout : terrible, insensée, monstrueuse dans les écarts où la précipitèrent les manœuvres de quelques brouillons, et, s'il faut le dire aussi, la difficulté des circonstances; elle fut sublime par son énergie, par sa constance invincible, par le bon sens supérieur avec lequel elle adopta souvent les vues les plus grandes et les plus philosophiques pour le perfectionnement des sciences et des arts.

Parmi ses bienfaits dans ce genre, je ne crains pas de citer la création des écoles actuelles de médecine. C'était pour la première fois qu'on appliquait, chez nous, à l'enseignement de cette science, des idées dont nos voisins profitaient depuis long-temps, mais qu'on devait, en grande partie, à la philosophie française. Le succès n'a point trompé les espérances des fondateurs de ces écoles : les deux qui sont en pleine activité ont déja produit de nombreux élèves, dont les maîtres ont plus d'une fois, admiré la solide instruction. Déja, dans leur existence nouvelle, on voit sortir de leur sein, des ouvrages dignes de marquer honorablement cette époque; et les étrangers qui viennent de toutes parts y perfectionner leurs études, répondent assez aux censures dont elles ont pu devenir l'objet.

Ainsi donc, ce ne sont pas vos commissions qui vous proposeront de désorganiser cette partie de l'enseignement, et de la livrer encore à plusieurs années peut-être d'anarchie, en la recréant sur des plans nouveaux. Nous ne vous le proposerions même pas, quand elle présenterait un aspect moins satisfaisant.

Il s'agit aujourd'hui de consolider et de perfectionner. Quelques savants nous restent encore pour renouer la chaîne de l'instruction interrompue depuis long-temps : si nous voulons ne pas perdre le fruit de leurs lumières et de leur zèle, il faut les rassurer sur leur sort. De nouvelles incertitudes achèveraient facilement de les dégoûter ; et l'enseignement public les perdrait pour toujours.

Ce que je dis ici n'empêche point sans doute les réformes de détail que chaque établissement d'instruction peut exiger; mais tous les hommes éclairés, tous les amis des lumières, tous ceux qui, s'intéressant à la prospérité durable de la république, savent en même temps lire dans l'avenir, sont fortement convaincus que tout nouveau bouleversement, à cet égard comme à beaucoup d'autres, serait véritablement fatal.

Dans le plan de vos commissions, les écoles de médecine font partie des lycées. Mais leur nombre n'est pas tout-à-fait le même; c'est-à-dire, qu'il y aura six écoles, dont quatre doivent être placées dans les mêmes communes que les lycées eux-mêmes. La cinquième, ou celle de Montpellier, et la sixième, ou celle de Strasbourg, seront seulement à côté de fortes écoles centrales; car il ne paraît guère possible de placer un lycée ni dans l'une ni dans l'autre de ces deux communes, qui d'ailleurs n'auront rien à envier, quand leurs écoles de médecine auront pris tout l'éclat que sont dignes de leur donner d'illustres professeurs.

Vos commissions ont regardé cette réunion des écoles de médecine aux lycées, comme très favorable aux progrès de la médecine, et de toutes les autres parties de l'enseignement : aussi ne peuvent-elles s'empêcher de regretter que leurs vues, à cet égard, soient dérangées par les deux exceptions ci-dessus. Et sans doute elles entrent dans vos sentiments, en exprimant ici, par mon organe, combien elles auraient désiré que toutes les autres convenances se fussent trouvées ici d'accord avec l'intérêt bien réel de l'instruction, et avec la juste estime, dont il vous eût été doux de pouvoir donner un témoignage indirect à des savants distingués.

Vos commissions ne pensent pas que vous deviez régler en détail et d'une manière fixe le nombre, l'objet et la formation des différentes chaires : elles ont jugé que la loi devait se borner sur ce point à des dispositions générales, et laisser aux écoles le soin de faire, dans la distribution des cours, tous les changements qui peuvent devenir nécessaires. En effet, les progrès journaliers de la science peuvent rendre certains cours inutiles; ils peuvent, ils doivent même, de temps en temps, exiger l'établissement de plusieurs cours nouveaux : et il ne faut pas que le législateur en fixant, d'une manière invariable, ce qui, de sa nature, doit être susceptible de changement, s'oppose d'avance à des améliorations que le cours des choses doit rendre indispensables, qui même seront commandées quelquefois par certaines circonstances de localités. C'est ce que l'école de Montpellier a démontré solidement, dans son Mémoire sur la nouvelle organisation de l'Enseignement médical.

Nous avons également pensé qu'il n'était pas digne de la loi, d'entrer dans les détails d'un réglement relatif à la police des écoles, à l'admission des élèves dans leur sein, aux examens qu'ils doivent subir pour recevoir le titre légal d'officiers de santé, à la tenue des registres, à la forme des diplômes. Ce sont autant d'objet d'exécution ou d'administration, qui, par conséquent, appartiennent au Directoire exécutif, et pour lesquels il a seulement besoin d'être dirigé par les personnes à qui, naturellement, ils sont le plus familiers. Aussi votre commission vous proposera-t-elle de confier aux écoles la confection de ce réglement; mais d'exiger qu'il ait reçu l'approbation du Directoire, avant de pouvoir être mis en exécution.

D'ailleurs, peut-être est-il déja temps que les lois de la république dépouillent, une fois pour toutes, cet esprit réglementaire et minutieux qu'elles ont présenté trop de fois, et qui certainement en dégrade la majesté.

Les personnes qui voudraient mettre les établissements d'instruction publique sur le même pied, dans les petites communes que dans les grandes, feront sans doute un sujet de reproche à vos commissions, d'avoir conservé entre les écoles de médecine de Paris, de Montpellier et de Strasbourg, la gradation établie par la loi du

14 frimaire an III; et peut-être crieront-elles de nouveau contre l'aristocratie de Paris. Mais il est assez démontré que les lumières n'existent malheureusement encore que dans les grands foyers très-populeux. C'est là seulement, que les hommes avides d'instruction trouvent tous les moyens d'en acquérir; c'est là, que les grands talents cherchent un théâtre digne de leur ambition; c'est-là, que la réunion des esprits les plus distingués dans tous les genres, celle des collections qui fournissent un aliment éternel à l'étude, et des monuments de tous les arts; en un mot, c'est là que la réunion de tout ce qu'on entend et de tout ce qu'on voit, imprime un mouvement singulier à l'intelligence, donne au goût une finesse et une sûreté qui rejaillissent utilement, même sur les sciences aux progrès desquelles le goût semble avoir le moins de part. Or, pour répandre les lumières où elles ne sont pas, il faut bien nécessairement les prendre où elles sont; pour en rallumer véritablement le flambeau, il faut le chercher dans les lieux où il fume encore, dans les lieux où toutes les circonstances peuvent lui rendre rapidement tout son éclat.

Songez, en outre, que des savants distingués, que de grands artistes ne se déplacent pas facilement. Il en est peu qui se laissent arracher à un séjour où leur esprit peut recueillir journellement de nouvelles connaissances, étendre et multiplier journellement ses conceptions et ses vues;

où viennent se réunir, de tous les points du monde savant, les hommes les plus dignes de converser avec eux et de les apprécier.

C'est donc là, d'abord, qu'il faut chercher à tirer parti des lumières existantes : c'est là qu'il faut commencer à créer de grands établissements d'instruction. Bientôt des élèves nombreux viennent de toutes parts se former dans leur sein ; et bientôt ils en rapportent le feu sacré, dont ils vont partout disséminer les étincelles.

Mais ce qui est vrai relativement à toutes les sciences en général, l'est surtout relativement à la médecine en particulier.

Permettez-moi d'entrer, sur ce sujet, dans quelques explications.

Il serait à désirer, par exemple, qu'on pût établir, dans toutes les écoles, une chaire d'anatomie pathologique; c'est-à-dire, de cette anatomie qui, par les lésions organiques observées après la mort, cherche à deviner l'enchaînement des phénomènes de la maladie, et à déterminer sa véritable cause. L'objet de ce genre de recherches est véritablement médical et pratique : l'on n'a pas besoin d'être homme de l'art pour en sentir toute l'importance. Sans les lumières que ces recherches peuvent fournir au praticien, combien d'erreurs n'est-il pas sujet à commettre chaque jour ! De combien de vues heureuses, de combien d'indications nécessaires ne se trouve-t-il pas privé ! Les bons recueils, dans ce genre, peuvent être regardés maintenant comme la lecture la plus solidement instructive pour les élèves qui commencent l'étude clinique des maladies. Mais ces recueils sont loin d'être complets : et ils ne peuvent le devenir que dans les immenses communes, où de vastes hôpitaux fournissent une grande quantité de sujets pour les observations; où des hommes de tous les pays, de tous les climats, de tous les tempéraments, des hommes livrés à toutes les habitudes, pliés à toutes les formes de régime, apportent, ou contractent toutes les espèces de maladies, et présentent, pour ainsi dire, à cet égard, comme à tout autre, un abrégé de l'univers. C'est donc, surtout à Paris, qu'il importe de créer des cours, où les ouvertures des cadavres et l'enseignement anatomique aient l'observation et la description pathologique des organes pour objet particulier.

Il faut en dire autant de l'observation, de la description et du traitement des maladies rares. L'art de les reconnaître, les essais à tenter pour leur guérison, ne peuvent prendre un caractère méthodique, ne peuvent offrir des résultats un peu généraux, que lorsqu'on est à portée de rapprocher et de comparer un nombre considérable de cas de ces maladies. Or, ce ne sont que les très-grandes villes qui peuvent les offrir dans ce rapprochement, nécessaire pour leur étude et leur comparaison. C'est là seulement enfin, que se trouvent réunis tous les moyens pour les expériences de traitement.

Jusqu'à ce jour, à peine a-t-on pensé qu'il fût convenable d'enseigner l'art des accouchements, comme les autres parties de la clinique, au lit même des malades. Cependant rien n'est plus nécessaire. Mais cet enseignement serait tout-à-fait stérile, s'il portait sur les cas ordinaires, où la nature n'a besoin d'aucun secours étranger : il ne doit sans doute avoir pour objet, que des cas rares, et même les cas très-rares, dont une vaste population peut seule offrir les différentes variétés.

Les cours ci-dessus, devenus maintenant indispensables, exigent donc que l'école de médecine de Paris conserve les dimensions que lui donne la loi du 14 frimaire an III : d'autres additions, dont les hommes instruits ne peuvent méconnaître l'utilité, l'exigent plus impérieusement encore.

En effet, indépendamment de celles dont je viens de parler, les progrès actuels de la chimie commencent à permettre l'application de cette science à l'économie animale. Il est temps que son application au traitement des maladies devienne l'objet d'un cours particulier : et c'est surtout dans l'école de Paris, qui possède des chimistes extrêmement distingués, que ce cours paraît devoir produire d'utiles et beaux résultats.

Observez que je n'ai point encore parlé d'une autre nouvelle chaire, dont la nécessité peut encore moins être mise en doute. Suivant le plan que votre commission vous soumet, l'enseignement de la pharmacie doit avoir lieu désormais dans les écoles de médecine. Cette branche de l'art de guérir est d'une trop haute importance; elle est trop étendue comme science, elle exige trop de manipulations délicates comme art, pour ne pas demander un cours spécial très-détaillé et très-complet. Il est donc évident qu'une chaire particulière de pharmacie est indispensable dans les nouvelles écoles de médecine que nous vous proposons.

Mais les motifs les plus impérieux vont forcer en outre l'école de Paris à diviser sa clinique en quatre cours, dont deux pour la médecine interne, et deux pour la médecine opératoire. Dans l'état actuel, il n'y a que deux cours : la multitude d'élèves qui les suivent, y rend leur instruction impossible. Comment, en effet, conduire cent cinquante, ou deux cents élèves au lit d'un malade? comment leur permettre de l'observer et de le palper à loisir? cela ne se peut pas. Les élèves ne voient rien, n'apprennent rien; et les malades sont horriblement importunés et fatigués. Vous vous souvenez peut-être d'avoir lu dans Martial, l'histoire d'un certain Symmaque qui donnait ses leçons au lit des malades, et qui traînait après lui des centaines d'élèves, comme sont forcés de le faire maintenant les professeurs de clinique de Paris. Aussi le poète assure-t-il que ce médecin donnait souvent la fièvre à ceux qui ne l'avaient pas : il en avait, dit-il, fait lui-même la triste épreuve.

Vous voyez donc, citoyens représentants, que chaque clinique doit être divisée en deux, dans l'école de Paris. Les hospices ne manqueront point pour cette division. Un cours se ferait à celui de l'Unité, comme aujourd'hui; l'autre au grand hospice de l'Humanité. Mais ces quatre cours exigent huit professeurs; car il doivent se faire sans interruption. Or, les professeurs peuvent tomber malades; et pour l'avantage même de l'enseignement, il faut qu'ils puissent, par intervalles, suspendre leurs travaux.

Ces dernières chaires, et quelques-unes des précédentes, comme celles de chimie, de pharmacie, d'anatomie descriptive, d'anatomie pathologique, etc., qui toutes exigent de longues préparations et démonstrations, ont absolument besoin de deux professeurs chacune. Accorder aux autres le même avantage, serait sans doute un abus : mais les adjoints, actuellement existants, seront suffisamment employés, à raison des cours additionnels, des doublements dont je viens d'établir la nécessité, et surtout du grand nombre de réceptions que devra faire l'école de Paris.

A ces cours additionnels, peut-être serait-il convenable d'en ajouter un dernier, auquel l'état présent des sciences philosophiques permet de donner un caractère entièrement neuf, et qui, remis en d'habiles mains, peut en effet avoir un grand but d'utilité : je veux parler d'un cours de *méthode générale* appliquée à l'étude et à l'enseignement de la médecine. Depuis quelques années, on commence à sentir combien serait avantageux, pour la rapide propagation des lumières, un enseignement normal dans tous les genres, où d'habiles professeurs pussent se former en peu de temps, et où le jeune homme pût venir puiser des règles sûres, qui lui tiendraient lieu de maîtres habiles, quand il n'aurait plus ces derniers sous la main. Il est aisé de prouver encore que c'est uniquement dans les grands foyers des sciences et des arts, que se recueillent ces observations, que se font ces rapprochements continuels, ces comparaisons délicates, d'où naît la perfection, tous les jours croissante, des *méthodes générales* et particulières : et ce n'est peut-être qu'à Paris, du moins dans le moment actuel, qu'elles peuvent être enseignées convenablement.

Enfin, l'hospice clinique, dit de perfectionnement, où se traitent les maladies rares, soit interne, soit externes, et où se font les essais des nouveaux remèdes, mérite une attention particulière. De la conservation de ce cours, paraissent dépendre aujourd'hui les découvertes les plus importantes pour les progrès de l'art. On peut espérer avec fondement, que les caractères de certaines maladies, ignorés jusqu'à ce jour; que l'effet de beaucoup de remèdes, employés encore d'une manière purement empirique, cesseront enfin de se dérober à de plus justes appréciations.

Tels sont les motifs qui nous engagent à vous proposer de conserver aux écoles actuelles, les mêmes dimensions qui leur furent données par la loi du 14 frimaire an III.

Une partie des arguments que je viens d'exposer, s'appliquent également à toutes les écoles. Mais, si j'insiste particulièrement sur celle de Paris, c'est qu'elle a souvent été l'objet d'attaques personnelles : et je suis convaincu que, dans l'état actuel des choses, et vu l'immense population au milieu de laquelle cette école se trouve placée, l'enseignement n'y peut être complet, sans un nombre plus considérable de chaires et de professeurs que dans les écoles des départements. J'ajouterai même que, d'après la marche rapide que prennent les sciences physiques et chimiques, si étroitement liées à la médecine, et dont le véritable foyer est à Paris, les succès de l'enseignement, dans les autres points de la république, dépendront de ceux qu'il obtiendra dans ce point central.

Que, si maintenant vous jetez les yeux sur les deux autres écoles existantes, c'est-à-dire, sur celles de Montpellier et de Strasbourg, vous n'aurez point de peine à voir, d'un côté, qu'il faut bien se garder de réduire leurs dimensions actuelles, si vous voulez (et vous le voulez sans doute) que l'enseignement y soit mis au niveau de la science : de l'autre, qu'il est convenable de les conserver dans le même rapport de gradation qu'elles ont maintenant entre elles : de sorte que les professeurs de Montpellier restent toujours plus nombreux. Car, en rendant une entière justice aux savants médecins de Strasbourg, vous serez forcés de reconnaître que l'ancienne gloire de Montpellier mérite encore bien plus d'égards. En effet, l'habitude où l'Europe entière est, depuis long-temps, de regarder cette ville comme un des temples, ou des séminaires de l'art de guérir ; les traditions d'enseignement, et les moyens d'instruction que les siècles y ont rassemblés ; enfin, cette réunion de célèbres professeurs qui sont maintenant à la tête de cette école : tout invoque en sa faveur l'attention du Corps législatif ; et vous voudrez sans doute que les institutions nouvelles, loin de diminuer sa gloire, tendent à lui donner encore plus d'éclat.

Quand à ce qui concerne les réceptions des candidats, il est évident que leur nombre ne peut manquer de se proportionner dans chaque école, à celui des élèves : ainsi le nombre des examinateurs n'y doit pas être moindre que celui des professeurs.

Outre les six grandes écoles de médecine, vos commissions vous proposent l'établissement de plusieurs écoles secondaires, ou préparatoires. L'idée n'en est point nouvelle. Depuis qu'on s'occupe sérieusement des moyens d'améliorer l'instruction médicale, on a senti qu'il était important de placer partout, et le plutôt possible, les jeunes élèves au milieu des principaux objets de leurs études; et depuis que la philosophie a donné des notions plus saines de la manière dont nous acquérons nos connaissances, on a bien reconnu que la partie pratique de l'art de guérir ne peut bien s'appliquer qu'au lit des malades; la matière médicale descriptive, la chimie, la pharmacie, qu'au milieu d'une ample collection de drogues, au sein d'un laboratoire et parmi les instruments et les appareils. Les grands hôpitaux ont donc paru la place naturelle de ces écoles. Les médecins les plus éclairés de la France et de l'Europe ont énoncé le vœu de voir former partout des établissements de ce genre. Le projet n'en est pas même étranger au Conseil des Cinq-Cents: notre collègue Daunou les faisait entrer dans le plan général d'instruction qu'il présenta vers la fin de la session de l'an 4; et ce plan, concerté avec des commissaires de l'Institut national, comme le dit notre collègue dans son excellent rapport, appuie encore d'une grande autorité la proposition que nous faisons dans ce moment.

Il est, du reste, aisé de voir que ces écoles présentent en effet plusieurs avantages essentiels.

D'abord, l'instruction se trouve ainsi rapprochée des élèves : elle est surtout mise à la portée des sages-femmes, et de cette classe de jeunes gens peu favorisés de la fortune, qui peuvent bien entreprendre un voyage pour aller se faire examiner et graduer dans les grandes écoles, mais à qui le long séjour d'une commune très-populeuse causerait des dépenses au-dessus de leurs moyens.

En second lieu, vous ferez participer un plus grand nombre de départements et de communes à l'avantage des établissements d'instruction.

Troisièmement enfin, comme je viens de l'indiquer, aucun genre d'école ne saurait être plus approprié à la manière dont nos idées se forment, aux procédés naturels de l'esprit humain; car toutes les connaissances viennent ici directement par les sensations : aucun n'est plus simple et plus économique; car une école-pratique se trouve, en quelque sorte, formée d'avance dans tout grand hôpital, le médecin pouvant enseigner la médecine interne, le chirurgien l'anatomie et la médecine opératoire, le pharmacien la chimie pharmaceutique, ainsi que la matière médicale descriptive (1) : et l'organisation de l'établissement n'exige d'ailleurs qu'une légère augmentation dans le salaire de ces officiers de santé.

Ce plan offre de plus un double avantage qui doit sans doute être mis en ligne de compte : c'est, 1° de diminuer les frais d'infirmiers dans les hôpitaux dont il est question, par l'utile emploi qu'on peut y faire des élèves, pour le service des

(1) La matière médicale-pratique ne peut s'enseigner qu'au lit des malades : elle fait partie de la clinique.

malades; 2° d'offrir un moyen de plus de s'instruire à des jeunes gens pauvres, qui s'estimeront heureux de pouvoir acquérir de l'instruction, sans autres frais qu'une portion de leur temps et quelques soins, donnés en retour de leur nourriture et de leur logement.

Enfin, ces écoles semblent avoir d'avance, en leur faveur, le suffrage de l'expérience. Celles qui sont établies dans les hôpitaux militaires, à Metz et à Lille, et dans les hôpitaux de la marine, à Toulon, à Brest, à Rochefort, ont déja rendu de grands services : il en est sorti plusieurs médecins utiles, et même quelques médecins distingués.

Vous attacherez sans doute, représentants du peuple, la même importance que vos commissions, à l'établissement des nouvelles écoles préparatoires de médecine : car j'ose vous dire qu'en vous les proposant, nous sommes les organes de tout ce qu'il y a de plus éclairé parmi les médecins, de tout ce qui met un intérêt prévoyant au perfectionnement de l'art de guérir.

Ces écoles, où l'enseignement sera presque tout expérimental et pratique, produiront des résultats d'autant plus sûrs que les élèves, encore une fois, y recevront leurs leçons de la nature elle-même. Placés au milieu des objets de leurs études, ce seront ces objets, bien plus que les professeurs, qui feront les frais du cours. Rien n'est plus capable de bien préparer aux exercices pratiques qui formeront la partie fondamentale de l'enseignement dans les grandes écoles. Et voilà ce qui distinguera particulièrement la manière d'enseigner désormais la médecine, de celle qui était usitée avant la révolution. Les jeunes élèves apprendront l'anatomie en disséquant, la chimie en faisant des expériences, la pharmacie en préparant des remèdes, la médecine pratique en voyant soigner et soignant eux-mêmes des malades. C'est ainsi qu'avec la connaissance des bonnes méthodes théoriques, et de toutes les vérités que l'art doit à l'expérience des siècles, ils se familiariseront encore avec les méthodes plus délicates et plus mobiles qui dirigent, dans les applications particulières, l'artiste doué d'un tact sûr et d'un coup d'œil pénétrant.

Depuis quelque temps, la médecine légale est devenue une branche très-essentielle de la science. Des ouvrages profonds, des discussions remplies de finesse et de critique, ont été publiés sur cette matière. Ces écrits commencent à former un corps de doctrine; ils sont devenus le sujet d'un enseignement particulier. Aucun de vous ne peut ignorer qu'un grand nombre de questions relatives à l'état civil des citoyens, et plusieurs faits importants qui servent de base à des procès criminels, ne peuvent souvent être bien éclaircis que d'après le rapport fidèle de médecins éclairés. Vous sentez donc combien il est indispensable que cette partie de l'enseignement médical soit convenablement traitée dans nos nouvelles écoles, et que les différents cas possibles y soient examinés d'avance, ou du moins que des règles sûres, touchant la manière de les apprécier, y soient réduites en système complet, pour devenir également applicables à tous.

Mais il n'appartenait pas à vos commissions d'instruction publique et d'institutions républicaines de déterminer les rapports entre la médecine et l'ordre public : cet objet tient, d'une part, au code civil; de l'autre, au code criminel. C'est dans ces deux grandes lois que toutes les circonstances où le juge a besoin des lumières du médecin, doivent être prévues; que le genre, ou le mode de leurs communications, ainsi que la manière dont le juge en tirera les résultats, doivent être spécifiés avec beaucoup de précision et de clarté.

Ainsi donc, le projet qui va vous être soumis, se borne à indiquer les relations générales de la médecine avec la législation. Mais, par une disposition particulière, il impose aux professeurs le devoir de répondre à toutes les questions qui pourront leur être proposées par les tribunaux.

Sans doute, le gouvernement trouvera convenable de confier à ces mêmes écoles l'examen des remèdes secrets et des découvertes nouvelles, ou prétendues telles : mais nous n'avons pas jugé que les lois dussent, à cet égard, lui lier les mains. Nous avons présumé qu'en lui laissant la liberté de former alors ses jurys d'examen, de médecins autres que les professeurs, vous iriez, autant du moins qu'il est possible, au-devant des reproches de partialité, que les inventeurs ne manquent guère d'élever contre des juges qui le sont toujours de droit, et qu'on peut croire partie intéressée dans les objets soumis à leur décision.

Mais un point sur lequel insistent particulièrement vos commissions, c'est la nécessité d'interdire sévèrement à l'avenir toute vente de remèdes secrets. Sans doute les auteurs des découvertes utiles ont droit aux récompenses nationales : mais les permissions pour la vente des préparations pharmaceutiques, dont les formules restent ignorées, ont toujours donné naissance à des abus sans nombre; et quelquefois on peut les regarder comme l'autorisation légale de l'assassinat ou de l'empoisonnement.

Quant aux autres parties de la police médicale proprement dite, vous verrez qu'elles se réduisent à quelques dispositions extrêmement simples. Les mesures du moment, qu'exige la longue suspension des réceptions régulières de médecins, chirurgiens ou pharmaciens, et l'état équivoque des hommes de l'art dans les nouveaux départements réunis, seront l'objet d'un rapport et d'un projet particulier de résolution.

Long-temps, l'art vétérinaire fut presque regardé comme une dégradation de la médecine. Frappé d'une sorte d'anathème par les préjugés publics, il se traînait, bien plus défiguré sans doute encore par l'ignorance et les pratiques superstitieuses; ou plutôt, à proprement parler, il n'existait pas. Mais ces préjugés ridicules sont dissipés : on ne croit plus que l'art de conserver les animaux utiles, de chercher dans l'étude de leur organisation et de leurs maladies des vues nouvelles pour la médecine, dont l'homme est plus particulièrement le sujet, puisse ravaler ceux qui le pratiquent. Cet art, né, pour ainsi dire, de nos jours, a fait en France de rapides progrès; il est devenu l'objet des plus importants travaux; il est maintenant celui d'un enseignement systématique; et les savants distingués auxquels il doit son nouvel éclat, occupent enfin dans l'opinion la place qu'eût dû, dans tous les temps, leur assigner sa grande utilité.

Le moment approche où les deux médecines humaine et vétérinaire n'en feront plus qu'une, en quelque sorte : alors elles pourront être fondues dans un enseignement commun qui les liera par leurs rapports, en établissant toutefois les différences de détail qui les distinguent. Mais cette fusion ne paraît guère possible dans cet instant même : malgré leurs points de contact multipliés, dont le nombre augmente chaque jour, et que je suis bien loin de méconnaître, il existe pourtant encore entre elles beaucoup trop d'autres points de séparation.

D'ailleurs, les dispositions différentes qu'exigent dans ces deux genres d'écoles les amphithéâtres d'anatomie et les emplacements destinés à l'instruction pratique des élèves, opposeraient de grands obstacles à leur réunion actuelle. Peut-être même ces obstacles seront-ils, dans tous les temps, difficiles à surmonter.

Nous avons donc pensé qu'il suffisait aujourd'hui d'établir, entre les professeurs de médecine et d'art vétérinaire, une intime correspondance, et de leur montrer ces relations comme une partie des travaux qui leur sont imposés par la loi.

Il ne me reste plus qu'à dire un mot de la Société nationale de Médecine que vos commissions vous proposent de placer à côté de la nouvelle école de Paris. Le plan de cette société rentre dans le plan général de celles qu'il nous a paru convenable de créer auprès des lycées. L'utilité de ces réunions de savants, de ces combinaisons fraternelles de travaux, ne peut être mise en question. Mais on peut demander si l'Institut national ne remplit pas ce but d'une manière complète; si, lui seul, il ne pourvoit pas à tout. Nous n'avons pu le penser. L'Institut, placé trop loin de la plupart des départements pour imprimer partout ce mouvement que les sciences et les arts ont dû quelquefois à la présence d'une académie, dans telle ou telle grande commune; l'Institut, dis-je, en est encore plus éloigné par la multitude des objets qu'il embrasse, par l'impossibilité de correspondre sur chacun avec un nombre convenable de savants. D'ailleurs, ceux-ci, disséminés d'une manière inégale sur le territoire de la république, et surtout trop séparés du centre, manquent de moyens pour suivre journellement le progrès des lumières et pour en créer de véritables foyers autour d'eux. Il était impossible que toutes les parties de la science fussent complètement représentées, à l'Institut. Par exemple, les arts du dessin, et plus particulièrement encore, peut-être, la médecine, ne le sont pas; et cela ne semble guère pouvoir être autrement. Ce grand et magnifique établissement couronne donc la science; il en est le faîte, ou, si l'on veut, l'abrégé : mais il n'en offre point, à tous égards, une représentation suffisante; et vous devez chercher à rendre son utilité plus entière et plus générale par quelques établissements inférieurs.

Vos commissions ont en outre jugé, que rien n'était plus propre à perfectionner à la fois, et l'enseignement et les travaux particuliers, que ce rapprochement continuel des hommes qui enseignent, et de ceux qui cultivent ou pratiquent les sciences et les arts. En effet, les professeurs n'ont pas toujours le loisir de se tenir bien au courant de l'état des sciences : livrés à eux-mêmes, ils ont la plus forte disposition à répéter tous les ans les mêmes choses, à les répéter de la même manière; ils deviennent routiniers. D'un autre côté, les savants qui vivent loin du monde, et ceux qui se trouvent poussés dans de nouvelles routes par la marche de leurs idées ou de leurs découvertes, ne cultivent pas toujours avec assez de soin l'art de faire passer facilement leurs connaissances dans la tête des autres. Ils se sont fait souvent certaines méthodes particulières d'invention. Or, ces méthodes elles-mêmes excluent, pour ainsi dire, quelquefois celle d'exposition et d'enseignement : du moins l'ordre qu'elles tracent n'est-il pas toujours le plus naturel, ni l'expression qu'elles amènent, la plus simple et la plus claire pour les esprits entièrement neufs. Mais, placées dans un contact habituel, ces deux espèces d'hommes y gagneront beaucoup l'une et l'autre. Les savants isolés deviendront plus méthodiques, ou plus simples et plus clairs : les professeurs prendront chaque jour des idées nouvelles, qui les sortiront de la routine : la science et son enseignement marcheront d'un pas égal. Si les anciennes académies eussent eu des communications directes avec nos universités, celles-ci ne seraient pas restées toujours un demi-siècle en arrière de chaque époque; elles n'auraient pas obstinément enseigné les quiddités soixante ans après Locke, et les tourbillons quarante ans après que les ennemis de Newton avaient eux-mêmes cessé de les soutenir.

Je résume en peu de mots les principales vues dont je viens de vous rendre compte, et je les réduis à la nécessité,

1° De réunir toutes les branches de l'art de guérir, et de n'en faire qu'un seul objet d'enseignement;

2° De laisser aux écoles de médecine le soin de déterminer la nature, l'ordre et le nombre des différents cours;

3° De conserver aux écoles actuelles les mêmes dimensions que leur a données la loi du 14 frimaire an III, et de former les trois nouvelles écoles sur le modèle de celle de Strasbourg;

4° De placer, à côté de l'école de médecine de Paris, une société nationale, chargée de perfectionner toutes les parties de l'art de guérir, en général, et en particulier ses méthodes d'enseignement;

5° D'interdire sévèrement, à l'avenir, toute vente de remèdes secrets.

Ce dernier point est un de ceux sur lesquels vos commissions insistent particulièrement.

Notre collègue Briot, en vous soumettant le projet de résolution relatif aux lycées, vous a fait sentir combien la réunion des sciences influe sur leurs progrès; combien il est essentiel de les mettre toujours en contact, autant que le permet la nature des choses. D'ailleurs, comme certains cours entrent nécessairement dans l'instruction de presque tous les élèves d'un lycée, quel que soit, d'ailleurs, le genre particulier auquel ils se consacrent, on évite ainsi beaucoup de doubles-emplois.

Notre collègue Hardy, chargé de vous présenter l'organisation des écoles de médecine, examinera les divers plans qui ont été proposés, et vous rendra compte des raisons générales qui ont déterminé notre choix; il vous exposera plus en détail, dans la suite de la discussion, les motifs de chaque article du projet que vos commissions vous soumettent, projet qu'elles se sont attachées spécialement à réduire et simplifier.

Je termine donc; mais c'est en vous conjurant, au nom de ce que nous avons de plus cher, la Patrie, la Liberté, la République, d'organiser au plutôt cette instruction nationale, que le cri général demande depuis si long-temps en vain. Nous sommes sortis victorieux de tous les orages révolutionnaires; nous avons anéanti les armées des rois de l'Europe; les victoires et les triomphes se sont succédés pour nous, avec une rapidité qui tient de l'enchantement: mais, je vous le dis avec le sentiment d'une profonde conviction, nous n'avons rien fait pour l'avancement de la liberté, pour le développement des idées et des habitudes républicaines, pour la conservation de notre nouveau gouvernement, si des principes solides ne remplacent pas les préjugés, si le bon sens et la saine instruction ne viennent pas joindre dans tous les cœurs, à l'énergie des sentiments libres, l'amour de l'ordre et le goût des utiles travaux. Cette révolution, qu'on peut appeler celle des idées et des mœurs, c'est à vous de la préparer, de la commander, en quelque sorte, par vos lois : c'est le dernier triomphe qu'il vous reste à remporter sur les tyrans ; c'est aujourd'hui le plus sacré de vos devoirs.

Non, sans doute, il ne dépend plus d'aucune puissance d'enchaîner la marche de l'esprit humain. En vain tous les gouvernements réunis voudraient-ils suspendre le vol rapide des sciences et de la philosophie ; un mouvement, désormais invincible, entraîne toutes choses vers le plus grand perfectionnement. Mais ce que les gouvernements, surtout les gouvernements libres, peuvent sans doute, c'est de hâter ce mouvement bienfaiteur, de lui donner une meilleure direction. La France, par l'ébranlement général qu'elle vient de communiquer au monde politique, par l'ascendant extrême de son gouvernement, par le caractère des esprits qu'elle nourrit dans son sein, peut et doit avoir la plus grande influence sur le sort futur de l'humanité. C'est à vous, représentants du peuple ; de donner et de régulariser l'impulsion. Vous pouvez attacher des souvenirs éternels à l'époque de cette législature ; et la gloire d'opérer la régénération des esprits n'est pas moins digne de votre ambition, que celle d'achever la régénération des lois.

FIN.

DU DEGRÉ DE CERTITUDE
DE
LA MÉDECINE.

ÉPITRE DÉDICATOIRE

AUX MEMBRES

COMPOSANT L'ÉCOLE DE MÉDECINE DE PARIS.

CITOYENS COLLÈGUES,

A qui puis-je dédier cette dissertation sur la certitude de la médecine, si ce n'est à vous, dont les travaux agrandissent, chaque jour, l'empire de l'art, et dont la raison sûre connaît si bien ses véritables bornes ?

Appelé deux fois parmi vous, par votre choix indulgent, je vous dois une reconnaissance que mon cœur est pressé d'acquitter.

Ce n'est pas seulement de la part des amis que j'ai le bonheur de posséder dans ce corps respectable, c'est, en quelque sorte, de la part de tous les membres qui le composent que j'ai reçu des marques d'une bienveillance particulière.

Permettez-moi de vous exprimer publiquement combien j'en suis touché, et de vous assurer que ce souvenir, et tous les sentiments qu'il nourrit dans mon cœur, dureront autant que moi-même.

Salut et fraternité.

CABANIS, médecin.

Auteuil, près Paris, ce 10 nivose an VI.

PRÉFACE.

Pour étudier et pratiquer convenablement la médecine, il faut y mettre de l'importance; et, pour y mettre une importance véritable, il faut y croire. Si notre art a des fondements solides dans la nature; s'il peut être utile; si ses consolations sont nécessaires à l'infortuné qui souffre; enfin, si c'est un devoir, de la part de la puissance publique, d'encourager et de surveiller nos travaux, on ne saurait employer trop de moyens pour porter les hommes qui s'y destinent à s'y dévouer entièrement; pour leur faire sentir toute la dignité de leur ministère; pour leur en inspirer l'enthousiasme. Ce but est, je l'avoue, celui qui m'a fait prendre la plume. J'ai cru du reste qu'il suffisait, en quelque sorte, d'esquisser les idées les plus importantes et les plus générales que fait naître un sujet susceptible des développements les plus étendus. D'autres pourront compléter ce que j'ébauche; des mains plus savantes pourront exposer en détail ce que je me contente de tracer d'une manière rapide et sommaire. Cette idée n'a pas besoin de flatter mon amour-propre : elle fait mieux ; elle touche mon cœur, en m'offrant un espoir d'utilité réelle : c'est le seul prix que j'attende de mon faible travail.

Quand on écrit sur des objets peu familiers au public, et que cependant on s'efforce d'être court, on ne peut guère espérer d'être bien entendu par ceux qui lisent d'une manière superficielle. Quand on ne veut pas quitter le ton sévère de la discussion, l'on est forcé de rejeter tout ornement de style. Je demande donc au lecteur de l'attention et de l'indulgence.

Ce 10 décembre 1788.

P. S. L'écrit suivant devait paraître dans l'hiver de 1789 : mais des intérêts plus chers à toutes les ames généreuses, puisqu'ils avaient pour objet la liberté d'une grande nation et le bonheur du genre humain, vinrent donner une direction nouvelle à l'attention publique. Le mouvement, comme personne ne l'ignore, fut général : il suspendit la plupart des travaux purement scientifiques et littéraires ; et les meilleurs esprits tournèrent leurs méditations vers les sujets qui touchent le plus immédiatement à l'organisation sociale. Depuis cette époque, les luttes révolutionnaires nous ont presque continuellement tenus dans une agitation peu favorable aux recherches spéculatives : le besoin et l'habitude d'agir sans cesse avaient fait prendre à toutes les têtes des habitudes précipitées et tranchantes, qui rendaient ce genre de recherches généralement fastidieux. Mais on a trop eu le temps et l'occasion de voir que ce n'est pas là le moyen de hâter la marche des lumières, ni surtout de perfectionner la raison. Les hommes réfléchis n'ignorent point d'ailleurs combien le progrès des sciences, et particulièrement celui des bonnes méthodes philosophiques, ont influé sur le développement et sur la propagation de l'esprit de liberté. C'est par la philosophie seule que la liberté s'épure et se consolide; c'est par les sciences et les arts qu'elle s'embellit et devient un véritable système de bonheur.

Dans ce moment où l'instruction nationale va sans doute être enfin organisée sur un plan digne des lumières du siècle et de la majesté de la république, il est très-nécessaire de déterminer les rapports des différentes sciences, d'en circonscrire le domaine respectif, de bien étudier l'esprit que la nature des choses assigne à chacune, afin d'y pouvoir transporter avec fruit ces méthodes analytiques générales, destinées à changer entièrement dans peu la face du monde intellectuel.

Quand la médecine n'aurait pas dans les maux qu'elle peut soulager et guérir un but direct d'utilité, elle mériterait encore une grande attention comme base de toute bonne philosophie rationnelle. Elle seule en effet peut nous faire connaître les lois de la machine vivante, la marche régulière de la sensibilité dans l'état sain, les modifications que cette faculté peut éprouver dans l'état de maladie; elle nous montre à nu tout l'homme physique, dont l'homme moral n'est lui-même qu'une partie, ou, si l'on veut, une autre face. De la sensibilité physique, le médecin ne voit pas seulement naître les idées et les passions; il voit encore, en quelque sorte, comment elles se forment; il voit du moins ce qui favorise ou contrarie leur formation : et c'est toujours dans certains états organiques qu'il trouve la solution de chaque problème.

Ainsi donc, on peut considérer la médecine comme fournissant des bases également solides pour cette philosophie qui remonte à la source des idées, et pour cette autre philosophie qui remonte à la source des passions. D'une part, ses vues doivent diriger tout bon système d'enseignement; de l'autre, elle trouve dans les lois éternelles de la nature, les fondements des droits et des devoirs de l'homme. En un mot, elle éclaire l'étude de l'entendement, et trace l'art de le conduire, de le perfectionner, en reconnaissant dans les impressions et dans les besoins propres à chaque nature sensible les véritables causes ou les véritables lois des rapports de tous les êtres qui lui appartiennent, ou qu'elle renferme dans son domaine : et du même principe découlent, à ses yeux, les règles de leur conduite réciproque, et l'art raisonné de leur bonheur; c'est-à-dire la morale (1).

La médecine rend encore un service essentiel. De même que toutes les autres sciences physiques, de même que les autres arts qui s'appuient sur l'observation délicate de la nature, elle tend directement à dissiper tous les fantômes qui fascinent et tourmentent les imaginations. En ac-

(1) Je dis la morale en général, parce que chaque nature sensible a la sienne, et toujours fondée sur les mêmes bases.

coutumant l'esprit à ne voir dans les faits que les faits eux-mêmes et leurs relations évidentes, elle étouffe dans leur germe beaucoup d'erreurs, qui ne sont dues qu'à des habitudes toutes contraires : elle détruit particulièrement toutes celles qui se trouvent liées à des absurdités physiques ; c'est-à-dire presque toutes les croyances superstitieuses : et, dans ce commerce intime avec la nature, la raison contracte une indépendance, et l'ame une fermeté, qu'on a remarquées dans tous les temps chez les médecins vraiment dignes de ce nom.

Voilà ce qui m'a fait penser qu'au moment où les études médicales commencent à reprendre un nouvel éclat, il serait utile d'en faire mieux sentir la haute importance, et qu'on rendrait un service réel, en présentant aux élèves qui s'y consacrent des motifs particuliers de zèle et d'attention, tirés du degré même de certitude auquel l'art peut atteindre : car cette possibilité bien reconnue transforme en autant de devoirs sacrés tous les travaux de la science et toutes les recherches relatives aux méthodes les plus exactes d'expérience et de raisonnement.

Ce 1er vendémiaire an VI.

DU DEGRÉ DE CERTITUDE

DE

LA MÉDECINE.

Νῦν δ'αὐτὴ ἡ ἀνάγκη ἰητρικὴν ἐποίησε
ζητεῖσθαί τε καὶ εὑρεθῆναι ἀνθρώποισιν.
(Ἱπποκράτ. περὶ Ἀρχ. ἰητρ.)

INTRODUCTION.

La mort est le terme inévitable de la vie; la douleur est, aussi bien que le plaisir, l'apanage de tous les êtres sensibles. Il est dans la nature de souffrir et de mourir, comme de vivre et d'avoir des sensations agréables : il est dans la nature d'être malade, comme d'être sain. Le plan de la nature (1) exigeait que les êtres animés

(1) Quand je parle du plan de la nature, je n'entends pas aller au-delà de l'énonciation d'un simple fait. Il y a des rapports réguliers et constants entre les diverses parties de l'univers : c'est tout ce que je veux dire. La philosophie des

fussent soumis à l'action de tout ce qui les environne, et que la variété des modifications qu'ils subissent, dans ces chocs continuels, fût toujours en raison de la finesse de leurs organes et de la noblesse de leurs fonctions. Ainsi, quoiqu'on puisse dire, dans un sens, que sa main bienfaisante, en ordonnant avec tant de régularité les mouvements vitaux, a tout fait pour conserver les individus dans un état sain, comme pour perpétuer les espèces; cependant, les souffrances et les maladies sont un résultat nécessaire des lois de l'économie animale, et des circonstances au milieu desquelles l'ouvrier éternel a jeté tous les êtres vivants : et l'homme, doué de facultés plus étonnantes et plus nobles, jouissant au plus haut degré de la sensibilité, qui les produit par son développement, se trouve livré, par cela même, à l'action de plusieurs causes malfaisantes ou destructives.

Ainsi donc, dans l'état le plus naturel, aucun animal n'est à l'abri des souffrances physiques: ainsi donc, par sa constitution primitive, l'homme y serait plus sujet que tous les autres, quand les institutions et les habitudes sociales ne l'exposeraient pas encore à mille dangers nouveaux, à mesure qu'elles étendent ses rapports, qu'elles

---

causes finales n'a d'ailleurs pu jamais soutenir un examen sérieux, quoique peut-être l'intelligence bornée de l'homme ait bien de la peine à la rejeter entièrement.

agrandissent son existence, et que les scènes de sa vie deviennent plus variées et plus mobiles. Mais ces dernières causes, qu'on ne peut regarder comme étrangères à lui, que par abstraction, puisque la société existe partout, et que les hordes sauvages ne diffèrent des nations civilisées que par l'imperfection plus ou moins grande de leur état social; ces causes, dis-je, apportent des changements notables dans les dispositions physiques de l'homme : elles le rendent, en outre, plus susceptible de toutes les impressions maladives.

Encore une fois, souffrir et mourir sont une suite nécessaire de notre condition. Mais ce qui est une suite non moins inévitable du premier de nos penchants, c'est le désir de prolonger la vie et de fuir la douleur. La nature nous apprend elle-même à changer une situation pénible, à porter la main sur les parties douloureuses, à relâcher leur tissu par l'application d'une chaleur douce et moite; elle nous indique le repos, le silence, l'obscurité, l'éloignement du bruit, aussitôt que la fièvre exalte, ou trouble le jeu de nos organes. Des appétits singuliers, et dont il est impossible de rendre raison, nous font souvent découvrir les moyens nécessaires à notre rétablissement. En un mot, tous nos besoins se changeant en souffrances lorsqu'ils ne sont pas satisfaits, et la nature s'expliquant, à cet égard, de la manière la plus claire, on peut, avec un ancien, donner à tout ce qui satisfait un besoin, le nom de remède, et à l'instinct, ou à la cause des mouvements automatiques, celui de premier des médecins.

Quelques philosophes ont regardé les lois de l'instinct comme résultantes de certains raisonnements particuliers, inaperçus, parce qu'ils sont plus rapides; et ils ont prétendu ramener ces lois aux mêmes principes que celles de nos jugements ordinaires. Mais on ne peut nier qu'un guide secret ne dirige les animaux et ne les éclaire, antérieurement à tout essai, sur le choix des aliments qui leur sont propres, sur celui même des remèdes que peuvent exiger plusieurs de leurs maladies.

Tout animal qui vient de naître suce la mamelle de sa nourrice, sans que personne lui ait enseigné comment il doit s'y prendre. Le chevreau que Galien tira vivant du ventre de sa mère, choisit, à ce que nous assure ce médecin, le cytise entre plusieurs herbes qui lui furent présentées. Nous voyons, tous les jours, les chiens et les chats s'exciter à vomir, ou se donner des dévoiements salutaires avec les pousses fraîches du gramen. Les chiens lèchent leurs plaies et celles de leurs petits; et c'est ainsi qu'ils les guérissent très-vite. Les cigognes se donnent, dit-on, des lavements. En ne citant que des faits constatés, il serait facile d'appuyer de beaucoup de preuves cette idée, soutenue par les plus grands physiologistes : « Que la nature (1) prend d'elle-« même les bonnes routes, et que, sans avoir été « instruite, elle sait faire ce qui convient ». *Natura sibi ipsi invenit vias, et inerudita existens, quæ expediunt perficit* (2). Mais il faut convenir que la médecine de l'instinct est assez bornée chez l'homme social, quoiqu'elle ait pu, dans un état de choses plus simple, être plus féconde en ressources, et surtout plus sûre dans l'emploi de ses moyens; quoique surtout elle suffise aux animaux qui ne vivent pas sous notre domination. On doit bien se garder sans doute de la perdre de vue dans la pratique de notre art; elle l'a souvent dirigée, elle peut la diriger encore chaque jour : mais il s'en manque beaucoup qu'elle lui fournisse autant de lumières que certains écrivains enthousiastes se plaisent à l'affirmer.

L'instinct guide avec bien plus de sûreté les autres animaux. Comme il n'est jamais égaré chez eux par cette foule d'idées, de préjugés, ou de passions, qui le dénaturent absolument dans l'espèce humaine; comme d'ailleurs les cas sur lesquels il doit prononcer, sont très-simples, très-uniformes, aucune cause étrangère ne l'empêche

(1) La nature est la force qui produit les mouvements propres à chaque corps, ou, si l'on veut, l'ensemble des lois qui le régissent : c'est dans ce dernier sens, que Van-Helmont l'appelle l'*ordre de Dieu*.

(1) Hippocrate.

de veiller avec succès à la conservation de l'individu, de travailler toujours efficacement à la guérison de ses maladies.

C'est précisément parce que la nature a placé l'homme au-dessus des autres animaux, que cette voix secrète lui parle plus faiblement et plus obscurément : l'instinct se fait d'autant moins entendre que le développement des facultés intellectuelles est poussé plus loin. A mesure que la raison se perfectionne, ce guide, qu'elle ne peut toujours remplacer, perd de sa justesse et se trouve enfin réduit presque entièrement à l'inaction. Les animaux ont-ils été mieux traités, en cela, que nous? et faisons-nous tous les jours de nouvelles pertes, à mesure que nous sommes de plus en plus forcés de substituer à ces appétits naturels, qui nous dirigeaient dans l'état le plus voisin du leur, la réflexion, les calculs, ou la lente expérience, dont les essais ne sont pas toujours exempts d'inconvénients, et dont trop ordinairement les résultats sont douteux ou difficiles à tirer? Voilà ce qu'il n'importe nullement d'éclaircir : parce qu'il ne dépend pas de nous de cesser d'être hommes; et qu'au fait, la perfectibilité indéfinie de notre espèce, ouvre à la raison un champ immense de jouissances et de bonheur.

Je laisserai donc de côté toutes les déclamations en faveur de ce qu'on appelle l'état de nature, dont il n'existe peut-être aucun exemple, et dont les écrivains qui en parlent le plus n'ont jamais donné que des idées extrêmement vagues. J'ignore ce que pourraient, dans cet état, les seules inspirations de l'instinct pour le traitement de toutes les maladies; et cette recherche n'est pas de mon sujet. Ainsi donc, écartant ici toute hypothèse sur tout autre état possible de la race humaine, je prends l'homme tel qu'il est dans la société, avec toutes les facultés qu'elle développe, avec les moyens qu'elle perfectionne : et c'est en partant de ces données positives, que je me propose d'examiner si, par l'observation, et par les raisonnements simples qui s'en déduisent immédiatement, on peut donner une base solide aux principes de la médecine; ou, s'il est vrai que les reproches d'incertitude que plusieurs philosophes ont faits à cet art, soient réellement fondés. La question me paraît également intéressante, et pour les individus qui, sans cesse, peuvent avoir besoin de ses secours, et pour les gouvernements, dont le devoir est de veiller à la sûreté publique.

§ 1er.

Objections contre la certitude de la Médecine.

Voici, en peu de mots, les raisons alléguées par les détracteurs de la médecine.

1° Les ressorts secrets de la vie échappent

à nos regards ; et nous n'avons aucune idée précise ni du principe qui nous anime, ni des moyens par lesquels il exerce son action.

2° La nature et les causes premières des maladies nous sont absolument inconnues.

3° Les maladies sont si variées, si susceptibles de complications, qu'on ne saurait tirer de leur observation la plus scrupuleuse, aucune règle fixe qui serve à les faire toujours reconnaître : elles subissent tant de modifications, à raison de l'âge, du sexe, du tempérament, du climat, de la saison, de l'état de l'air, du régime que le malade a suivi, de la profession qu'il exerce, des maladies auxquelles il a été sujet auparavant, enfin de ses passions habituelles, et de l'état présent de son ame, qu'au milieu de tant de causes diverses, il est impossible de démêler ce qui appartient à chacune ; de donner aux phénomènes leur juste valeur et leur place naturelle ; de se faire un plan convenable de traitement ; en un mot, de tirer des résultats dignes, par leur certitude, de l'importance de l'art.

4° La nature des substances qu'on emploie comme remèdes, est un mystère pour nous : leur manière d'agir sur nos corps nous est encore plus inconnue ; et vraisemblablement nous n'avons aucun moyen d'arriver à cette connaissance.

5° Les expériences médicales sont encore plus difficiles que l'observation des maladies, plus douteuses que les axiomes de diagnostic et de pronostic qu'elle fournit. L'effet d'un remède peut être déterminé par une foule de causes qui se dérobent au médecin. Le travail sourd, mais constant, de cette force médiatrice qui tend toujours à rétablir l'ordre dans les êtres animés; la marche même de la maladie, dont on peut s'être fait des idées fausses; les changements survenus dans la situation physique ou morale du malade, ou dans les circonstances extérieures qui peuvent agir sur lui : tout cela sans doute est bien capable d'en imposer fréquemment à l'esprit le plus sévère, de lui faire attribuer à ses combinaisons des succès qui leur sont absolument étrangers; et c'est évidemment une source intarissable d'erreurs pour l'artiste, et pour l'art lui-même.

La guérison suit l'application du remède; donc le remède a produit la guérison : *Post hoc, ergo propter hoc.* Voilà, l'on ne peut le nier, un très-mauvais raisonnement. C'est pourtant d'après cette infidèle autorité qu'on a rédigé toutes les matières médicales, et réduit en système la manière d'employer les différents remèdes. Assurément, il n'est rien qui demande plus de lumières, de sagacité, de circonspection, que la découverte des vérités de ce genre; rien n'est plus facile que de s'égarer dans leur recherche, même en suivant une bonne route; rien n'est plus douteux que les preuves dont on s'appuie, quand on pense avoir obtenu des résultats certains. Et, véritablement, s'il est presque impossible de constater qu'un malade a telle maladie déterminée, il l'est encore plus de s'assurer que tel remède produira tel effet, ou même qu'il l'a produit.

6° Si la médecine avait des bases solides, sa théorie serait la même dans tous les temps; sa pratique surtout ne changerait pas d'un siècle à l'autre: les médecins anciens et modernes, ceux de tous les pays, ceux de toutes les écoles, seraient d'accord, du moins, sur les points importants. Mais qu'on parcoure l'histoire de leurs opinions: quelle diversité dans les vues! quelle opposition dans les plans de traitement!

Hérodicus renverse l'édifice élevé par ses prédécesseurs. Hippocrate renverse en grande partie celui d'Hérodicus. Les deux écoles de Cnide et de Cos sont perpétuellement en débat. Les dogmatiques veulent aller à la vérité, par des hypothèses et par une série de raisonnements. Les empiriques veulent presque bannir le raisonnement de leur pratique, et la réduire à l'observation pure et simple des faits.

Asclépiade crée une médecine nouvelle, fondée sur la philosophie corpusculaire. Dans son système, le rapport, plus ou moins précis, des corps et des pores, par lesquels il doivent passer, constitue la santé ou la maladie. Il dédaigne et foule aux pieds tous les travaux des pères de la science.

Thémison la réduit presque à rien. Il range

toutes les maladies sous trois chefs : l'état de resserrement, celui de relâchement, et le mixte, qui, selon sa manière de voir, participe des deux premiers. Il n'admet en conséquence que trois indications, qui correspondent à ces trois états, et auxquelles il rapporte tous les effets qui peuvent être produits par les remèdes.

Les pneumatiques, sur un aperçu d'Hippocrate ou de ses premiers disciples, donnent le département de la vie à l'air errant dans nos vaisseaux : toutes les altérations de la santé tiennent au désordre de ses mouvements.

Galien ressuscite la médecine hippocratique. Les crises, le pouvoir de la nature, les facultés, les combinaisons des éléments, le sec, l'humide, le chaud, le froid, reparaissent sur la scène. Pour prêter plus d'éclat au système des tempéraments, il complète la doctrine des humeurs, ébauchée par Hippocrate. Mais, en voulant lui donner plus d'étendue, n'est-il pas évident qu'il la rend plus fautive ou plus douteuse ?

Les Arabes se nourrissent de rêves philosophiques : ils transportent les abstractions et les formules d'Aristote dans la médecine. Entre leurs mains, elle devient péripatéticienne, comme elle avait été épicurienne dans celles d'Asclépiade; comme elle a depuis été tour à tour cartésienne, leibnitzienne, newtonienne, etc., etc.

Les alchimistes, et surtout Paracelse, prétendent soumettre l'économie animale à leurs nouvelles fantaisies. Ils brûlent les livres des anciens; ils pensent anéantir avec eux toutes les lois connues de la nature. Sa lente observation ne s'accorde pas avec la fougue de leur esprit; ses opérations spontanées leur déplaisent : ils veulent augmenter ses mouvements, les modérer, les diriger, les changer à volonté. Ils cherchent un remède qui remplisse toutes les indications; ils croient trouver dans leurs bocaux l'art de prolonger la vie. Leurs sels, leurs soufres, leur mercure, leur terre remplacent les humeurs de Galien et les éléments d'Hippocrate. Enfin, ces hardis réformateurs ne laissent presque rien subsister des préceptes des Grecs, ni des dogmes scholastiques des Arabes.

Van-Helmont partage la plupart de leurs extravagances. Mais il étend, dénature ou perfectionne, si l'on veut, plusieurs points de la doctrine alchimique. Malgré les injures qu'il ne cesse de vomir contre les écoles, malgré l'espèce de fureur avec laquelle il parle des anciens, c'est dans Hippocrate qu'il puise ses idées du principe vivant. Ce que le médecin de Cos appelait *nature*, il l'appelle *archée :* il s'imagine, par un nouveau mot, mériter le nom de créateur de l'art. Croyant voir que chaque organe a son mode de mouvement, son action propre, une action secondaire plus ou moins remarquable sur les parties voisines, des sympathies plus ou moins étendues avec les parties éloignées; il suppose en conséquence que c'est un être à part, et qu'il jouit d'une vie particulière; que le corps est une sorte de société, formée de tous ces organes réunis, et la vie humaine le résultat de toutes ces vies combinées en système. Enfin, il établit divers centres de sensibilité, et fournit, sinon le premier aperçu, du moins les premières idées un peu précises des forces phréniques et de l'influence de l'estomac, dont l'orifice supérieur sert de trône à son archée.

Les chimistes les moins déraisonnables considèrent le corps humain comme un laboratoire: ses organes sont des alambics, des chapiteaux, des cornues, des matras. Ces nouveaux Prométhées pensent avoir ravi le feu céleste, et pouvoir l'exciter ou le ralentir à volonté, comme celui de leurs fourneaux. Ils ne parlent que de précipitations, de fermentations, de cohobations. L'acide combat l'alkali, l'alkali combat l'acide. De l'effervescence que ces deux adversaires produisent en s'unissant, résulte la chaleur animale, la vie. Les remèdes agissent par leurs qualités chimiques, par celles des humeurs qu'ils rencontrent: d'où il suit que, d'après les expériences faites dans des vaisseaux morts, on peut juger de ce qui se passera dans les vaisseaux vivants.

Si l'on en croit les médecins géomètres, avec des calculs algébriques, on peut expliquer tous les mouvements du corps, toutes les déterminations vitales, toutes les fonctions. Les angles plus ou moins aigus des vaisseaux, leurs diamètres, leurs axes; les lignes droites ou courbes; la raison composée de l'action des solides, de l'impulsion des liquides, de leur résistance réciproque : voilà ce qu'il faut apprécier pour se faire une idée juste de la vie, pour bien concevoir la manière dont elle s'exerce, s'entretient, se répare, et cesse enfin, comme une boule s'arrête, quand le mouvement qui lui a été communiqué, se trouve détruit par la suite des frottements.

Si l'on en croit les physiciens, ce sont l'attraction, la cohésion, l'élasticité, les forces, les contre-forces; ce sont toutes les lois des masses inorganiques qui doivent nous fournir la solution de ce grand problème.

Chez les mécaniciens, il n'est question tantôt que de poulies, de leviers, de points d'appui; tantôt que de tuyaux, de soupapes, de pistons. Vous croyez être dans un atelier d'horlogerie ou d'hydraulique : tandis que les anciens vous transportent véritablement dans celui de la nature, en la comparant à cette forge de Vulcain, où les soufflets, les marteaux et les ouvrages de l'artiste, tout était animé; où l'on voyait des trépieds qui d'eux-mêmes allaient aux banquets et aux conseils des dieux (1).

Hoffmann, dans son système du solide vivant, se rapproche un peu des médecins hippocratistes : mais il appelle encore une foule d'idées mécaniques à son secours.

---

(1) Cette comparaison est de Galien.

Staalh accorde l'intelligence, la délibération, le choix à la cause des mouvements vitaux. Par là, il distingue sa théorie de toutes les autres.

Les animistes, ses disciples, en tirent des conséquences pratiques plus rigoureuses, plus étendues, et par cela même plus hasardées.

Boerhaave, doué d'un génie vaste, méthodique et lumineux, esprit au niveau de toutes les connaissances de son siècle, et très-versé dans la lecture des anciens, veut profiter de toutes les idées, veut concilier tous les systèmes, veut fondre en un corps de doctrine tous les dogmes épars, et souvent contradictoires. Chimie, physique, géométrie, mécanique, tout, selon lui, peut être mis à profit par la médecine. Cependant des hommes, pleins de génie et de jugement, en rendant justice à la grandeur et à la correction de ses tableaux, ont combattu les résultats pratiques des théories qu'il y présente : ils ont pensé que le véritable moyen d'appauvrir l'art, était de l'embarrasser de tant de richesses étrangères; d'établir entre lui et les autres sciences cette foule de rapports ou frivoles, ou totalement faux.

Les semi-animistes modifient les opinions de Staalh, et les ramènent à celles d'Hippocrate.

L'école de Montpellier les expose sous un nouveau jour. Elle développe les lois de la sensibilité.

Enfin, les nouveaux solidistes d'Édimbourg rajeunissent le système d'Hoffmann; ils y joignent quelques idées de Baglivi : et, sans dédaigner tout-à-fait les idées relatives au principe sentant, ils en dénaturent les conséquences par certaines opinions entièrement hypothétiques, ou les rapetissent par une pratique maigre et bornée.

Ce tableau des révolutions qu'ont subies les théories générales de médecine, quoique très-incomplet sans doute, suffit pour faire voir combien les livres qui établissent ou combattent ces théories, sont peu propres à lever les doutes sur la certitude de l'art lui-même, auquel elles servent de base : et ce qu'il y a de bien frappant dans leur lecture, c'est le ton également tranchant et décidé que prennent tant d'écrivains, sans cesse opposés les uns aux autres.

Mais ne peut-on pas en dire autant des auteurs de pratique ? Ce que l'un conseille, l'autre le condamne ; ce que l'un prétend avoir observé, l'autre le nie. Les faits les plus simples, les axiomes dont il paraît le plus aisé de constater la justesse ou l'erreur, restent incertains pour tout lecteur judicieux.

Que si maintenant, quittant les livres, vous suivez les praticiens au lit des malades, vous retrouverez les mêmes débats, les mêmes contradictions : par conséquent votre incertitude ne fera que redoubler ; de sorte que, pour savoir à quoi s'en tenir, chacun se trouve réduit à sa propre expérience : et, hors les médecins qui pratiquent, tout le monde paraît devoir, pour le moins, se retrancher dans un scepticisme absolu, relativement à l'action de la médecine.

7° Mais quand les forces vivantes, la nature des maladies, leurs causes et les circonstances qui peuvent les modifier dans leur cours, nous seraient mieux connues; quand il serait possible de donner aux principes de l'art plus de certitude, au tableau de tous les cas des traits plus distincts et plus frappants; quand on pourrait déterminer avec précision les effets de toutes les substances qui sont employées comme remèdes, et qui doivent être regardées comme des espèces de poisons, puisqu'elles n'agissent qu'en intervertissant l'ordre des mouvements naturels; quand tous les écrivains de théorie et de pratique seraient d'accord entre eux, ou ne différeraient que sur des points de peu d'importance; quand la pratique n'exciterait pas chaque jour une foule d'indécentes contestations; quand enfin il serait vrai qu'il existe une médecine, et qu'elle a les mêmes bases que toutes les autres sciences : son exercice demanderait encore tant de connaissances diverses, tant de sagacité, tant d'attention, tant de grandes qualités morales réunies, qu'elle resterait à la portée de très-peu d'hommes, et que, par cela seul, elle devrait être regardée comme n'existant pas, ou plutôt comme une arme dangereuse, mise entre les mains de l'ignorance et du charlatanisme.

§ II.

Considérations sur les premières découvertes de la médecine, et sur la marche de l'esprit humain dans la déduction des règles qui en résultent.

En résumant ces objections, je crois les avoir présentées dans toute leur force. Mais avant de commencer l'examen attentif qu'elles exigent, il me semble qu'on jeterait quelque jour sur la question, en offrant un tableau rapide des premiers travaux de la médecine. Les tentatives de ses inventeurs et les méthodes qu'ils ont suivies nous feraient juger d'avance du genre de confiance que nous devons à leurs découvertes : et réciproquement, le caractère de leurs découvertes nous mettrait plus en état d'apprécier et les méthodes, et les tentatives dont elles ont été le fruit.

Nous avons dit que les êtres vivants sont assujettis à la douleur, comme ils sont condamnés à la mort, par une suite nécessaire de leur nature et par l'effet de causes dont il n'est pas toujours en leur pouvoir d'empêcher l'action. L'enfant, avant sa naissance, et surtout au moment qu'il voit le jour, est lui-même une occasion de maladies ou de souffrances cruelles pour la mère qui le porte dans son sein. Jusqu'à ce que ses organes nouvellement formés aient acquis toute leur consistance, il est en butte à tous les agents extérieurs. Son état physique peut être singulièrement modifié par les causes les plus légères. Plus de mobilité dans le genre nerveux, plus de mollesse dans les solides, moins d'énergie ou de constance dans l'action par laquelle les substances nutritives s'animalisent; enfin, mille circonstances particulières, trop longues à détailler, le soumettent à cette foule de maux, qui rendent l'époque de l'enfance si périlleuse dans tous les climats et chez tous les peuples. Ce n'est pas sans orages et sans dangers que son développement naturel s'opère, qu'il subit les diverses révolutions des âges. Il est homme, et il croît; il est homme, et il acquiert des facultés nouvelles : cela suffit pour porter le trouble dans cette machine d'autant plus irritable, que les mouvements toniques y sont moins fermes; pour y détruire quelquefois leur principe par les crises mêmes qui doivent achever son développement.

Les anciens avaient observé qu'à sept ans, à quatorze, à vingt-un, à trente-cinq, il se fait des changements singuliers dans l'économie animale; que les hommes guérissent souvent alors de maladies auxquelles ils ont été sujets jusque-là; qu'ils en contractent d'autres, toutes nouvelles, ou qu'ils deviennent du moins susceptibles d'en être affectés. Ces époques sont, selon eux, des temps de combat, où la nature efface, pour ainsi dire, les premières impressions, et leur en substitue d'autres, devenues nécessaires à l'accomplissement de ses vues ultérieures : et ce combat ne peut avoir lieu, sans que le corps éprouve de vives secousses, sans que toutes les fonctions reçoivent, au moins momentanément, des altérations marquées.

Les changements observés par les anciens se font dans l'ordre que leurs écrits nous indiquent, et ils suivent leur grande révolution des âges : la chose est incontestable ; l'expérience journalière le confirme. Ces changements sont presque toujours accompagnés d'une espèce de fièvre. Souvent, ils viennent à la suite de grandes maladies aiguës ; quelquefois, ils les produisent ou les déterminent : car plusieurs de ces maladies doivent être regardées comme la crise de l'époque qu'elles achèvent ; comme dépendantes des mêmes lois qui font passer le corps par tous les degrés de croissance, et qui le poussent invinciblement vers le dernier période de la maturité.

Mais s'il est des époques déterminées pour les différentes révolutions de l'être qui se développe, il en est aussi pour les révolutions inverses de celui qui décline : et ces temps climatériques, qui viennent apporter d'autres modifications dans le caractère ou dans l'ordre des mouvements vitaux affaiblis, sont également remarquables par les maladies qu'ils occasionent, ou qui les préparent. La vieillesse elle-même ne peut-elle pas être considérée comme une maladie d'une durée incertaine, dont le terme est toujours fatal, mais dont la marche est également ordonnée par la nature?

Chez les femmes, la première éruption des règles est ordinairement annoncée par de grands désordres; leur retour périodique produit tous les mois quelques incommodités; et le temps de leur entière cessation, que l'on appelle *critique*, est en effet si périlleux, qu'il enlève par des accidents aigus, ou qu'il dévoue à de longues souffrances, peut-être plus du quart des femmes pervenues à cet âge (1). Enfin si toutes celles qui font des enfants s'exposent à des maux douloureux et graves, celles qui n'en font pas sont punies par des maux encore plus terribles d'avoir bravé le penchant auquel la nature paraît avoir mis le plus d'importance.

Ainsi, sans compter les erreurs de régime, qui souvent sont inévitables; les intempéries des saisons, dont il n'est pas toujours possible de se garantir; les influences épidémiques de l'atmosphère, qui semblent se jouer de toutes nos précautions : sans compter les troubles que les passions excitent dans le corps vivant, soit directe-

(1) Les Grecs disaient, dans leur langue pittoresque, *qu'elles avaient été frappées des traits de Diane*, dont l'astre (c'est-à-dire la lune) présidait aux évacuations menstruelles. C'est dans ce sens qu'Andromaque dit de sa mère :

Πατρὸς δ'ἐν μεγάροισι βάλ' Ἄρτεμις ἰοχέαιρα.

(HOMÈRE, *Iliad.* ζ.)

ment, par l'étroite liaison qui existe entre les mouvements physiques et les déterminations morales, soit indirectement, par le désordre que ces mêmes passions portent dans tous les détails de notre conduite; sans compter enfin les substances vénéneuses, et certaines contagions qui paraissent agir de la même manière qu'elles : la maladie et la douleur sont intimement liées aux fonctions mêmes de la vie.

J'ai dit que le désir de prolonger cette vie si passagère, de calmer la douleur qui la rend pénible, de guérir les maladies qui la menacent, était aussi naturel à l'homme que les besoins les plus impérieux; et qu'un instinct, souvent irrésistible, lui faisait chercher les situations les plus favorables à sa guérison, quelquefois même lui inspirait le désir de ce qui pouvait lui servir de remède. Ce désir est le motif des observations médicales; cet instinct a fourni le sujet des premières observations qu'on a faites.

Dans une attaque d'asthme, le malade se lève sur son séant, il fait ouvrir toutes les fenêtres, il cherche le grand air. Dans un rhume, il devient plus frileux, il se couvre davantage, il se renferme dans sa chambre, il désire des boissons chaudes; il mange peu, parce qu'il a moins d'appétit. Dans une maladie inflammatoire, ce sont des boissons délayantes, l'air frais, peu de couvertures, qu'il demande avec instance. S'il est attaqué d'une fièvre putride, il refuse toute espèce de nourriture animale : l'odeur des viandes le révolte; leur souvenir seul lui soulève le cœur. Mais avec quelle avidité ne reçoit-il pas les fruits acidules et frais, les boissons aigrelettes, le vin surtout, qui réunit à la propriété de corriger les dégénérations putréfactives celle de ranimer les forces languissantes! Dans toutes les fièvres un peu graves, on cherche naturellement la position du corps où les muscles, dépensant le moins de forces, en laissent davantage à la nature pour le travail de la coction. En un mot, chez les hommes dont la vie civile n'a pas trop altéré les goûts, et dont l'imagination n'égare pas l'instinct, celui-ci parle souvent d'une manière assez claire. Il a précédé la médecine; on a vu qu'il lui montra le chemin : il peut la suppléer, il peut l'éclairer encore; et ses indications ne doivent jamais être dédaignées.

Nous avons dit aussi que plus la raison se développe, et plus l'instinct paraît perdre de sa sagacité. Dans les maladies compliquées de l'homme social, l'instinct serait le guide le plus insuffisant, et même le plus infidèle. Mais, quoiqu'il ne puisse fournir maintenant à notre art ni des vues bien étendues, ni de grandes ressources, c'est très-certainement à lui seul que, dans l'origine, on dut la connaissance des premiers et des plus simples de tous les remèdes.

Indépendamment de ce moyen général, par lequel la force vitale veille à la conservation des êtres animés, il se produit encore chez eux d'autres mouvements dont ils n'ont point la conscience, mais dont l'effet est également de rétablir l'ordre, soit en évacuant les matières morbifiques, soit en leur redonnant le caractère des humeurs animales saines, soit enfin peut-être en changeant d'une manière indéterminée l'état vicieux des organes les plus intimes. L'observation de ces mouvements conservateurs est la source la plus féconde et la plus pure des tableaux de maladies et des essais de traitements. L'art naissant y puisa ses premières richesses : après tant de siècles et de travaux, il y puise encore ses notions les plus exactes et ses vues les plus sûres.

Il est naturel de penser qu'on s'en rapporta d'abord aux appétits des malades, et qu'on se contenta de noter le succès de cette conduite. On observa, par exemple, comme on l'a vu plus haut, que tout homme dont l'état s'éloignait beaucoup de celui de la santé désirait constamment une situation horizontale, des boissons délayantes, l'obscurité, le silence: que ceux qui pouvaient se procurer ces commodités et ces secours guérissaient plus tôt; tandis que ceux qui ne le pouvaient pas, soit à raison de leur mauvaise fortune, soit par d'autres circonstances particulières, étaient malades plus long-temps, traînaient dans les langueurs, et périssaient quelquefois à la suite de souffrances lentes. De tous ces faits réunis, constamment observés, on tira plusieurs conséquences pratiques très-simples, mais très-fécondes dans leur application; et les expériences ultérieures, en les confirmant, les rectifiant, ou les limitant, les transformèrent bientôt en axiomes. Voilà le premier pas.

On observa surtout que la nature guérissait ordinairement en excitant quelque évacuation salutaire; que cette évacuation s'annonçait par un trouble plus grand, et que toutes les fois qu'elle n'était pas nécessaire pour ramener l'ordre, l'action des organes, alors considérablement accrue, opérait dans le corps des changements singuliers, qni rendaient aux humeurs, comme je viens de le dire, leur caractère propre et toute leur vitalité. Voilà le second pas : il est d'une grande importance.

Les malades ne revenaient pas tous à leur état naturel par la même route. Les uns éprouvaient des vomissements, des cours de ventre, ou des flux d'urine; d'autres mouchaient, ou crachaient des matières muqueuses et puriformes; plusieurs éprouvaient des sueurs abondantes, ou des évacuations sanguines par le nez et par les autres émonctoires.

Mais la terminaison des maladies n'était pas toujours aussi favorable : la nature n'était pas toujours assez forte pour triompher du mal, chasser sa cause hors du corps, ou la rendre sans effet en la dépouillant de ses qualités nuisibles.

Elle ne faisait alors que de faibles tentatives; ou si elle excitait quelques mouvements isolés plus énergiques, on s'apercevait bientôt qu'ils étaient dirigés autrement que dans le premier cas : et la mort qui venait terminer cette lutte impuissante fixant l'attention sur les phénomènes qui l'avaient précédée, leur tableau restait ineffaçablement gravé dans la mémoire. Quand on retrouvait ce même ensemble chez un autre malade, on savait donc qu'il fallait peu compter sur la nature, et que les ressources raisonnées de l'art étaient la seule espérance qu'on pût raisonnablement embrasser.

Les maladies ne se ressemblent ni par les désirs qu'elles inspirent aux malades, ni par les crises qu'elles amènent, ni par leur issue, ni par leur durée. Elles ne sont pas toutes les mêmes : et pourtant plusieurs d'entre elles paraissent avoir le même génie, offrent les mêmes phénomènes, suivent la même marche. La nature les guérit d'une manière uniforme; ou, lorsqu'elle succombe, c'est par la violence d'accidents à peu près semblables. Ainsi, d'un côté, l'on ne peut pas considérer toutes les maladies comme un seul et même fait, comme un seul et même être; tandis que, de l'autre, il n'est pas absolument nécessaire d'en faire autant d'êtres individuels; ou du moins il est possible de les classer, pour le secours de la mémoire, comme on classe les animaux, les plantes et les fossiles. Car, quoiqu'il soit vrai que ces classifications sont devenues de grandes sources d'erreurs, l'esprit a besoin d'une chaîne qui lie ses connaissances : et pourvu qu'on ne suive en la formant aucun esprit de système ; pourvu qu'elle se borne à représenter certains rapports frappants des phénomènes entre eux ; pourvu qu'on n'en tire pas enfin des conséquences plus étendues que ces rapports, elle peut être toujours utile et sans inconvénient, autant qu'elle paraît indispensable.

La durée des maladies a fourni peut-être leur première distinction. Les unes ont un cours rapide; les autres sont tardives dans leurs effets. Celles-ci furent appelées maladies *chroniques ;* celles-là maladies *aiguës :* deux dénominations très-bien faites, et qui portent encore l'empreinte de la langue animée des Grecs, de qui nous les avons empruntées.

On forma d'autres distinctions, ou classifications, d'après les différences observées dans les phénomènes, dans les crises, dans la terminaison des maladies, enfin d'après tout ce que ces dernières offraient de semblable, ou de différent. Ces classifications avaient aussi leur fondement dans la nature : elles étaient peut-être plus nécessaires encore à l'art de guérir, qui ne mérite véritablement ce nom que lorsqu'il sait former des plans combinés et complets de traitement.

Celles qui se tirent du tempérament du malade, de son régime, de ses habitudes, en un mot, de tout ce qui, précédant la maladie, peut être mis au nombre de ses causes; ces distinctions, dis-je, furent faites beaucoup plus tard : et quand on fut en état de les réduire en système, l'observation avait fait des progrès considérables; la manière de tracer des tableaux s'était perfectionnée; l'emploi des premiers remèdes devait être connu : la médecine en un mot n'était plus dans l'enfance.

Pendant que les observateurs épiaient les démarches de la nature; pendant qu'ils les décrivaient, les généralisaient, en tiraient les conséquences le plus à leur portée, il ne faut pas croire que leur jugement restât purement passif; qu'ils pussent se réduire au rôle de simples spectateurs. Les inspirations de l'instinct leur avaient indiqué l'abstinence des aliments; elles leur avaient appris à se servir de boissons, tantôt chaudes, tièdes ou froides; tantôt aqueuses, adoucissantes, délayantes; tantôt acides, aromatiques, spiritueuses. Il est vrai qu'ils n'avaient d'abord porté dans leur administration ni combinaison ni dessein : mais ils avaient noté les bons effets de ces moyens simples; et quand la voix de la nature négligeait de se faire entendre, l'analogie des cas dut les engager à tenter les mêmes secours. On ne peut nier qu'ils furent d'abord guidés en cela par de simples probabilités, à la place desquelles ils n'avaient rien de mieux à mettre. Bientôt l'expérience venait changer ces probabilités en certitudes pratiques (1); ou s'ils s'étaient laissé tromper par de fausses ressemblances, le besoin de remonter jusqu'à la source de leurs erreurs, et d'apprendre à mieux apprécier dorénavant ces signes équivoques, les ramenait à des examens plus attentifs, aiguisait par ces fautes mêmes la sagacité de leur coup d'œil, et perfectionnait la finesse de leur tact.

C'est ainsi que l'observation des effets produits par les remèdes éclaira celle des maladies, rendit leur histoire plus correcte et plus précise, limita les conclusions trop générales qu'on s'était souvent pressé d'en tirer : comme, de son côté, l'observation des maladies, après avoir suggéré l'emploi des premiers remèdes, apprit à l'étendre par l'analogie, et, le confirmant ou le rectifiant sur de nouvelles épreuves, s'efforça de le soumettre à des règles certaines.

Ce qui dut fournir sur cet objet les notions les plus exactes et les combinaisons les plus heureuses, ce fut la manière dont on voyait les forces médicatrices de la nature gouverner les crises et produire les évacuations ou les mouvements qui peuvent les suppléer. On avait remarqué, par exemple, qu'une douleur de côté vive et poignante, accompagnée de chaleur, de respiration

---

(1) On verra ci-après ce que j'entends par *certitudes pratiques*, et comment je les distingue des certitudes abstraites et rigoureuses de raisonnement.

difficile, de toux, de crachats sanglants, se calmait quand l'expectoration prenait à temps un aspect puriforme; que cette évacuation se faisant sans trouble, opérait une guérison sûre et prompte; que sa suppression pouvait au contraire causer la mort, ou son interruption ramener tous les accidents. On avait vu que toutes les crises se font au moyen d'un surcroît d'action dans l'exercice même de la vie; que cette action devenant plus faible, les retarde ou les empêche entièrement; mais que sa trop grande énergie n'a pas des effets moins funestes : qu'ainsi les mouvements vitaux doivent être contenus dans de justes bornes, ou ramenés à un certain degré moyen, dont l'aspect des malades peut seul nous apprendre à nous faire, pour tous les cas et pour toutes les circonstances, une image nette et précise.

On avait vu que chaque maladie a sa crise propre, dont la nature aime à se servir alors de préférence; mais que cependant quelquefois, à raison des obstacles qui se rencontrent dans l'état des organes, ou par des vues particulières, dont il est impossible au médecin de se rendre compte, elle prend d'autres routes et parvient au même but par des moyens qui lui sont peu familiers : de sorte, par exemple, qu'on voyait la pleurésie, dont je viens de parler, guérir, non-seulement par des sueurs ou par des urines abondantes qui remplacent assez souvent l'expectoration, mais même par des selles bilieuses, genre de crise presque entièrement étranger aux maladies essentielles de la poitrine. Enfin, l'on avait vu que la nature se trompe quelquefois dans son objet; qu'elle semble, par une espèce de délire, se précipiter dans le péril, ou le créer elle-même, en faisant des tentatives funestes, en dirigeant ses efforts d'une manière inconsidérée, en poussant les évacuations jusqu'au dernier terme de l'épuisement.

D'un autre côté, les appétits naturels, l'analogie, le hasard, des conjectures heureuses, avaient appris que certaines substances, appliquées au corps humain, pouvaient produire les mêmes évacuations, déterminer les mêmes mouvements (1), auxquels sont ordinairement dues les guérisons spontanées. De ces substances, les unes faisaient vomir, purgeaient, provoquaient les sueurs ou le cours des urines; les autres excitaient les forces languissantes, ou modéraient leur action trop

---

(1) L'homme, à raison de l'exquise sensibilité de ses organes, est, de tous les animaux, le plus susceptible d'être modifié par l'action des aliments, ou des remèdes. Bacon observe que c'est là, tout ensemble, et la preuve de l'empire de la médecine, et la source de ses fréquentes erreurs.

Subjectum istud medicinæ (corpus nimirum humanum), ex omnibus quæ natura procreavit, maxime est capax remedii; sed vicissim, illud remedium maxime est obnoxium errori. Eadem namque subjecti subtilitas et varietas, ut magnam medendi facultatem præbet, sic magnam etiam aberrandi occasionem.

De Augm. scient., l. IV, c. II.

vive, ou les maintenaient dans une sorte de médiocrité; d'autres suspendaient les vomissements, les diarrhées, les sueurs, et paraissaient agir, tantôt en resserrant tous les émonctoires, tantot en diminuant leur sensibilité, en portant dans tous les organes un calme inconnu, partagé par l'ame elle-même, et précurseur d'un doux sommeil (1).

---

(1) La saignée et les bains doivent être mis au nombre des remèdes les plus importants. Ils étaient connus dès la plus haute antiquité, comme nous l'apprend l'histoire de la médecine, et surtout comme on peut le juger d'après l'usage étendu qu'en faisait Hippocrate. Les bains chauds et les bains froids sont conseillés souvent dans ses écrits; il rapporte même les effets qu'il en a obtenus dans différentes circonstances.

Hippocrate faisait ouvrir presque toutes les veines du corps: il appliquait des ventouses scarifiées. De son temps, l'on coupait et brûlait déja les artères. Ce n'est qu'après beaucoup d'essais plus timides, qu'après une longue suite d'expériences, que les médecins pouvaient s'être enhardis jusqu'à ce point.

Dans tous les pays, l'homme a besoin d'eau pour se tenir propre: dans les pays chauds, ce besoin se fait sentir plus souvent; et des corps brûlés par le soleil, ou couverts de poussière, ayant une fois éprouvé le bien-être que donne la fraîcheur du bain, sont naturellement portés à s'en faire une habitude. L'occasion d'en observer les effets dans tous les cas imaginables, renaît donc chaque jour. Si la saison devient plus froide, l'on veut continuer de se laver: mais l'eau de la fontaine, ou du fleuve, produit alors des sensations pénibles. On la fait tiédir; dans cet état, elle en produit qui sont agréables, quoique d'un autre genre que celles qui accompa-

Quand on en fut venu là, touchant la connaissance et l'application des médicaments, le plus difficile se trouva fait : le reste devait être l'ouvrage du temps, de l'active curiosité, surtout du besoin, qui fait imaginer sans cesse des moyens nouveaux, et sans cesse s'accroît avec ceux qu'il a de se satisfaire. La manière dont les hommes

---

gnent l'action de l'eau froide. Voilà donc un nouveau besoin, une nouvelle habitude, de nouvelles expériences à faire.

On voit que le bain chaud occasionne des changements dans l'état du corps; que ces changements peuvent être salutaires, ou dangereux; qu'ils diffèrent essentiellement de ceux du bain froid. N'y a-t-il pas encore là de quoi faire rêver les observateurs, et suggérer d'heureuses tentatives pour le traitement des maladies ?

Les anciens rapportent que Médée employa, la première, les bains chauds dans cette intention. Par leur moyen, elle rendait la peau plus souple et les membres plus agiles. C'est pour cela qu'elle prétendait rajeunir les vieillards, et qu'elle fut accusée de les faire bouillir dans de grandes chaudières. Au reste, cette tradition, défigurée par les fables dont on l'accompagnait, n'est peut-être qu'une fable elle-même; et qui pis est, elle ne nous apprend pas grand'chose, malgré les efforts des interprètes de l'antiquité pour y trouver quelque utile leçon.

Les monuments historiques ne nous instruisent pas mieux de l'origine de la saignée. On dit que Podalire, au retour du siége de Troie, guérit la fille du roi Damœthus (laquelle avait fait une chute grave) en la saignant des deux bras. Pline assure que l'hyppopotame se saigne lui-même lorsqu'il est devenu trop gras, en se frottant contre des roseaux aigus. Mais le fait est douteux; et ce qui ne l'est pas moins, c'est avaient fait leurs découvertes, pouvait les conduire à beaucoup d'autres; ils le voyaient, ils le sentaient. Le but se montrait à leurs yeux dans l'éloignement; la route était frayée; et des vérités

---

qu'il ait fourni, comme le prétend cet auteur, l'idée du même remède aux hommes.

Il est vraisemblable qu'après avoir observé que les hémorragies spontanées sont la crise de plusieurs maladies; que la rétention des menstrues chez les femmes, ou du flux hémoroïdal chez les hommes, est la cause d'une foule d'accidents, et leur éruption régulière le signal de la santé; après avoir vu que les plaies guérissent ordinairement plus vite lorsqu'elles ont saigné quelque temps, et que les vaisseaux, surtout ceux qui ne battent point, se cicatrisent alors avec une grande facilité: il est vraisemblable, dis-je, que, d'après toutes ces observations, on fut conduit à tenter de produire par art ce que la nature ou les accidents avaient produit souvent d'eux-mêmes.

On a vu des apoplectiques tomber sur la face, éprouver de violents saignements de nez, ou s'ouvrir l'artère temporale, et guérir de leur maladie, par l'effet même de la chute qu'elle avait occasionée. Les premiers scrutateurs de la nature ont pu être témoins de faits pareils. Or, rien n'était perdu pour eux dans un temps où les connaissances, les vues et les moyens étaient si bornés; où l'attention, portée toute entière sur les faits, n'en était distraite par aucune hypothèse théorique.

Galien rapporte une observation qui lui aurait suggéré sans doute l'idée de la saignée, s'il n'en avait déja connu les grands effets et la bonne administration. Il fut appelé pour un homme qui s'était fait une blessure au bas de la jambe. L'hémorragie était violente; elle durait depuis long-temps, et continuait avec la même impétuosité, malgré tous les stypdu plus grand intérêt pour eux, les attendaient de distance en distance.

Sans entrer dans de plus grands détails, on voit comment la nature et les circonstances les gui-

---

tiques anxquels on avait eu recours : car l'artère n'étant coupée qu'à demi, les deux bouts ne pouvaient se contracter et se retirer dans les chairs. Galien acheva de couper l'artère; le sang s'arrêta, et l'homme guérit. Mais il ne guérit pas seulement de sa plaie; la grande quantité de sang qu'il avait perdue, le délivra d'une vieille sciatique contre laquelle tous les secours de l'art avaient échoué. Galien ajoute qu'étant attaqué lui-même d'une douleur inflammatoire du foie, il fut averti en songe de s'ouvrir le vaisseau qui rampe entre le pouce et l'index; ce qu'il ne manqua pas d'exécuter, et ce qui réussit à merveille. Mais je crois qu'on doit plus compter sur les faits que cet homme célèbre observait, ou sur les vues qu'il en tirait étant éveillé, que sur les révélations qu'il recevait en dormant.

Suivant la fable, un vautour enseigna au berger Mélampe l'usage de la rouille de fer contre l'impuissance, et le hasard celui de l'ellébore contre la manie. Les vautours ne nous enseignent plus rien. Quant à ce qu'on appelle hasard, c'est toujours encore une de nos principales sources d'instruction. Mais elle n'instruit que les observateurs : pour profiter de ce qu'elle offre, il faut y regarder; et celui qui cherche le plus est aussi celui qui fait le plus de découvertes.

Les premiers remèdes employés dans la pratique, furent les vomitifs, les purgatifs, mais surtout les substances qui réunissent ces deux propriétés. Cela devait être : leur action est la plus simple et la plus évidente; les mouvements que ces remèdes provoquent, sont les plus familiers à la nature; leurs avantages, ou leurs inconvénients, sont les plus faciles à constater.

dant toujours par la main, les inventeurs de la médecine furent poussés à faire leurs observations, à les étendre par l'analogie, à les rectifier par des expériences nouvelles, à les enchaîner dans un ordre méthodique, à placer à côté et dans le même ordre les conséquences qui s'en déduisaient naturellement. L'art existait donc, même à l'époque où je le laisse : il existait, non avec toutes les connaissances qu'il peut acquérir, et qu'il n'acquerra peut-être jamais; mais avec presque tous les moyens qui peuvent l'y conduire. On connaissait l'état sain et l'état malade; on connaissait l'un et l'autre, non d'après des hypothèses subtiles, mais d'après des signes évidents et certains. On avait appris à distinguer les maladies, à prévoir leur marche, leurs crises, leurs terminaisons; on s'était assuré de l'effet des remèdes principaux; on avait soumis leur emploi à des règles généralement sûres et constantes; on savait qu'ils devaient agir d'une telle manière, dans tel cas déterminé, et dans tel autre, d'une manière différente ou contraire; on s'était convaincu surtout qu'ils ne peuvent produire quelques changements dans le corps que par le moyen des forces vivantes qui l'animent; que l'art n'opère point sur le cadavre, et qu'on ne saurait arrêter, troubler, intervertir les mouvements imprimés par la nature, qu'à l'aide de la nature elle-même.

Voilà l'état, à peu près, où se trouvait la médecine du temps d'Hippocrate. Les écrits qui portent le nom de cet homme extraordinaire, nous offrent tantôt des modèles de l'art d'observer et de décrire les maladies, tantôt des résultats généraux sur leur connaissance ou leur diagnostic, et sur les indications des remèdes; résultats qui renferment presque toutes les grandes vérités, presque toutes les grandes vues, et même, on peut le dire sans prévention, le germe de plusieurs des découvertes modernes les plus importantes. On voit qu'avec une matière médicale peu riche, Hippocrate savait déja faire beaucoup : et l'on ne saurait douter que ses succès ne fussent dus à l'ordre dans lequel il avait acquis ou rédigé lui-même ses connaissances, à sa manière d'observer et de tirer ses indications, en un mot, à la méthode qui dirigeait ses vues et ses traitements.

Je ne prétends tirer aucune conséquence de tout ce qui précède : mais le lecteur me paraît maintenant plus à portée d'entrevoir s'il est ou n'est pas possible en effet de répondre aux reproches allégués contre la médecine.

Je vais les examiner l'un après l'autre, avec attention, et peser dans une balance impartiale les raisons dont on les appuie. Ce n'est pas pour soutenir des préventions favorites que j'entreprends cet examen; c'est pour chercher sincèrement la vérité, qui, devant toujours à la fin s'élever sur les débris de toutes les opinions humaines, est la seule autorité qu'il puisse être à jamais honorable de reconnaître et de défendre.

III.

Examen de la première objection.

Il est certain que, d'une part, la nature de la cause qui meut les corps animés, et, de l'autre, les circonstances immédiates qui modifient son influence dans les divers organes, se dérobent également à nos recherches, et nous sont tout-à-fait inconnues. Il est certain que si leur connaissance doit servir de base à l'art de guérir, l'art pèche essentiellement par sa base. La question se réduit donc à savoir s'il est nécessaire, ou du moins s'il serait très-avantageux, de pénétrer l'essence même des forces vivantes, et d'avoir une idée précise de la manière dont elles agissent sur le corps.

L'homme ne connaît l'essence de rien, ni celle de la matière qu'il a sans cesse sous les yeux, ni celle du principe secret qui la vivifie et détermine tous les phénomènes de l'univers. Il parle souvent des causes qu'il se flatte d'avoir découvertes, et de celles qu'il se plaint de ne pouvoir découvrir: mais les vraies causes, les causes premières, sont aussi cachées pour lui que l'essence même des choses; il n'en connaît aucune. Il voit des effets, ou plutôt il reçoit des sensations: il observe des rapports, soit entre les objets auxquels il attribue ces sensations, soit entre ces objets et lui-même: il s'efforce d'apercevoir sans cesse de nouveaux rapports (1): il les met en ordre pour fixer leur souvenir dans son esprit, pour les mieux apprécier, pour en tirer ce qui peut servir à sa conservation, ou lui donner de nouvelles jouissances; et voilà tout. En examinant ces prétendues causes, dont la connaissance l'enorgueillit, on voit qu'au fond, elles ne sont toutes que des faits. Deux faits se trouvent enchaînés l'un à l'autre dans un ordre successif: on dit que le premier est la cause du second. Celui-ci peut devenir cause à son tour, relativement au troisième qui le suit; comme en remontant, vous trouverez toujours un fait antérieur à votre cause, jusqu'à ce que vous arriviez à cette force spontanée (2)

(1) Expliquer un fait par ses rapports avec un autre, ce n'est pas remonter véritablement à sa cause. Quand les deux faits sont identiques, c'est les réduire à un seul; quand ils sont simplement analogues, c'est déterminer leurs points de ressemblance.

(2) Cette force n'est autre chose que le principe général du mouvement, la puissance active, personnifiée chez la plupart des peuples, sous des noms différents, mais dont il est impossible de nous faire d'autre idée que celle qui résulte directement des phénomènes de l'univers. Je l'appelle *spontanée*, non que je prétende exprimer par-là sa nature, mais parce que ce mot me paraît rendre l'impression qu'en reçoit l'intelligence bornée de l'homme, en voyant cette force agir

qui meut le monde dans son ensemble et dans chacune de ses parties. Or, cette cause est la seule véritable; elle les renferme toutes: et sa nature, ainsi que ses moyens propres d'action, se dérobent également à notre faible vue. En vain cherchons-nous à les dégager des nuages qui les couvrent: à chaque effort de notre part, l'obscurité semble s'épaissir davantage: nous n'apercevons que des fantômes trompeurs: l'objet fuit, et se plonge devant nous dans un vague lointain, à mesure que nous croyons en approcher.

D'après la nature des choses, ou plutôt d'après notre propre nature, nous sommes dans l'impossibilité de connaître cette cause première, l'objet des recherches et le désespoir des penseurs de tous les âges. Nous l'entrevoyons sous mille formes diverses; mais elle nous échappe toujours. Car, dans les phénomènes des trois règnes, dans la marche régulière des corps célestes, et jusque dans les propriétés de la molécule la plus inerte en apparence, elle se fait toujours sentir évidemment. Mais que voit-on là, de plus que ces propriétés mêmes, la régularité de cette marche, l'ordre et les rapports de ces phénomènes?

Maintenant, il reste à savoir si cette connaissance, à la poursuite de laquelle tant de profondes méditations et tant de veilles ont été si

---

sans relâche, avec une activité toujours nouvelle et toujours renaissante d'elle-même.

inutilement employées, est réellement applicable aux besoins de l'homme. Pour observer l'ordre constant dans lequel se fait le flux et le reflux ; pour s'en servir à régler la marche des vaisseaux qui descendent ou remontent à l'embouchure d'un fleuve, ou qui longent des bords escarpés, l'homme a-t-il besoin de connaître quelle force balance l'Océan, quelle loi primitive fait agir cette force avec tant de régularité? A-t-il besoin de connaître la cause des affinités des corps, de leur élasticité, de leur cohésion, pour faire, soit en chimie, soit en physique, toutes les opérations fondées sur ces propriétés? Pour inventer, pour perfectionner l'agriculture, faut-il qu'il arrache à la nature le secret de la vie des végétaux, celui de leur instinct et de leurs penchants particuliers? Non, sans doute. L'observation des faits est son partage : elle lui suffit. Comme il ne lui importe d'étudier les objets que par leurs rapports avec lui, et que ces rapports mêmes sont de sûrs moyens d'y découvrir tout ce qui peut l'intéresser; il s'ensuit que les objets qui résistent à ses recherches, lui sont d'autant moins utiles à connaître, qu'ils sont plus hors de la portée de son esprit; et que, dans le fait, il n'a besoin de savoir que ce qu'il peut apprendre par le bon usage de ses facultés.

J'ignore donc les causes. Mais l'observation m'apprend que tout s'opère dans la nature, d'une manière régulière et constante; que, dans des circonstances absolument semblables, les faits sont toujours les mêmes; que si l'on peut quelquefois les rendre différents, c'est à raison des changements qu'on peut apporter aussi dans les faits antérieurs dont ils découlent, dans les faits simultanés avec lesquels ils ont des rapports étroits.

J'ignore la cause de la digestion : je veux dire cette cause qui fait que les nerfs de l'estomac impriment aux sucs gastriques la faculté de dissoudre tels, ou tels aliments; qui enlève à ces mêmes sucs cette même faculté, par l'effet de circonstances dont l'action ne s'exerce que sur le système nerveux en général, comme, par exemple, par l'effet de certains désordres moraux. Je l'ignore, et vraisemblablement je l'ignorerai toujours. J'ignore, dis-je, comment des substances, douées de qualités diverses, sont transformées, par l'action de l'estomac et des intestins, en un fluide blanc et homogène, qu'on appelle *chyle*; comment le battement des vaisseaux, le mélange de la portion la plus animée de l'air, que les poumons absorbent, l'impression de la vie dans tous les organes, animalisent, par degrés, ce fluide, et le rendent propre à réparer les pertes que souffrent les parties solides, à remplacer les humeurs qui se dissipent par les fonctions de la santé. Mais malgré cette ignorance, je n'en suis pas moins porté par des désirs automatiques, vers les objets qui peuvent servir à ma nourriture. Des goûts constants me ramènent vers ceux qui m'ont constamment réussi. Je vois que les aliments font sur moi des impressions différentes, qu'ils produisent des effets très-variés. Les uns relâchent le ventre; les autres le resserrent : les uns portent dans toute l'existence un sentiment de calme et de fraîcheur; d'autres, au contraire, augmentent la chaleur naturelle, donnent plus d'activité à tout le corps, impriment à chaque partie, dans un temps donné, une plus grande somme de mouvement. Il en est qui nourrissent suffisamment, sous un petit volume; et je sens qu'ils donnent plus ou moins d'occupation à mon estomac. Tantôt leur digestion s'opère sans que j'en sois averti par les phénomènes dont ce travail est ordinairement accompagné, tantôt elle occasionne une véritable fièvre. Il en est plusieurs qui ne soutiennent mes forces, qu'autant que j'en prends une quantité considérable. J'éprouve aussi que leur transformation est plus ou moins lente, plus ou moins pénible. Enfin, je vois que les aliments peuvent apporter plusieurs modifications importantes dans toute la machine vivante : je vois que ces modifications ne sont pas les mêmes chez tous les individus, dans tous les cas, dans tous les temps. Je me compare aux autres hommes, et je trouve que parmi les effets observés sur moi-même, il en est plusieurs qui sont communs à toute l'espèce humaine; que ceux qui paraissent m'être particuliers, dépendent de mon âge, de mon tempérament, du climat où je vis, de l'état où je me trouve quand j'en fais usage. De mes essais, comparés avec ceux d'autrui, de toutes ces observations combinées, et de l'expérience même du genre humain, s'il est possible, je tire des règles diététiques, telles, par exemple, que celles dont nous sommes redevables au génie d'Hippocrate. Maintenant je demande si j'ai suivi la route qui conduit à la vérité, si ces règles sont fondées sur une saine logique. Les philosophes ennemis de la médecine diraient-ils que non; eux qui recommandent sans cesse d'épier les appétits naturels, de se laisser guider par l'effet des aliments; eux qui célèbrent avec tant de raison, le pouvoir du régime (1)?

Mais la médecine a les mêmes bases que la

---

(1) « Les malades guérissent quelquefois sans médecin, mais ils ne guérissent pas pour cela sans médecine. Ils ont fait de certaines choses; ils en ont évité d'autres. S'ils se sont conduits d'après des règles, ces règles sont celles de l'art; s'ils se sont livrés aveuglément à la fortune, c'est en se rapprochant des procédés d'une bonne médecine, que la fortune les a dérobés au danger. Dans le régime, comme dans l'emploi des médicaments, on peut suivre des méthodes utiles; on peut en suivre qui sont pernicieuses : mais les unes et les autres prouvent également la solidité de l'art. Celles-ci nuisent par un emploi mal entendu; celles-là réussissent par un emploi convenable. Or, ce qui convient et ce qui ne convient pas étant bien distincts, je dis que l'art existe : car, pour qu'il n'existât pas, il faudrait que le nuisible et l'utile fussent confondus. »

(Ἱπποκράτης περὶ τέχνης.)

diététique : les sujets d'observation sont du même genre; la manière de procéder pour en tirer des conclusions pratiques, est absolument la même. Celui qui reconnaît dans l'une les caractères de la certitude, ne peut reléguer l'autre parmi les hypothèses, ouvrage de l'imagination. Je dis plus : les changements légers qui surviennent dans un corps sain, et les mouvements nouveaux que produit chaque jour l'exercice de la vie, sont bien moins remarquables que les signes par lesquels les maladies se manifestent à tous les yeux; les effets des remèdes sont bien plus aisés à constater que ceux des aliments : car ces derniers n'agissent que d'une manière insensible, et sans introduire d'altérations bien marquées; tandis que les premiers, changeant brusquement l'ordre et le mode des mouvements naturels, manifestent leur action par des symptômes toujours saillants.

Je demande encore si ce n'est pas à la médecine qu'on doit la diététique? ou, supposé que les observateurs eussent commencé par étudier les effets des aliments, avant de passer à ceux des maladies (ce qui se trouve absolument contraire aux faits; ce qui même, on peut le dire, s'écarte beaucoup de l'ordre que les besoins de l'homme ont dû faire prendre à ses recherches), je demande s'il était naturel de se borner à conserver la santé, dont on s'occupe si peu quand on la possède, sans penser à soulager la maladie, qui, par tant de sensations pénibles, nous ramenant incessamment à l'observation de ses causes et des moyens qui peuvent la soulager, nous force malgré nous à demander du secours à tout ce qui nous environne? Les choses assurément ne se passèrent pas ainsi. C'est long-temps après avoir observé les effets que produisent certaines substances nutritives, dans l'état de maladie, qu'on s'est avisé d'observer systématiquement ceux qu'elles produisent dans l'état de santé, ou dans celui qui s'en éloigne peu. Leurs effets, dans le premier cas, étaient remarquables, parce que cet état l'était lui-même: dans le second, ils l'étaient infiniment moins, parce que cet état ne l'était point du tout. Les faits marquants frappèrent d'abord; on aperçut les autres plus tard : telle est la marche naturelle.

Ainsi donc, la médecine précéda la diététique; et la diététique n'est qu'une production, qu'une partie de la médecine. Or, je le répète, les sujets de leurs recherches sont analogues, et souvent les mêmes; les résultats qu'on en tire sont fondés sur les mêmes règles de raisonnement. Ni l'une n'a besoin de connaître les causes de la digestion (1), pour noter les faits qui s'y rapportent; ni l'autre, de connaître les causes de la

(1) Les véritables causes de la digestion rentrent dans celles mêmes de la vie: les unes ne sont pas plus faciles à déterminer que les autres.

vie, pour observer les écarts auxquels leur action peut être sujette, pour étudier les moyens qui la font rentrer dans l'ordre naturel. Les phénomènes de la santé, ceux des maladies, les effets des aliments, ou des remèdes; tout cela tombe sous les sens : et nous en tirons toutes les leçons nécessaires à la pratique de l'art.

La première objection porte donc à faux : et comme l'ignorance des causes n'est pas particulière à la médecine, si ce reproche pouvait la faire regarder, avec fondement, comme incertaine et conjecturale, il jeterait le même doute sur les principes de presque toutes les sciences.

§ IV.

Examen de la seconde objection.

En répondant à la première objection, je réponds indirectement à la seconde (1), qui ne fait que la reproduire sous une autre forme, ou en d'autres mots. Je pourrais d'ailleurs demander ce qu'on entend par la nature et les causes premières des maladies. Nous connaissons de leur nature ce que les faits en manifestent. Nous savons, par exemple, que la fièvre produit tels et tels changements : ou plutôt, c'est par ces chan-

(1) Cette seconde objection porte sur notre ignorance, et de la nature, et des causes premières des maladies.

gements qu'elle se montre à nos yeux ; c'est par eux seuls qu'elle existe pour nous. Quand un homme tousse, crache du sang, respire avec peine, ressent une douleur de côté, a le pouls plus vite et plus dur, la peau plus chaude que dans l'état naturel : on dit qu'il est attaqué d'une pleurésie. Mais qu'est-ce donc qu'une pleurésie? On vous répliquera que c'est une maladie dans laquelle tous ou presque tous ces accidents se trouvent combinés. S'il en manque un ou plusieurs, ce n'est point la pleurésie, du moins la vraie pleurésie essentielle des écoles. C'est donc le concours de ces accidents qui la constitue. Le mot *pleurésie* ne fait que les retracer d'une manière plus abrégée. Ce mot n'est pas un être par lui-même : il exprime une abstraction de l'esprit, et réveille par un seul trait toutes les images d'un assez grand tableau.

Ainsi, lorsque, non content de connaître une maladie par ce qu'elle offre à nos sens, par ce qui seul la constitue, et sans quoi elle n'existerait pas, vous demandez encore quelle est sa nature en elle-même, quelle est son essence : c'est comme si vous demandiez quelle est la nature ou l'essence d'un mot, d'une pure abstraction. Il n'y a donc pas beaucoup de justesse à dire, d'un air de triomphe, que les médecins ignorent même la nature de la fièvre, et que sans cesse ils agissent dans des circonstances, ou manient des instruments dont l'essence leur est inconnue.

Quant aux causes premières des maladies, qu'on les accuse de ne pas mieux connaître, la question me paraît aussi facile à simplifier que la précédente. Entend-on par ce mot les causes qui rendent l'homme, dans tel cas donné, susceptible d'éprouver tel changement dans les fonctions de la vie? Je réponds que nous les ignorons absolument, puisqu'elles sont encore les mêmes que celles en vertu desquelles nous vivons. Mais parle-t-on seulement des faits liés à la maladie, qui font partie de son histoire, et qui peuvent fournir des lumières pour le traitement? Je réponds que ces causes sont toutes du domaine de l'observation : on peut les voir ou les toucher; on peut en acquérir la connaissance par des récits fidèles : et comme elles produisent toujours certains phénomènes dans l'économie animale (car si elles n'en produisaient pas, elles ne mériteraient aucune attention, elles seraient nulles), c'est dans ces phénomènes mêmes qu'il faut les chercher; c'est dans leurs propres effets qu'il faut s'habituer à les reconnaître.

Deux grandes sectes se partagèrent long-temps, chez les Grecs, l'empire de la médecine. Les dogmatiques prétendaient que l'ignorance des causes la fait errer au hasard, et frappe les plans de curation d'un vice radical d'incertitude. Comme les maladies diffèrent toutes à raison de leurs causes, il est, disaient-ils, absolument indispensable d'avoir des notions claires de celles-ci, pour appliquer les remèdes avec méthode. Les empiriques soutenaient, au contraire, que les causes sont hors de notre portée, tandis que les faits se livrent d'eux-mêmes à nos recherches. Suivant cette école, il suffit de connaître tout ce qui fait partie de la maladie, ce que nous pouvons en apprendre par l'observation ou par une description complète.

Quand vous êtes appelé, disaient les dogmatiques, pour un homme mordu par un chien, vous demandez si le chien était ou n'était pas enragé; car votre traitement ne saurait être le même dans les deux cas: il importe donc de remonter aux causes. Que la morsure, répliquaient les empiriques, soit faite par un chien bien portant, ou par un chien enragé, cela n'est point indifférent sans doute : mais il n'est pas ici question de causes; cette circonstance est un simple fait, qui tient essentiellement à l'histoire de la maladie, et sans lequel cette histoire serait incomplète.

On voit que leur dispute roulait sur des mots, et que les uns et les autres avaient raison dans le sens qu'ils y attachaient. Celui des empiriques était, selon moi, le plus correct; celui des dogmatiques était le plus reçu dans le langage commun.

Mais jusqu'à quel point faut-il donc s'occuper de la recherche des causes, en comprenant sous cette dénomination générale les causes que les anciens appelaient cachées, et celles qu'ils distinguaient par le titre d'évidentes? La réponse est simple; elle résulte clairement de ce qui précède. Les causes dont la connaissance est nécessaire pour compléter l'histoire de la maladie, ou qui exigent des modifications dans le traitement, se montrent, soit par elles-mêmes, soit par les effets qu'elles produisent : elles sont toutes des objets d'observation. Il serait dangereux, sans doute, de les ignorer; et il est toujours possible de les découvrir. Mais on doit rester, relativement aux autres, dans la plus invincible indifférence, et ne pas sortir de cet axiome fondamental, que plus elles sont au-dessus de nos recherches, moins il nous importe de les connaître. Qu'on me pardonne quelques répétitions. Je m'efforce d'être court; mais il est encore plus nécessaire d'être clair : et lorsqu'on examine l'une après l'autre différentes objections, qui ne sont au fond que la même, on est bien forcé de ramener plus d'une fois le lecteur à la vérité commune, qui les réfute toutes également.

§ V.

Examen de la troisième objection.

Tout médecin qui a réfléchi sur les vraies difficultés de son art, sera forcé de convenir que la troisième objection (1) est beaucoup mieux fondée

(1) Elle porte sur la difficulté d'avoir des notions exactes des maladies, et de s'assurer de l'effet des remèdes.

que les deux premières. Les maladies sont très-variées; elles sont susceptibles de complications infinies. L'âge, le sexe, le climat, la saison, le caractère de l'épidémie régnante, tout, jusqu'à des circonstances, en quelque sorte, inappréciables, peut les modifier de mille manières diverses, donner aux phénomènes de nouveaux aspects, les enchaîner dans un nouvel ordre de succession ou de balancement réciproque, conduire les crises à d'autres terminaisons. La séméiotique, ou l'art de reconnaître les différents états de l'économie animale, par les signes qui les caractérisent, est sans doute la plus difficile comme la plus importante partie de la médecine. A chaque instant, on est obligé d'admettre des exceptions aux règles par lesquelles on croyait pouvoir être guidé. Rien de fixe dans leur application; rien de constant dans les plans de conduite qu'elles doivent fournir : de sorte qu'à l'exception de quelques principes très-généraux, et par conséquent peu propres à nous éclairer dans le détail de chaque circonstance particulière, il semble que le savoir théorique du médecin devienne nul au lit des malades; que son savoir pratique réside tout entier dans une sorte d'instinct perfectionné par l'habitude. En effet, c'est en s'identifiant, pour ainsi dire, avec l'être souffrant, en s'associant à ses douleurs, par le jeu prompt d'une imagination sensible, qu'il voit la maladie d'un seul coup-d'œil, qu'il en saisit tous les traits à la fois : car c'est ainsi qu'il en partage à un certain point toutes les impressions; et cet instinct lui fait, en quelque sorte, pressentir plutôt que prévoir l'utilité de certains remèdes, dont les effets lui sont d'ailleurs connus. Voilà, sans doute, une manière de procéder qui doit paraître peu fidèle et peu sûre. Ce n'est là véritablement ni la marche du géomètre ou du calculateur, ni même, à ce qu'il paraît au premier coup-d'œil, celle du logicien sévère, qui va pas à pas, de proposition en proposition. Or, si, dans les sciences mathématiques, le moindre défaut d'exactitude, quant à la construction ou quant à l'emploi des formules, mène inévitablement aux conséquences les plus fausses, pourra-t-on constamment éviter l'erreur dans un art où les succès tiennent à la sagacité; où les vues les plus heureuses sont bien moins des raisonnements que des inspirations?... Cela est difficile sans doute: mais cela n'est pas impossible; du moins je le crois ainsi.

Et d'abord, je ne crois pas impossible de se faire une idée juste des modifications que les maladies éprouvent; de démêler à quelles circonstances elles sont dues, de quelle manière il est avantageux d'en tracer le tableau. Car comment les a-t-on soupçonnées? comment s'est-on assuré de leur existence? comment est-on remonté jusqu'à leur source? c'est-à-dire, comment a-t-on su que telle ou telle circonstance pouvait y donner lieu? N'est-ce point à l'observation que nous devons ces premiers pas importants? Ce que l'observation a commencé, pourquoi ne l'acheverait-elle pas? pourquoi ne parviendrait-on point, par son secours, à réduire en système ces différentes séries de faits qu'on n'admet déja comme distinctes entre elles, que parce qu'on a pu réellement les distinguer, au moins quelquefois.

Nous jugeons que les maladies diffèrent par leurs causes, attendu que nous les voyons différer par leurs phénomènes. Si leurs phénomènes étaient les mêmes; si elles guérissaient toutes par les mêmes crises ou par les mêmes remèdes, qui jamais eût pensé que beaucoup de circonstances diverses peuvent, chacune à leur manière, influer sur elles et les modifier? On ne saurait soupçonner de causes, lorsqu'il n'y a point d'effets: ou plutôt, ceux-ci n'existant pas, celles-là ne sauraient avoir lieu.

Mais l'observation nous fait apercevoir des différences entre les maladies: elle nous fait voir que ces différences suivent certaines lois comme tous les phénomènes de la nature; que les changements produits par les maladies dans l'état des corps animés, ont des rapports réguliers avec certains faits antérieurs ou présents. Nous pouvons donc déterminer ces rapports, ou l'enchaînement des effets avec ce qu'on appelle leurs causes; car nous pouvons savoir, quand nous voyons un fait, que tel autre l'a précédé. L'observation nous fait donc reconnaître si l'un dépend de l'autre, s'il le suit ou l'accompagne : et réciproquement, quand la cause se montre, nous prévoyons sans peine l'effet qui doit la suivre. L'observation peut donc apprécier l'influence de toutes les circonstances qui en ont une véritable : elle peut réduire cette connaissance en règles fixes, la rendre plus exacte par la méthode, plus présente à l'esprit par l'habitude de la retracer et d'en faire des applications.

Je dis qu'elle peut le faire : je devrais dire qu'elle l'a fait. Qu'on parcoure sans prévention les travaux des vrais interprètes de la nature; c'est-à-dire de ceux qui décrivent naïvement les faits, de ceux qui ne font que les résumer dans des règles générales, ou les traduire, en quelque sorte, d'une manière plus abrégée, sans jamais forcer ni déguiser leur sens direct. Qu'on voie dans quel esprit ils ont observé, assimilé, distingué, classé les maladies, soit d'après les phénomènes qu'elles présentent, soit d'après les causes qui les modifient. Qu'on examine, par exemple, relativement aux épidémies, les recherches et les vues générales d'Hippocrate, de Baillou, de Sydenham, de Ramazzini, de Dehaen, de Stork, de Stoll, etc., etc. Mais, que dis-je? les écrits du seul Hippocrate nous mettent en état de prononcer sur ce point. Qu'on parcoure donc ses admirables résultats sur les maladies des âges, des sexes, des climats, des saisons; qu'on les rapproche surtout de là nature, telle qu'elle peut se montrer, chaque jour, à l'observateur attentif: je ne crains pas de le dire, la médecine a d'autant moins à redouter un pareil examen, qu'il sera plus réfléchi, plus judicieux, plus impartialement sévère.

L'homme se trouve jeté, comme au hasard, au milieu des scènes du monde. Les objets passent en foule sous ses yeux. C'est par leurs différences et par leurs rapports d'analogie ou de parité, qu'ils le frappent; c'est en les comparant entre eux et avec lui qu'il apprend à les connaître; c'est en se comparant avec eux qu'il apprend à se connaître lui-même. S'il ne les voyait qu'isolés, sans les rapports qu'il peut avoir avec eux, sans les rapports qu'ils peuvent avoir entre eux relativement à lui, sans doute ils lui seraient tous inconnus. S'il n'apercevait rien hors de lui, s'il ne pouvait se mesurer à rien, il s'ignorerait à jamais; ou plutôt il n'existerait pas, car il ne serait averti par aucune impression étrangère (1) de sa propre existence: or il ne peut la concevoir dépouillée de ce qui la fait sentir. La nature a donc voulu que la source de nos connaissances fût la même que celle de la vie. Il faut recevoir

(1) Les impressions internes qui résultent directement du jeu de la vie, seraient bientôt nulles, dans cette hypothèse; l'habitude en effacerait bientôt le sentiment, et le *moi* cesserait de les apercevoir.

des impressions pour vivre; il faut recevoir des impressions pour connaître : et comme la nécessite d'étudier les objets est toujours en raison directe de leur action sur nous, il s'ensuit que nos moyens d'instruction sont toujours proportionnés à nos besoins. Ce principe, incontestable en général, est peut-être encore plus frappant de vérité dans son application aux objets qui sont du ressort de la médecine, particulièrement à celui qui nous occupe maintenant. En effet, les modifications des maladies ne sont importantes à connaître que parce qu'elles en dénaturent les phénomènes : mais dès lors elles deviennent remarquables; elles le deviennent par cela même; et les tableaux se trouvent nécessairement d'autant plus distincts, qu'il est plus essentiel de ne pas les confondre.

Mais la variété des maladies et leurs complications n'empêchent-elles pas absolument que nous puissions en avoir des notions complètes? La tête la plus vaste, la mémoire la plus heureuse, peut-elle avoir toujours présents à la fois tant de souvenirs si divers? Il est sûr que pour les fixer et les retenir, il faut pouvoir les rapporter à un certain nombre de principes généraux : et voilà ce qui rend les systèmes, considérés comme expositions méthodiques, absolument inévitables. Mais on a bien senti les erreurs où pouvaient conduire des classifications arbitraires et prématurées. Le danger était plus grand peut-être en médecine que dans aucune autre partie des sciences. Les meilleurs esprits ont donc pensé qu'il fallait observer long-temps encore chaque maladie comme un être individuel, distinct de tout autre; qu'il était nécessaire de répéter, de multiplier les remarques et les essais avant d'établir des axiomes généraux, applicables à tous les cas. Ils ont dit, par exemple, qu'il était absurde de ranger sous le titre commun de phthisie, des maladies qui diffèrent absolument les unes des autres, et par leurs circonstances déterminantes, et par leurs phénomènes, et par le traitement qu'elles exigent; qu'il n'y a peut-être pas deux phthisies parfaitement semblables; que par conséquent il faut se borner à les décrire chacune en particulier avec son génie et ses phénomènes propres. Enfin, des hommes d'un grand mérite ont soutenu que cet empirisme qui se dépouille, non-seulement de toute hypothèse, mais même de toute méthode trop générale d'assembler les faits ou de tracer les indications des remèdes, peut seul nous mettre sur la véritable route des découvertes utiles.

Les nosologistes tels que Sauvages, Linné, Sagar, Vogel, et Cullen lui-même, en rapportant toutes les maladies à certaines divisions principales, en les rangeant par familles, comme les botanistes rangent les plantes, ont fait, il est vrai, des tables plus propres à secourir la mémoire d'un bachelier qui soutient thèse, qu'à montrer au praticien l'ordre dans lequel ses connaissances et ses plans de curation doivent être enchaînés. Quand ils ont voulu tout dire, ils se sont perdus dans de futiles détails : ils ont multiplié, presque à l'infini, les familles et les espèces : et plus ils auraient perfectionné ce plan, plus ils se seraient rapprochés des simples descriptions individuelles. Quand ils ont voulu, comme Cullen, ne faire aucun double emploi, ne tenir aucun compte des maladies symptomatiques ou déguisées, dont le traitement doit être différent de celui de la maladie qu'elles imitent : ils ont laissé de grandes lacunes dans leurs tableaux ; ils ont été forcés à regarder comme non avenues une foule d'observations précieuses. Au lieu de s'étendre entre leurs mains, l'art s'est donc rétréci. En ramenant tout à des vues rigoureusement générales, espérant par là remplir les vides qui se trouvent encore dans l'ensemble le plus complet des faits médicaux, ils éteignent chez leurs lecteurs le véritable esprit d'observation : et la pratique qui résulte de leur manière de considérer l'économie animale, est presque toujours mesquine, faible, souvent même très-erronée.

Mais s'il était vrai que chaque maladie différât essentiellement de toutes les autres ; si l'on ne pouvait se laisser guider dans son étude par aucune règle générale; si l'on ne pouvait parvenir à prévoir sa marche et ses crises, à leur approprier une méthode raisonnée et sûre de traitement : il est évident qu'on ne se ferait une idée précise et complète de cette maladie, que lorsqu'elle aurait parcouru tous ses périodes; et ce ne serait qu'alors, c'est-à-dire quand il ne serait plus temps, qu'on pourrait donner aux malades des secours dirigés par d'évidentes et sages indications : en un mot, l'art n'existerait point. Mais ceux qui combattent le plus vivement les systèmes nosologiques sont bien éloignés de tirer ce résultat. L'empirisme qu'ils professent prête, au contraire, à la médecine un très-grand pouvoir. Ce sont eux qui manient le plus hardiment les grands remèdes; qui s'en reposent le moins sur la nature; qui, mettant de côté toutes ces hypothèses futiles et même dangereuses par lesquelles la pratique est énervée et corrompue, recueillent les fruits les plus heureux de l'application courageuse et prudente qu'ils font chaque jour de ces remèdes énergiques. Ils se conduisent donc d'après des règles. Sans cela, comment oseraient-ils seulement prédire que le mercure arrêtera les progrès d'un ulcère vénérien, ou que le quinquina coupera les accès d'une fièvre opiniâtre?

D'un autre côté, l'on se tromperait beaucoup, si l'on croyait que les nosologistes et leurs partisans les plus zélés dirigent toujours leur pratique d'après ces ingénieuses, mais infidèles classifications. L'observation des maladies les dégoûte bientôt d'un ordre factice, dont l'application pratique est quelquefois impossible, presque toujours embarrassante, très-souvent hasardeuse. Qu'arrive-t-il donc? Le classificateur et l'empirique philosophe, quand ils ont également du talent, ne suivent pas des routes si différentes qu'on pourrait le croire. La nature les guide l'un et l'autre, comme par la main. Elle leur montre les objets sous leurs véritables couleurs, les grave dans leur souvenir par des traits frappants, les y classe par des analogies, ou par des dissemblances réelles. Elle résume enfin pour eux, et souvent presque à leur insu, les généralités fondamentales qui doivent leur servir de guide. Cette méthode de la nature est aussi simple qu'étendue et féconde. On en trouve des traces dans les écrits de tous les bons praticiens; et c'est par elle seule qu'ils ont mérité ce titre. La plupart, il est vrai, ne l'ont suivie que par un heureux instinct: mais, en les lisant, l'on sent à chaque page qu'ils lui sont redevables de tous leurs succès.

Il y aurait cependant de la témérité à penser que tant de bons esprits qui mettaient sans cesse en pratique cette méthode, l'ont toujours entièrement méconnue. Mais, quoique les hypothèses les plus erronées en offrent des traces précieuses, auxquelles même peut-être elles ont dû leur éphémère célébrité, personne que je sache ne l'a développée d'une manière précise et complète. Je vais essayer d'en indiquer le mécanisme, en attendant que je l'expose plus en détail dans un tableau général de nosologie, de matière médicale et de thérapeutique, auquel cette méthode servira de base commune.

A considérer les maladies par leurs causes, ou par leurs circonstances déterminantes, et par la liaison, les rapports et la gravité de leurs symptômes; c'est-à-dire, à les considérer dans leur ensemble et sous tous leurs points de vue, l'une ne ressemble jamais à l'autre. Deux rhumes, deux simples fièvres éphémères ne sauraient être exactement les mêmes : il y a toujours, comme dans les physionomies les plus semblables en apparence, des traits ou des nuances qui les distinguent. Or les moindres modifications dans leur caractère devant en apporter d'analogues dans leur traitement, il importe d'étudier chaque cas en lui-même, afin de tirer de la combinaison, ou de la dépendance naturelle de ses divers phénomènes, un plan raisonné de conduite; comme on cherche le mot d'une énigme dans chacune, dans l'ensemble et dans les rapports mutuels des propositions qui la composent. Pour apprécier au juste une maladie, il faut donc savoir la valeur précise des différents phénomènes qu'elle présente; il faut savoir de plus, si, dans chaque nouvelle combinaison, ils ne sont pas tellement dénaturés, qu'ils résistent à l'efficacité des moyens par lesquels on les a combattus inutilement, soit isolés, soit associés dans d'autres combinaisons : car alors, il faut en convenir, la médecine flotterait souvent au hasard et sans boussole sur une mer inconnue.

Quand les hommes observent pour la première fois un objet, ils en notent les circonstances les plus saillantes; ils les comparent entre elles; ils placent sur la même ligne celles qui se lient par des rapports. Des observations nouvelles leur font apercevoir de nouveaux faits plus déliés ou moins importants, lesquels se trouvent également enchaînés par des rapports analogues. On ne tarde pas à reconnaître que les uns et les autres peuvent être diversement gradués, diversement combinés et nuancés; et qu'enfin, dans tous les objets de nos recherches, d'un petit nombre de faits, ou de phénomènes communs, se forment tous les faits particuliers, quelque admirable que soit leur variété, quelque infinie que soit leur multitude. C'est ainsi que dans le chant et dans la voix parlée, très-peu de sons suffisent pour peindre toutes les affections de l'ame; que les moyens peu variés par lesquels les organes de la bouche changent en langage déterminé les sons échappés du larynx, donnent à l'expression du sentiment la précision de la pensée : car toutes ces modifications, désignées par les grammairiens sous le nom de consonnes, se réduisent à un petit nombre. C'est encore ainsi que quelques signes suffisent pour fixer, par l'écriture, les richesses des différents idiomes, ou les prestiges de la musique la plus savante.

En notant avec soin ce qui peut séduire, émouvoir ou convaincre dans la marche du discours, dans les images, dans la forme du raisonnement, les anciens rhéteurs s'aperçurent bien vite que ces beautés, ou plutôt les moyens par lesquels on les produit, ne sont pas aussi différents qu'ils paraissaient d'abord devoir l'être; et qu'en réunissant sous le même titre ceux qui se ressemblent, on les peut tous réduire à un petit nombre de généralités, ou de résultats communs. Or ces résultats, ou les règles qu'ils expriment, sont comme les ressorts secrets et magiques de l'éloquence et de la poésie; mais ils n'ont jamais, à la vérité, de pouvoir qu'entre les mains des enchanteurs.

Toutes les remarques précédentes s'appliquent également aux objets que présente l'observation des maladies. A chaque cas nouveau, l'on croirait d'abord que ce sont de nouveaux faits : mais ce ne sont que d'autres combinaisons; ce ne sont que d'autres nuances. Dans l'état pathologique, il n'y a jamais qu'un petit nombre de phénomènes principaux : tous les autres résultent de leur mélange et de leurs différents degrés d'intensité. L'ordre dans lequel ils paraissent, leur importance, leurs rapports divers, suffisent pour donner naissance à toutes les variétés des maladies. A partir de la douleur la plus faible, jusqu'à la plus insupportable; de l'incommodité la plus simple, jusqu'à la maladie la plus compliquée; de la fièvre éphémère, jusqu'aux fièvres pestilentielles, on n'observe partout que les mêmes formes, les mêmes traits, les mêmes couleurs générales. C'est de leurs alliances, de leurs teintes opposées, ou combinées; c'est de leur concordance, ou de leurs contrastes, que la nature fait sortir cette multitude de tableaux, si différents les uns des autres au premier coup-d'œil: comme on vient de voir que l'art savait, au moyen d'une très-petite quantité de signes, reproduire aux yeux tous les chefs-d'œuvre du génie musical, ou leur faire entendre toutes les merveilles de la parole.

Cette méthode symptomatique est l'ouvrage de la nature elle-même : elle n'a rien de l'arbitraire des méthodes factices. Elle simplifie l'observation des maladies, leur histoire et leur traitement. Elle ne dispense pas, il est vrai, d'étudier le génie propre de celles qui en ont véritablement un, ni de rechercher les effets particuliers des remèdes spécifiques, qui, pour le dire en passant, sont beaucoup moins nombreux qu'on ne pense : mais elle aide la mémoire, sans égarer le jugement, et n'est pas moins un guide sûr dans la pratique de la médecine, qu'un moyen naturel d'en lier les connaissances. Plus on s'en éloigne, et plus on s'égare; plus on la suit scrupuleusement, et plus on obtient de succès. Voilà ce que nous apprennent l'expérience journalière et la lecture réfléchie des écrivains de pratique de tous les siècles.

La troisième objection, quoique plus spécieuse que les précédentes, ne peut donc encore soutenir un examen scrupuleux.

§ VI.

Examen de la quatrième objection.

Je passerai rapidement sur cette quatrième objection : elle ne mérite pas de discussion détaillée. En effet, qu'a-t-on besoin de connaître la nature des remèdes, pour observer les changements qu'ils produisent dans les corps ? On ne connaît pas davantage celle des aliments : cependant on a constaté que leurs effets diffèrent ; on a constaté qu'ils diffèrent suivant les circonstances où se trouve celui qui les prend, suivant la manière dont il les emploie ; et l'on a tiré d'une longue suite d'expériences des règles diététiques fondées sur toutes les bases des certitudes humaines. La manière de raisonner touchant l'action et l'emploi des remèdes est la même. Il nous est donc inutile de savoir quelle est la nature (1) du quin-

(1) On pourrait même encore demander aux ennemis de la médecine, ce qu'ils entendent par cette *nature des remèdes qu'on ne connaît pas* : ils seraient peut-être assez embarrassés de répondre nettement.

quina, pour remarquer son pouvoir spécifique dans les fièvres intermittentes; quelle est celle de l'antimoine, ou du mercure, pour nous assurer que, moyennant certaines combinaisons, l'un fait vomir, tandis que l'autre, sous plusieurs formes différentes, guérit les maladies vénériennes (1). Des essais réitérés peuvent nous apprendre qu'un remède produit tel effet dans tel cas et sous telle condition; que, dans d'autres cas, son effet est différent, ou contraire; qu'en le modifiant, le combinant avec certains autres moyens connus, on obtient encore de nouveaux résultats. Tout cela, c'est l'observation qui nous l'enseigne : et quand nous connaîtrions la nature intime du remède, les faits notés en l'éprouvant

---

(1) « Il faut tirer toutes les règles de pratique, non d'une suite de raisonnements antérieurs, quelque probables qu'ils puissent être, mais de l'expérience dirigée par la raison. Le jugement est une espèce de mémoire, qui rassemble et met en ordre toutes les impressions reçues par les sens : car, avant que la pensée se produise, les sens ont éprouvé tout ce qui doit la former; et ce sont eux qui en font parvenir les matériaux à l'entendement. »

(HIPPOCRATE, Παραγγελίαι.)

Voilà ce qu'Aristote a dit depuis dans cet axiome, si célèbre chez les modernes, et si bien développé dans les écrits de Locke, d'Helvétius, de Bonnet et de Condillac : *Nihil est in intellectu, quòd priùs non fuerit in sensu.* Mais Hippocrate peint, en quelque sorte, ce qu'Aristote ne fait qu'énoncer.

ne seraient ni plus certains, ni mieux liés entre eux. Or, pour assurer sa marche dans toute science expérimentale, l'homme n'a besoin que de constater les faits, de leur donner dans son esprit, autant qu'il est possible, le même ordre et les mêmes rapports qu'ils ont dans la nature, et de n'en tirer que les conséquences qui s'y trouvent renfermées expressément.

§ VII.

Examen de la cinquième objection.

Les difficultés de l'art, alléguées dans la cinquième objection, sont réelles ; mais elles ne sont pas insurmontables. Hippocrate a dit, avec cette énergie et cette rapidité d'expression qui le caractérisent : « La vie est courte ; l'art est long, l'occasion fugitive, l'expérience périlleuse, le jugement difficile. » — L'expérience est périlleuse, j'en conviens. S'il est une fonction qui demande toutes les éminentes qualités de l'esprit, c'est sans doute celle de tirer de justes indications des symptômes d'une maladie, d'observer l'effet des remèdes, d'établir des règles d'après lesquelles on puisse les employer à l'avenir avec sûreté. Mais quand on dit qu'un art est difficile, on est loin de dire qu'il n'existe pas : on dit implicitement le contraire. Le même Hippocrate fait, à ce sujet, dans son traité de la *Médecine primitive*, une observation pleine de bon sens : elle me paraît réduire la question à ses véritables termes. — « Si la médecine n'était pas un art comme tous les autres, il n'y aurait, dit-il, ni bons ni mauvais médecins : ils seraient tous également bons, ou plutôt ils seraient tous également mauvais. » — En effet, il ne peut y avoir de différence entre les hommes qui cultivent un art, que lorsque les règles de cet art sont dans la nature : alors seulement, les uns peuvent les connaître, les autres les ignorer. Quand elles n'y sont pas, elles sont également inconnues à tous.

Il faudrait nous répéter jusqu'au dégoût, si nous voulions répondre en détail à chacun des traits particuliers que présente cette cinquième objection. Elle a été réfutée plusieurs fois indirectement, sous tous ses points de vue, dans le cours de cet écrit. En rendant compte de la manière dont se forme le tableau de nos connaissances; en indiquant les moyens que nous avons de le tracer; en faisant voir leur rapport constant avec nos besoins, je crois avoir donné la solution complète, non-seulement de la question présente, mais même de plusieurs autres questions subsidiaires qui s'y trouvent liées.

Mais sans chercher à prouver encore que les hommes ont été poussés par un besoin très-impérieux vers l'étude de la médecine, que tous les objets en peuvent être soumis aux sens, que ses principes résultent directement des faits recueillis par l'expérience, je prie le lecteur d'observer, à l'égard des difficultés qui se rencontrent dans l'application de ces principes, ou des doutes dont leurs conséquences sont obscurcies, qu'avant d'en rien conclure contre la médecine, il serait convenable d'examiner si les autres arts sont en effet susceptibles de cette marche précise et mathématique, de ces certitudes rigoureuses qu'on lui reproche de ne pas offrir.

Avec des tables de logarithmes, l'homme le plus borné fait des calculs dont il ignore absolument le mécanisme. Son travail ne demande ni esprit, ni connaissances, ni réflexion ; le succès ne dépend jamais du talent ; il ne faut que la connaissance de la formule. Quand on dit que les principes de notre art sont incertains, veut-on dire qu'ils n'ont pas ce genre de certitude ? Quand on dit qu'ils sont d'une application difficile, veut-on dire que, pour la faire constamment avec succès, il ne suffit pas de placer les données du problème à côté d'une table qui nous offre sa solution toute trouvée ? Je suis très-éloigné de penser que la connaissance particulière des maladies, ou celle de l'effet des remèdes, puisse être portée jusqu'au degré de précision qui caractérise les certitudes du calcul : je prétends encore moins que le pronostic soit susceptible de cette même précision, en quelque sorte purement intellectuelle. Tout ce qui tient à la pratique de la médecine exige assurément beaucoup d'opérations d'un genre très-différent de celles qu'une simple formule suffit pour faire bien exécuter. Ni les inventeurs qui se sont ouverts de nouvelles routes, ni les esprits philosophiques qui ont pris soin d'ordonner leurs observations en corps de doctrine, malgré les travaux importants dont nous sommes redevables aux uns et aux autres, ne peuvent véritablement que diriger le praticien dans ses recherches, en mieux circonscrire à ses yeux les objets, fortifier son expérience de celle des siècles précédents: et peut-être a-t-il besoin d'autant de talent pour bien se servir de leurs résultats, qu'eux-mêmes pour les trouver.

Mais quels sont les arts qui ne demandent point des talents et des efforts? En est-il un seul où les succès puissent être rigoureusement calculés d'avance? Phidias ébauche une statue; il a le sentiment des beautés sublimes dont il la revêt dans son cerveau : cependant il n'est point rigoureusement sûr d'exécuter ce qu'il a conçu. Homère, dessinant un poème épique ; Racine, traçant le plan d'une tragédie; Pergolèse, Sacchini, Paesiello, Mozart, Méhul, combinant les effets que doivent produire d'heureuses et savantes alliances de sons, ne peuvent être assurés de faire un bon ouvrage. Leurs succès antérieurs, leurs grands talents, le travail le plus assidu, ne sauraient les rendre entièrement maîtres de l'avenir : il est une foule de circonstances qui peuvent faire avorter leur dessein le plus beau, leurs espérances les mieux fondées.

L'agriculture est un art. Elle a dans la nature des règles qui sont déja découvertes, ou que l'on cherche à découvrir. L'observation journalière l'étend et la perfectionne. Elle est un art, pour revenir à la définition d'Hippocrate, parce qu'il y a des gens qui cultivent bien et d'autres qui cultivent mal. Le plus habile cultivateur, après avoir préparé son champ, se détermine, sur la foi de l'expérience, à confier ses semences à la terre. Toutes les précautions, tous les moyens reconnus utiles, dans les circonstances analogues, il les met en usage; toutes les probabilités lui promettent une bonne récolte. Dans un certain nombre d'années prises ensemble, très-certainement la sienne sera meilleure que celle de son voisin négligent et sans lumières. Mais pour une année déterminée, pour celle, par exemple, où nous supposons qu'il a redoublé de soins, les paris en sa faveur ne seraient fondés que sur des vraisemblances. Qui sait si la gelée, la grêle, ou d'autres événements désastreux, ne viendront pas renverser tous les fruits de sa prévoyance et de ses travaux? Le médecin se trouve précisément dans le même cas. Il connaît la maladie; il fait naître, ou saisit l'occasion convenable : il donne le remède. Dès ce moment, on doit regarder la curation comme livrée, sous quelques rapports, à la merci de la fortune : c'est-à-dire comme dépendante d'une foule de nouvelles circonstances, dont les effets éventuels se dérobent à tout calcul précis.

Mais quoiqu'il soit rigoureusement possible qu'un vomitif n'excite pas le vomissement, ou qu'un purgatif ne purge pas; quand j'emploie ces remèdes dans un cas qui les demande, à la dose et avec les précautions nécessaires, je n'en suis pas moins assuré d'avance de leur opération: non que je puisse en avoir une certitude mathématique; mais j'en ai toutes les certitudes morales: or, les hommes sont bien forcés de se contenter de celles-là pour la pratique de la vie, et elles leur suffisent toujours, par la raison même qu'elles sont les seules que la nature comporte dans la pratique ou dans l'application du raisonnement au positif des faits.

Parmi les écrivains qui ont attaqué le plus vivement la médecine par des arguments, ou par des sarcasmes, on compte, il faut l'avouer, plusieurs penseurs, plusieurs philosophes, qui méritent d'être mis, à cause des préjugés funestes qu'ils ont contribué à détruire, au rang des principaux bienfaiteurs de l'humanité. Occupés du noble projet de donner une marche plus sûre à l'esprit humain, et de perfectionner toutes les parties des sciences, ils ont poursuivi partout, le flambeau à la main, les idées fausses ou vagues. N'en doutons pas: s'ils ont traité notre art d'une manière si peu favorable, c'est qu'ils le considéraient comme une véritable superstition ; et s'ils ont voulu renverser les idées qu'on s'est faites dans tous les temps, de sa puissance, c'est qu'ils ne les jugeaient propres qu'à nourrir la crédulité publique, et à favoriser cette malheureuse disposition de notre esprit, qui le détermine si souvent sans motif, ou sur les plus vagues aperçus. Mais ils n'ont pas voulu voir qu'en ébranlant ses bases, ils ébranlaient celles de presque toutes les sciences usuelles. N'est-il pas évident, par exemple, que ses principes sont plus certains que ceux de la morale elle-même, dont néanmoins le perfectionnement était le but principal de leurs travaux ?

Je m'explique.

Les causes des mouvements physiques sont beaucoup plus régulières et plus constantes dans leur action, que celles des déterminations morales. Les signes des maladies sont plus évidents, moins variables, plus à la portée des sens observateurs, que les signes des affections de l'ame. L'effet des substances qu'on peut appliquer au corps est plus immédiat, plus sûr, plus facile à constater que celui du régime et des remèdes moraux; c'est-à-dire, que l'effet des lois, de l'instruction, ou des habitudes. Il sera toujours plus facile de se faire des règles pour imiter, dans des cas analogues, les cures du premier genre, que pour répéter celles du second. J'ajoute que la correspondance intime du physique avec ce qu'on appelle le moral, et la dépendance des idées ou des passions, par rapport à l'état des organes, à la nature des impressions qu'ils reçoivent, empêchent que la morale puisse être solidement établie sans le secours des connaissances physiologiques et médicales; et, pour tracer ses plans de curation, ou ses leçons-pratiques, le moraliste devrait, presque toujours, s'adresser d'abord au médecin. Souvent c'est un régime, ce sont des médicaments physiques appropriés, et non des raisonnements, des exhortations ou des menaces, qu'il faut mettre en usage pour ramener les hommes dans les routes de la sagesse et de la vertu. Et, si l'on considère les choses plus en grand, sans doute l'éducation publique, pour fortifier les ames, doit fortifier les corps; pour régler les habitudes morales, elle doit régler les habitudes physiques; pour corriger les passions, elle doit commencer par corriger les tempéraments.

Comme il doit être encore question ci-après des difficultés qui se rencontrent dans la pratique de la médecine, difficultés dont personne, j'ose l'assurer, ne sent plus le poids que moi-même, je n'en dirai pas davantage dans ce moment.

Et si l'on ajoute qu'il reste dans les traitements des maladies une infinité de points douteux; que même plusieurs de ces maladies sont, dans l'état présent de l'art, absolument incurables (1) : j'en

(1) Une maladie n'est incurable, que parce que nous n'a-

conviendrai facilement. Tout n'est pas éclairci. Plusieurs altérations morbifiques, portées à un certain degré, bravent malheureusement tous les moyens connus. Il en est aussi plusieurs qui deviennent mortelles par leur seule durée. Mais quelques doutes isolés peuvent-ils ébranler un enchaînement de certitudes? quelques maladies incurables doivent-elles faire renoncer à traiter celles qui peuvent être guéries? Le travail infatigable et le temps dévoileront enfin des vérités que la nature nous cache encore; ils porteront un jugement définitif sur les points litigieux; ils nous apprendront peut-être les moyens de suspendre et de changer tous les mouvements irréguliers de l'économie animale, sans aucune exception. En attendant, jouissons des vérités déja conquises;

---

vons pas entre les mains les moyens ou les instruments nécessaires à sa guérison. Ce vice de la médecine, si toutefois c'en est un, ne lui est point particulier; il est commun à tous les arts. Le forgeron ne peut forger sans fourneau, sans marteau, sans enclume; le navigateur, faire route sans gouvernail, sans voiles ou sans rames. S'ensuit-il que l'homme ne sait ni travailler les métaux, ni se conduire sur les mers? Quand le médecin n'a pas le temps de saisir tous les traits de la maladie; quand ceux qui la caractérisent ne lui sont pas suffisamment connus; quand les moyens de guérison sont hors de sa portée, on doit dire que les instruments de son art lui manquent: mais on ne peut rien conclure de là contre l'existence réelle, les principes et l'utilité de l'art lui-même.

(Voyez HIPPOCRATE, Περὶ τέχνης.)

gardons un opiniâtre scepticisme sur tout ce qui n'est pas certain; efforçons-nous sans relâche de reculer les limites d'un art dont le pouvoir est si précieux à l'humanité; et si quelques objets résistent invinciblement à nos recherches, songeons qu'un problème est comme résolu, quand une fois on l'a reconnu pour véritablement insoluble.

§ VIII.

Examen de la sixième objection.

La sixième objection est beaucoup plus à la portée de tous les esprits : elle fait en général une grande impression; et il est aisé de voir que cela doit être ainsi.

Les écrivains de médecine sont divisés sur les principes : les praticiens le sont sur les plans de traitement. On voit les systèmes, renversés les uns par les autres, se succéder avec rapidité : on voit les méthodes curatives subir les mêmes variations. C'est du moins ce qu'on croit apercevoir au premier coup-d'œil, quand on compare les prétentions et les récits de toutes les différentes sectes. Des artistes qui ne seraient d'accord ni sur les généralités fondamentales de leur art, ni sur la manière d'en faire l'application, pourraient, il faut en convenir, inspirer quelque défiance à des juges peu crédules. S'il est vrai, le plus souvent, que lorsque Hippocrate dit *oui*, Galien dise *non*, n'est-on pas en droit de présumer que les règles d'après lesquelles ils observent et jugent, n'ont aucune base commune aux bons esprits; que par conséquent elles sont, de part et d'autre, suivant toutes les apparences, également futiles et vaines? Il est peu de personnes instruites chez qui cette première considération n'ait fait naître des doutes; il est même peu de médecins, du moins parmi ceux qui sont dans l'habitude d'éclairer et de surveiller leur raison et leur conscience, qu'une affligeante incertitude n'ait fait reculer d'effroi, dès l'entrée de la carrière. Mais la lecture plus réfléchie des livres, l'examen plus attentif des diverses pratiques, surtout un coup-d'œil plus profond, jeté sur la nature elle-même, doivent nous fournir les moyens de lever ces difficultés, si toutefois il est possible de le faire d'une manière satisfaisante.

J'observe d'abord que les opinions théoriques portant toutes, non sur les faits, mais sur la manière dont ils sont produits, il importerait peu qu'elles différassent, pourvu que la pratique ne marchât qu'à l'aide des faits, et ne sortît jamais des indications qu'ils lui fournissent. Si, par exemple, les mathématiciens, tels que Pitcarn, ne se conduisaient pas autrement dans la curation d'une pleurésie que les solidistes, tels qu'Hoffmann, ou les chimistes, tels que Silvius; si les uns et les autres ayant appris, par leurs observations propres ou par celles d'autrui, l'effet constant des remèdes qu'on peut employer en pareil cas, ne se servaient de leur hypothèse que pour lier en corps de doctrine toutes leurs idées; s'ils s'en tenaient obstinément, pour former leurs vues de pratique, au simple résultat de l'expérience : il est clair que ces différentes sectes ne seraient opposées les unes aux autres que sur des points tout-à-fait étrangers au véritable objet de l'art, et que nous devrions regarder ces oppositions de principes, avec la même indifférence que les gens sensés regardent en morale toutes les opinions qui n'influent pas sur la conduite.

Si chaque secte, au contraire, non contente d'avoir fait cadrer à tout prix son hypothèse avec les faits, en vient jusqu'à prétendre asservir les faits à son hypothèse; si elle veut que la nature obéisse à des rêves : ce n'est pas à l'art qu'il faut s'en prendre; il n'y est pour rien : et les erreurs qui résultent de là, tiennent même uniquement à la violation de ses règles fondamentales. Les folies et les absurdités n'anéantissent point la sagesse et la raison : au contraire, elles les supposent. Le désordre en effet suppose l'ordre, et le mensonge la vérité; car les contraires ne sauraient se concevoir sans leurs contraires. Ainsi, l'on peut affirmer que l'art existe par la même raison qui fait avancer qu'il n'existe pas; c'est-à-dire, parce que la méthode de philosopher, que l'esprit de système y porta tant de fois, diffère essentiellement de celle qui mène à des conclusions certaines, ou de la bonne méthode, dont nous n'aurions sans doute aucune idée, si elle n'était pas dans la nature (1).

Ne mettons, au reste, ni trop, ni trop peu d'importance aux théories. La seule théorie qui n'égare jamais, n'en mérite pas le nom, à proprement parler. Elle ne va pas plus loin que l'observation : elle n'est que l'observation elle-même. Les autres se hâtent de ranger d'avance tous les faits sous des principes généraux qui ne se rapportent qu'à un petit nombre d'entre eux : par conséquent elles doivent nous induire presque toujours en erreur. Elles peuvent cependant nous faire rencontrer juste quelquefois; car les plus absurdes de ces théories se sont appuyées, dans l'origine, sur des expériences incontestables. Le tort de leurs auteurs a été de donner à ces expériences une signification trop étendue; de faire un système complet de ce qui pouvait à peine fournir quelques vues de détail. Quand on veut expliquer l'économie animale par les lois de la

---

(1) Il ne suffit pas de prouver qu'on a mal raisonné en médecine : pour tirer de là quelque conclusion contre cet art, il faudrait prouver qu'on ne peut pas y bien raisonner. « Tous les arts, dit Hippocrate, sont dans la nature : si nous l'interrogeons convenablement, elle nous révélera toutes les vérités qui tiennent à chacun d'eux; elle nous garantira des erreurs que l'ignorance ne manque jamais d'y introduire. L'art doit alors s'épurer : mais l'art existait malgré ces défauts. »

mécanique, de la physique, de la chimie, ou par quelque hypothèse philosophique puisée ailleurs que dans l'observation même du corps vivant, on se trouve arrêté, pour ainsi dire, à chaque pas : les exceptions à la règle deviennent bientôt plus nombreuses que les faits qui s'y trouvent conformes : et non-seulement on est forcé de reconnaître combien ces hypothèses sont insuffisantes pour lier les fragments de la science, mais on s'aperçoit facilement qu'elles entraînent des fautes sans nombre dans la pratique. Ira-t-on conclure de là qu'il n'y a rien de chimique, de physique, ou de mécanique dans les fonctions vitales? on aurait bien tort sans doute : et s'il en était ainsi, qui jamais eût trouvé, qui même jamais eût cherché de pareilles explications? Les bons esprits les rejettent, non parce qu'elles n'expliquent rien, mais parce qu'elles n'expliquent pas tout; parce qu'elles ne sont rigoureusement applicables qu'aux mêmes faits plus ou moins nombreux, dont on les a tirées : et s'il est vrai que leurs sectateurs les plus raisonnables les abandonnent au lit des malades, peut-être n'ont-elles pas, à beaucoup près, toutes les mauvaises conséquences qu'on devrait en redouter.

Une preuve que la nature corrige sourdement, par l'expérience, ce que les principes peuvent avoir de vicieux; et qu'elle force les médecins qui ne sont pas entièrement dépourvus de jugement et de tact, à suivre une méthode à peu près uniforme : c'est que, malgré le ton décisif dont on affirme le contraire, la pratique de tous les siècles est au fond la même. Les tableaux de maladies que nous ont laissés les anciens sont encore frappants de vérité : on enseigne dans nos écoles leurs règles de diagnostic et de pronostic : nos indications générales de traitements sont absolument les mêmes que les leurs ; nous les traçons d'après les mêmes motifs. Depuis Hippocrate jusqu'à nos jours, il est sûr que tous les bons observateurs ont retrouvé ce qu'il avait vu. Arétée, Alexandre de Tralles, Aetius, Cœlius-Aurélianus, Celse, Galien, sont encore souvent pour nous des guides sûrs. Dans notre Europe moderne, les restaurateurs de la médecine les ont suivis pas à pas. Sennert et Lommius n'ont fait que les abréger, et mettre leurs observations dans un meilleur ordre. Vallesius, Duret, Houllier, Prosper Alpin, Baillou, Prosper Martian, Fernel, Rivière, et tant d'autres qu'il serait trop long de nommer, leur doivent tous leurs succès : c'est en se faisant leurs disciples qu'ils ont mérité d'être placés à côté d'eux. Et dans ce siècle même, où des travaux sans nombre ont enrichi l'art de quelques découvertes réelles, les médecins dignes d'être comparés à nos premiers maîtres, n'ont obtenu cet honneur, n'ont appris *à les surpasser quelquefois qu'en les imitant presque toujours.*

On peut donc nier que la pratique ait en effet changé d'un siècle à l'autre : on peut nier que les vues des bons praticiens diffèrent essentiellement. La grande quantité de points dans lesquels elles se trouvent entièrement conformes, ne prouve pas mieux l'éternelle régularité de la nature que l'inébranlable certitude de l'art. Elle prouve l'une, parce qu'elle prouve l'autre. Car si, dans des circonstances données, la nature produit toujours les mêmes phénomènes; et si l'art peut changer à son gré plusieurs de ces circonstances, ce qui ne saurait être mis en doute : il s'ensuit qu'il peut agir efficacement sur les phénomènes, puisque ces derniers doivent dépendre de lui, précisément au même degré.

Maintenant je rentre dans l'histoire : et je dis que la puissance de l'art s'est toujours exercée par les mêmes moyens. A quelque temps de la médecine qu'on se trausporte, quelque secte, ancienne ou moderne, étrangère ou nationale, qu'on interroge, on rêtrouve toujours les mêmes motifs généraux, les mêmes règles, les mêmes plans. Les praticiens ont toujours combattu l'état inflammatoire par la saignée et le régime antiphlogistique (1) : ils ont toujours conseillé les vomitifs dans l'état de plénitude de l'estomac, les purgatifs dans celle des intestins : pour la sécheresse, la tension, la roideur, ils ont toujours ordonné les bains tièdes; pour le relâchement et la fai-

(1) Il faut en excepter quelques modernes ; on verra bientôt pourquoi.

blesse, les bains froids, les toniques. Ils proposent tous également d'évacuer le superflu, de restituer ce qui manque, d'exciter la nature languissante, de réprimer sa fougue tumultueuse. En un mot, il n'est aucune maladie douée d'un génie constant que la saine pratique ne traite aujourd'hui par les mêmes remèdes, ou du moins par des remèdes du même genre qu'autrefois.

Ce qui peut, au reste, occasioner quelque confusion à cet égard, c'est que tous les écrivains ne donnent pas les mêmes acceptions aux mêmes mots. L'un entend par *fièvre ardente*, une vraie fièvre inflammatoire (1), et conseille la saignée; l'autre désigne sous ce nom une maladie de la classe bilieuse, et proscrit toute évacuation de sang. En paraissant se contredire, ils n'en sont pas moins d'accord sur les principes fondamentaux des indications : ils disent les mêmes choses en d'autres termes; ils diffèrent seulement par la langue particulière que chacun d'eux emploie. Car toutes les fois qu'au lieu de donner un nom à la maladie, ils la décrivent; toutes les fois qu'ils cherchent à nous montrer dans la juste estimation des symptômes, les motifs de leur plan de traitement : ils s'éloignent si peu les uns des autres,

---

(1) Les anciens, par exemple, regardaient le *corium* inflammatoire comme un produit bilieux; plusieurs modernes ont confondu certaines fièvres bilieuses avec les maladies inflammatoires, etc., etc.

qu'un lecteur instruit devine sans peine d'avance, non sans doute leurs formules précises, mais le but très-déterminé qu'ils veulent atteindre, mais la nature particulière des moyens qu'ils mettront en usage. J'en appelle, sur ce point, au témoignage des personnes qui ont lu les observateurs avec l'attention convenable.

Oui, la pratique des bons médecins est uniforme dans tous les siècles et dans tous les pays, comme la nature elle-même. Elle l'est autant; il ne faut pas prétendre qu'elle le soit davantage: car le cours des siècles apporte des changements notables dans les maladies; et les climats leur impriment certains caractères propres à chacun d'eux. Mais l'art n'établit pas mieux la solidité de ses principes en constatant la marche de la nature dans ses règles, qu'en l'épiant dans ses exceptions.

On insistera peut-être; et l'on dira qu'une pareille considération, quelque poids qu'on lui donne d'ailleurs, n'explique point ces éternelles contestations qui produisent, au lit des malades, tant de scènes scandaleuses ou ridicules. Si les médecins qui écrivent sont d'accord, ceux qui parlent ne le paraissent guère; et s'il est possible de rapprocher les uns entre eux, il l'est assurément fort peu de prêter aux autres les mêmes vues.

En répondant qu'il suffit de prouver rigoureusement la certitude de la médecine, telle que la nature bien interrogée l'enseigne aux hommes, que d'ailleurs on peut abandonner la cause de ceux qui l'exercent et laisser à chacun d'eux le soin de se défendre lui-même; je n'aurais justifié ni l'opposition des écrivains dont je viens de parler, ni celle des praticiens sur laquelle l'objection porte particulièrement. En ajoutant que l'amour-propre ou d'autres passions plus viles sont d'ordinaire l'unique source des contestations entre ces derniers, et que de misérables intérêts n'égarent leur jugement qu'après avoir corrompu leur conscience; je les justifierais encore plus mal: et cette manière de les juger serait, j'ose le dire, aussi peu digne de moi que du corps de savants le plus respectable, peut-être, qui ait existé dans tous les âges (1). Non, sans doute, les médecins ne sont point autant de jongleurs avides, se servant de tous les moyens pour faire valoir chacun sa drogue, et dépriser celle qui se débite sur le tréteau voisin : non, la bonne foi, la candeur, l'amour de la vérité, l'amour du genre humain au service pénible duquel leur art les dévoue, toutes les affections de l'homme sensible et tous les devoirs de l'homme juste, ne sont point étrangers à leur cœur. Plusieurs d'entre eux pratiquent dans le silence les vertus pé-

(1) Il serait trop absurde de dire qu'il n'y a point de charlatans parmi les médecins : mais il est d'une grande injustice d'établir que le plus grand nombre sont des charlatans.

nibles de leur état : ils se jugent eux-mêmes avec sévérité ; ils jugent leurs confrères avec indulgence. Ils combattent des avis hasardés, non parce que ces avis ne sont pas les leurs, mais parce qu'ils les croient dangereux. Ils concilient tout ce qui peut l'être sans préjudice pour les malades ; et s'ils s'élèvent avec force contre l'ignorance ou l'astuce, c'est un devoir sacré qu'ils remplissent avec peine : l'imputation qu'ils ne cherchent tous qu'à se contredire, que la paix est à jamais bannie de leurs discussions, doit être regardée comme d'autant plus injuste qu'on veut la rendre plus générale. On a vu dans tous les temps des médecins, on en rencontre encore un grand nombre, dans tous les pays, qui s'excitent les uns les autres au bien par de nobles exemples, qui s'encouragent dans leurs travaux, et confondent leurs lumières pour l'avantage de l'humanité.

Mais, sans entreprendre une vaine apologie, on peut répondre directement à l'objection. Quand deux médecins adoptent des vues contradictoires, quand ils conseillent des remèdes d'un genre différent, vous en concluez très-mal que l'un d'eux est nécessairement dans l'erreur. En restant opposés, ils peuvent avoir également raison ; ils peuvent suivre des routes diverses pour arriver au même but. Leur unanimité ne prouverait pas qu'ils se conduisent bien ; leur opposition ne prouve pas qu'ils s'égarent. Ceci demande quelque éclaircissement.

Dans chaque maladie la nature emploie une certaine série de mouvements pour changer l'état morbifique et ramener la santé. Ces mouvements sont d'ordinaire les mieux appropriés à ses vues et à ses moyens; et lorsqu'elle paraît entièrement libre dans son choix, elle les affecte de préférence comme nous l'avons déja dit ci-dessus. Mais la crise qui ne peut s'accomplir par un émonctoire, la nature la tente souvent par un autre; elle fait par les sueurs ce qu'elle n'a pu faire par les selles ou par les urines. Il n'est aucun genre d'évacuation qui ne puisse être suppléé; il n'en est aucun peut-être qui ne puisse être mis à la place de tout autre, quel qu'il soit. Or, la terminaison critique ne devant plus être la même, les efforts qui la préparent, et l'ordre dans lequel ils sont enchaînés, éprouvent des changements analogues. La nature peut donc employer presque toujours plusieurs méthodes différentes en tout point. J'ai déja cité la pleurésie pour exemple : on peut en dire autant de la fièvre ardente qui se guérit, tantôt par des saignements de nez, tantôt par des sueurs ou par une diarrhée bilieuse, tantôt par un mouvement fébrile ou par une jaunisse critique.

Les maladies spasmodiques sont rarement susceptibles d'une solution franche et complète :

cependant le principe conservateur de la vie n'y reste pas dans l'inaction. Le flux hémorrhoïdal, certaines fièvres salutaires, ou d'autres incommodités plus régulières et plus propres à subir une bonne crise, sont des ressources que ce principe semble se ménager pour les cas opiniâtres, et desquelles il fait usage lorsqu'il ne peut rien tenter de mieux. Quelquefois même il se sert alors de mouvements convulsifs plus ou moins violents. Ce dernier moyen est à la vérité précaire et dangereux : il réussit rarement; presque toujours il aggrave, il peut même rendre mortelles les maladies où les nerfs et le cerveau sont essentiellement intéressés. Mais la proposition générale que j'avance n'en est pas moins certaine : il est encore certain, par conséquent, que les médecins peuvent, sans cesser d'imiter la nature, suivre des indications assez variées, et se tracer différents plans de curation.

Quoique la saignée et le régime antiphlogistique soient parfaitement appropriés aux maladies inflammatoires, Van-Helmont et Lobb y faisaient de très-belles cures par les sudorifiques. Sydenham traitait les affections, dites vaporeuses, par les martiaux; Hoffmann, par les nervins et les gommes fétides; Boerhaave, par les savonneux et les fondants; Robert Whitt, par les stomachiques, le quinquina, les amers; Pomme, par les délayants, les bains tièdes, les bains froids; Barthès (1), par ce qu'il appelle la méthode perturbatrice, c'est-à-dire par l'alternative des calmants, des excitants et des toniques; les Staalhiens, par les astringents modérés, et surtout par les aloétiques, dans la vue de provoquer les hémorrhoïdes qu'ils regardent comme la crise par excellence de l'âge mûr et de la vieillesse.

Tous ces praticiens citent des faits à l'appui de leurs vues et de leur méthode : la plupart les racontent avec une bonne foi qui ne permet aucun soupçon; des expériences nouvelles et nombreuses ont même confirmé leurs résultats. Et quoiqu'il fût absurde d'en conclure que ces divers moyens peuvent toujours être employés indifféremment, qu'ils sont également convenables dans toutes les circonstances; nous devons juger par là que les forces vivantes peuvent compenser ce défaut de précision rigoureuse, commun à tous nos plans de traitements, et qu'elles savent, comme un habile ouvrier, employer les instruments qui leur sont offerts dans l'esprit qu'ils exigent, ou qui leur convient le mieux.

Mais, il y a plus. L'art peut remplacer par des crises promptes les efforts très-souvent incertains

---

(1) Ce professeur célèbre, plein d'érudition et de génie, a exposé ses principales vues dans un ouvrage extrêmement original, qui manque de clarté dans quelques endroits, mais qui méritait un succès plus éclatant, et qui l'obtiendra tôt ou tard.

et lents de la nature : il peut la forcer, par des secousses inattendues, à rapprocher, dans un petit espace de temps, les tentatives qu'elle ne fait que de loin en loin : il peut lui imprimer des mouvements qu'elle ignore, abandonnée à elle-même. C'est ainsi que les saignées copieuses *égorgent* dans le principe, suivant l'expression de Galien, certaines fièvres redoutables : c'est ainsi que les vomitifs, et surtout les antimoniaux, emportent tout à coup des douleurs pleurétiques ou rhumatismales, plusieurs espèces d'ophtalmies, de maux de gorge, et qu'ils font cesser, comme par enchantement, certains délires furieux, et même quelques hémorragies utérines.

Chaque médecin, plein des objets qu'il a vus et vérifiés lui-même, se confiant, avec raison, dans les remèdes dont il a constaté les bons effets, emploie de préférence ces remèdes, toutes les fois qu'il retrouve des cas semblables. Cette conduite n'est pas seulement très-naturelle ; elle est aussi la plus raisonnable et la plus utile. Personne, sans doute, n'est en droit de penser que le moyen qu'il conseille soit le seul, ou le meilleur : mais quand il l'a vu réussir souvent, quand il en connaît, par sa propre expérience, les indications et l'emploi, c'est le meilleur pour lui ; c'est quelquefois le seul auquel il puisse s'en rapporter.

En traçant le tableau des maladies, les récits ou les livres ne nous transportent jamais véritablement en scène : en rendant compte des effets d'un remède, ils n'en donnent que des idées fort incomplètes, et souvent capables d'induire en erreur. Les descriptions sont rarement fidèles et pures; et même, le fussent-elles toujours, il est impossible qu'elles embrassent tous les détails, qu'elles saisissent toutes les nuances. Le vague des dénominations vient jeter une nouvelle confusion dans le tableau. Qu'est-ce qu'une fièvre putride? une fièvre maligne? une maladie nerveuse? Si l'on se contente de décrire les phénomènes, en suivant avec exactitude l'ordre de leur succession, l'on fera sans doute beaucoup mieux; l'on fera même à-peu-près tout ce qui est possible, lorsqu'on ne peut pas offrir immédiatement aux yeux les objets eux-mêmes. Mais la physionomie et l'ame manqueront toujours à ces images, trop indéterminées pour laisser des empreintes durables, trop incertaines pour remplacer en aucune manière la nature. Il suit de là, que chaque médecin peut avoir sa matière médicale, et que la matière médicale ne saurait être bien enseignée qu'au lit même des malades (1).

Le lecteur me demanderait-il de répondre au scepticisme, ou même à l'absolue incrédulité de

---

(1) La manière rapide et générale dont je parcours mon sujet, m'empêche d'entrer dans le détail des preuves pratiques. Je me borne aux remarques suivantes.

1° Certaines évacuations sont salutaires dans certains cas déterminés; et ces évacuations peuvent être produites à voquelques médecins? d'en rechercher les causes? d'en examiner les motifs? Je ne crois point cela nécessaire. Dans les objets de discussion, les opinions particulières doivent, en général, être regardées comme nulles: et quant à moi, je déclare franchement que je n'y reconnais d'autre autorité que celle de la nature même des choses, c'est-à-dire de la raison qui nous est donnée pour en

---

lonté par le moyen de certaines substances. De cela seul, je conclus que l'art existe. La purgation guérit: la rhubarbe purge; donc la médecine n'est pas un art chimérique.

Je vais plus loin. Pour que la médcine ne pût pas véritablement être réduite en art, il faudrait que toutes les substances qui agissent sur le corps vivant, y produisissent des effets uniformes; qu'elles ne pussent l'affecter que d'une manière toujours la même. Du moment où j'observe que certains aliments, certaines boissons, etc., produisent des effets différents, ou bons, ou mauvais, j'en tire des règles pour leur emploi: je me sers de ces règles pour conserver la santé, pour guérir les maladies: la médecine existe pour moi; elle existe comme un art véritable.

2° Les règles du pronostic ont été portées à un très-haut degré de certitude; ce qui ne prouve pas seulement l'uniformité des lois de la nature, mais encore l'enchaînement des symptômes sensibles avec les mouvements cachés qui ont lieu, ou qui se préparent. D'un autre côté, l'action des principaux remèdes ne peut être révoquée en doute: personne n'a poussé l'incrédulité jusqu'à prétendre que les purgatifs ne purgent pas, que les vomitifs ne font pas vomir. Or, si l'on prévoit les crises favorables, ou funestes; si les remèdes ou le régime peuvent seconder les unes, et prévenir les autres, ce qui résulte clairement des effets que tout le monde rechercher les lois. Aux yeux de celui qui se laisse imposer par les jugements humains, il n'est pas d'absurdité monstrueuse qui ne puisse devenir principe évident, vérité certaine : il n'est pas de vérité grande et féconde qui ne puisse passer pour une erreur dangereuse ou coupable. Si donc

---

leur reconnaît : ne voilà-t-il donc pas des bases solides pour la médecine ?

3° L'art guérit des maladies que la nature ne guérit jamais, ou presque jamais : telles sont les fièvres intermittentes malignes, les hydropisies dépendantes de profondes obstructions des viscères du bas-ventre, etc., etc. Dans celles que la nature guérit, l'art peut d'ordinaire lui faire produire des mouvements plus sûrs et plus rapides. Ce ne sont pas des raisonnements hypothétiques qui nous l'apprennent ; c'est l'observation, c'est l'expérience dépouillée de tout préjugé.

4° L'on objecterait en vain que la nature guérit seule les maladies : cela n'est pas vrai pour quelques-unes des plus graves, et en particulier pour les accidents causés par les poisons, dont le caractère est précisément d'être au-dessus des forces vitales. La nature ne guérit que dans certaines circonstances et sous certaines conditions : mais l'art peut changer les unes et remplir les autres.

« Celui qui dit que les maladies se guérissent d'elles-mêmes, énonce une idée fausse, on ne sait ce qu'il veut dire. Rien ne se fait de soi-même : tout dépend de causes ou de circonstances déterminantes. Cela n'est pas moins vrai pour les petits faits isolés, que pour ces ensembles de faits nombreux enchaînés les uns aux autres. Quand on parle de productions spontanées, l'on se sert d'un mot tout-à-fait vide de sens, ou qui n'exprime rien de réel. »

(Hippocrate, Περὶ τέχνης.)

nous voulons savoir ce qu'on doit penser de la médecine, écartons de notre souvenir ce qu'en ont pensé les autres : recherchons, examinons, discutons. Les conséquences auxquelles nous conduit le bon emploi de notre raison ne peuvent être infirmées par les opinions des plus grands génies eux-mêmes. Ce sentiment n'est pas une présomption vaine; c'est une juste confiance dans la nature, et dans l'instrument qu'elle nous a donné pour éclairer et diriger toutes nos recherches. Si nous raisonnons mal, nous avons tort : mais si nous raisonnons bien, nos résultats n'ont pas besoin d'être d'accord avec ceux que d'autres ont tirés, pour avoir tous les caractères de la certitude et de l'évidence.

Ainsi, je me contenterai d'observer qu'on ne trouve, parmi les médecins détracteurs de leur art, aucun praticien recommandable; que ce sont ou des spéculateurs dévoués aux sciences exactes, souvent étrangers à toute pratique, ou des hommes sans tact, que des malheurs constants en ont dégoûtés avec raison. Ceux-ci, voyant que leur médecine ne réussit pas, et sentant qu'elle est vague et sans base, n'imaginent point qu'il en puisse exister une dont les règles soient fondées, dont l'exercice puisse être véritablement utile : ceux-là ne lui trouvant point la marche précise du calcul, ni ces formes rigoureuses qui sont, à leur avis, le seul *criterium* de la vérité, nient que l'application des remèdes (1) puisse jamais acquérir une certitude plausible; sans songer que chaque science a son genre de preuves, et que si l'homme avait toujours réellement besoin de celles qu'ils exigent pour se décider, il resterait éternellement dans le doute et l'inaction, relativement aux choses les plus communes de la vie. La nature, dont les procédés sont nos uniques modèles, et dont nous sommes forcés, malgré nous, de suivre l'impulsion, puisque tous les objets sur lesquels nous voulons agir ne peuvent être modifiés que d'après ses lois, et puisque nous sommes nous-mêmes sous sa dépendance immédiate, comme tout le reste des êtres existants; la nature ne porte dans rien l'exacte précision : elle semble avoir voulu se conserver partout une certaine latitude (2), afin de laisser aux mouvements qu'elle imprime, cette liberté régu-

---

(1) Pitcarn énonce ainsi le problème : *Dato morbo, invenire remedium proportionatum :* « La maladie connue, y proportionner le remède. » Cette solution n'est impossible à trouver que pour le calculateur qui la veut mathématique et précise. Les problèmes pratiques des arts ne se résolvent pas ainsi. L'emploi des instruments que l'homme y met en usage n'est pas susceptible d'une précision absolue. Mais ils n'en sont peut-être que mieux appropriés à notre nature et à celle de leur objet.

(2) Cette latitude correspond exactement à celle que l'art peut se donner dans la pratique, ou plutôt elle en fournit la mesure.

lière, qui ne leur permet jamais de sortir de l'ordre, mais qui les rend plus variés, et leur donne plus de grace. La certitude rigoureuse, en prenant ce mot dans son acception la plus absolue, appartient exclusivement aux objets de pure spéculation : dans la pratique, il faut se contenter d'approximations plus ou moins exactes, que par cette raison on pourrait appeler *certitudes pratiques*. Il faut s'en contenter, parce que ce sont les seules auxquelles la nature nous permette d'arriver, et parce qu'elles suffisent à l'espèce humaine pour assurer sa conservation et son bien-être. S'il n'en était pas ainsi, non-seulement l'homme n'eût pu tenter aucun des travaux qui multiplient ses jouissances, mais, dès long-temps, il n'existerait plus sur la face de la terre.

En médecine, tout, ou presque tout dépendant du coup d'œil et d'un heureux instinct, les certitudes se trouvent plutôt dans les sensations mêmes de l'artiste (1), que dans les principes de l'art. Celui qui n'a point vu les objets, ne se fait aucune idée des preuves que fournit leur observation : celui qui n'y porte que des organes inattentifs, ou peu sensibles, s'en fait des idées im-

---

(1) « Vous ne trouverez aucune mesure, aucun poids, aucune forme de calcul à laquelle vous puissiez rapporter vos jugements pour leur donner une certitude rigoureuse. Il n'y a d'autre certitude dans notre art que les sensations. »

(HIPPOCRATE, Περὶ Ἀρχαίης ἰητρικῆς.)

parfaites et trompeuses. De là, l'on peut juger facilement pourquoi des médecins purement géomètres ou spéculateurs, pourquoi aussi quelques praticiens malheureux, se sont élevés de bonne foi contre la médecine (1). Ces derniers se trouvaient à peu près dans le cas des philosophes, qui, d'après la seule lecture de nos écrivains, ont cru pouvoir prononcer sur les plus secrets mystères de la nature. Mais la nature s'est réservé le droit exclusif de les dévoiler elle-même aux seuls vrais observateurs.

Naguère, il était du bel air, à Paris, de se moquer de la médecine, de traiter son pouvoir de chimère. Cette manière de voir était accréditée par quelques médecins de réputation, qui pensaient, peut-être, donner une plus grande idée de la force de leur esprit, en foulant aux pieds le dieu même de leur temple. Des hommes de lettres, dont les vues hardies avaient attaqué tous les préjugés, la propageaient avec d'autant

(1) Quant à moi, je certifie que j'ai souvent vu la médecine utile, et je crois qu'elle peut le devenir presque toujours. Il y a peu de maladies essentiellement incurables : l'art est loin de la perfection qu'il doit atteindre ; et les médecins, trop asservis aux pratiques routinières, négligent encore d'employer toutes ses ressources. Voilà pourquoi l'on ne guérit pas tous ceux qu'on pourrait guérir. Mais, dans les cas même les plus désespérés, il est du moins possible de pallier le mal et de soulager le malade, ce qui doit pourtant être compté pour quelque chose.

plus d'empressement, qu'ils s'étaient peut-être un peu trop habitués à prendre l'incrédulité pour de la philosophie. Tous ceux qui voulaient passer pour être, comme eux, au-dessus de toutes les superstitions, se croyaient obligés, en conscience, à répéter dans le monde les raisonnements de Montaigne, les plaisanteries de Molière, ou les boutades de J. J. Rousseau. On entendait dire et redire chaque jour, qu'il faut s'en rapporter, pour la guérison des maladies, à la nature prévoyante et sage, par ceux même qui ne lui reconnaissaient ni prévoyance, ni plan raisonné. Ceux qui niaient absolument toutes les causes finales, qui considéraient l'existence humaine comme l'effet de hasards successifs, ou du lent apprentissage de chaque organe, croyaient en même temps impossible de rien ajouter à ces hasards par des combinaisons réfléchies, de perfectionner cet apprentissage par des essais fondés sur l'observation.

Je n'examine point s'ils étaient en cela bien conséquents. Mais quel spectacle que de voir un médecin (1) traitant sa profession de charlatane-

---

(1) On sent bien que je parle seulement ici de ceux qui continuent à exercer une profession dont ils désavouent les principes et nient l'utilité. Quant aux médecins qui, troublés par leurs doutes, prennent le parti de renoncer à la pratique, on ne peut assurément que louer leur probité, leur franchise et leur délicatesse.

rie, les connaissances qu'elle exige de frivole étalage, ses devoirs de vaines simagrées! S'imaginerait-il inspirer une grande confiance dans la droiture de son esprit, que n'ont pas rebuté les études d'un art, selon lui, tout-à-fait trompeur? croirait-il honorer son caractère, en affichant ainsi avec impudeur, que s'il pratique son art, c'est sans y croire; en se jouant avec cette audace de la crédulité des hommes? Non, sans doute. Le but unique de ce manége est d'attirer leur attention par des opinions singulières, de leur imposer par le mépris même qu'on témoigne pour leur jugement. On veut se mettre au-dessus d'eux, en dédaignant ce qu'ils estiment : on croit se mettre au-dessus de tout, en affectant de dépouiller l'esprit de corps et l'intérêt personnel. Mais, le public a pu le voir par expérience, plusieurs de ces médecins n'ont été ni les moins avides, ni les moins adroits à profiter de ses caprices. Et quant à ceux dont l'ame n'est pas fermée aux sentiments de morale et d'humanité, n'ont-ils jamais songé que leurs maximes découragent les jeunes élèves (1) dans leurs travaux,

---

(1) Dans tous les genres, celui qui méprise son art ne peut jamais devenir un grand artiste. Et pour ce qui regarde en particulier la médecine, les études en sont si multipliées, si pénibles, souvent si dégoûtantes, qu'il est assurément bien nécessaire d'en inspirer l'enthousiasme à ceux qui s'y dévouent. Les bons praticiens sont tous des hommes pleins de

les dégoûtent de leurs devoirs, les disposent presque toujours au charlatanisme le plus profond, le plus systématique et le plus coupable? Ne sentent-ils pas que leurs plaisanteries attristent ou blessent un pauvre malade, dont elles attaquent les espérances les plus chères, et qui ne peut voir sans amertume combien il doit peu compter sur eux et sur l'assistance qu'il s'en promettait?

§ IX.

Examen de la septième objection.

Aux yeux de celui qui regarde les six premières objections comme insolubles, la dernière est entièrement superflue. Avant de l'examiner, il faut avoir reconnu que les autres sont susceptibles de réfutation : avant même de chercher à la résoudre, il faut les supposer entièrement résolues. Et dans cette hypothèse, la plus favorable à la cause de la médecine, que de difficultés ne reste-t-il pas encore à éclaircir! que de doutes à fixer! Car ses principes pourraient être établis sur des fondements solides : le temps, suivant l'expres-

---

confiance dans la médecine. Cette confiance est peut-être, en quelque sorte, autant la cause que le résultat de leurs succès : elle seule a pu les soutenir dans leurs travaux. L'incrédulité n'y enfante que la paresse; elle ne fait que servir de voile à l'ignorance.

sion de Bacon, pourrait *les avoir enfantés* (1) avec lenteur; des veilles opiniâtres pourraient avoir joint ensemble tous les anneaux de la chaîne qu'ils doivent former : cela ne suffirait pas encore. Ces principes ne deviennent véritablement utiles que par leur application : et si les études préliminaires que la pratique de la médecine exige sont au-dessus des forces communes; si des obstacles sans nombre les interdisent à la plupart des esprits; si des sources d'erreurs presque inévitables s'y rencontrent à chaque pas, ne serons-nous point forcés de convenir que l'art pèche essentiellement par cette même disproportion de ses moyens avec nos forces, par cette impuissance où nous sommes, en général, de lui faire remplir convenablement son objet? C'est en effet un bien affligeant tableau que celui des difficultés qui s'opposent à son utilité réelle? Quel est le médecin, un peu au fait de ce qui se passe journellement, qui n'hésiterait pas à prononcer sans détour, si elle fait plus de bien que de mal, si son entière abolition serait avantageuse ou funeste (2)?

(1) *Medicina.... temporis partus.* Bac...

(2) Dans les pays où la médecine s'enseigne et se pratique d'une manière supportable, elle est d'une utilité directe : dans ceux où son enseignement et sa pratique sont mauvais, elle est encore indirectement utile, comme on va le voir dans un moment.

Mais ce n'est pas sous ce point de vue qu'il faut envisager la question.

L'homme souffrant veut être soulagé : il le veut, non d'après les vues discutées du raisonnement, mais par l'invincible impulsion de l'instinct. De là, cette croyance universelle à la médecine, plus forte, quoi qu'on en dise, plus superstitieuse chez le pauvre et l'ignorant, que parmi les gens aisés et dont l'esprit a pu recevoir de la culture; chez les hordes sauvages, que parmi les peuples civilisés. Les villes ont des médecins : mais les campagnes ont des meiges, et les forêts de l'Amérique des jongleurs, qui, pour mettre en jeu toutes les fibres crédules du cerveau humain, joignent à la charlatanerie de leur art une foule d'impostures religieuses.

Partout les hommes voient l'application de certaines substances produire sur le corps de grands et salutaires effets : ils voient guérir par là des maladies graves, qui, faute de secours, sont ordinairement mortelles (1). En faut-il davantage,

---

(1) Pour révoquer en doute l'action de la médecine, il faut une suite de raisonnements subtils, dont les hommes simples et grossiers ne sont pas capables. Les remèdes produisent sous leurs yeux des effets sensibles ; ils changent l'état des malades ; ils ramènent la santé. D'autres malades dans un état analogue, manquant de ces moyens de guérison, ou les dédaignant, empirent de jour en jour, dépérissent lentement ou meurent tout à coup. Voilà les motifs de la croyance du peuple. Le peuple, et par ce mot j'entends le gros des hommes,

lorsqu'ils sont malades eux-mêmes, pour les déterminer à recourir aux personnes qui savent employer ces remèdes, pour se flatter de recouvrer par eux la vie et la santé? Cet espoir qui les porte vers les guérisseurs de tout genre n'est pas le fruit de la réflexion; c'est un besoin véritable, inséparable de notre existence et de nos autres besoins. En vain attaquerait-on ce penchant : en détruisant la médecine, on ne le détruirait pas; et l'on ne ferait que livrer sans défense un plus grand nombre de victimes à l'ignorance audacieuse.

Je crois pouvoir aller plus loin. Puisque cette disposition nous est si naturelle; puisqu'elle se trouve liée à nos premières impulsions, elle est bonne en elle-même; elle n'a besoin que d'être

---

se laisse guider par des raisonnements simples et directs tirés de données frappantes. Cette manière de procéder est peut-être peu piquante pour l'amour-propre et pour l'imagination : mais au fond, n'est-elle pas la plus sûre aussi bien que la plus facile? Les rêveurs et les esprits déliés, en s'écartant des manières communes de voir ou de sentir, ne sont-ils pas nécessairement exposés à tomber, par cela même, plus souvent dans l'erreur? il y a des opinions absurdes dont les hommes d'esprit sont seuls susceptibles. Le sublime de la philosophie est de nous ramener au bon sens. Or, le bon sens est le produit de sensations nettes et distinctes : il rejette tout ce qui les contrarie, ou qui n'y tient pas immédiatement. Notre nature exige que nous considérions les objets par grandes masses, que nous en jugions par grands résultats, que nous les saisissions, en quelque sorte, par le gros bout.

dirigée. Or que faut-il pour cela? Il faut, d'un côté, que les vrais médeçins s'efforcent de perfectionner la science par des travaux assidus; de l'autre, que le pouvoir public, par de bonnes lois de police, préserve le peuple de ses propres erreurs : car cet objet est du petit nombre de ceux qui ne doivent pas être abandonnés à une liberté sans bornes. Si l'on n'a donc, comme je le pense, que l'alternative de confier la vie des hommes aux élèves sortis de nos écoles, ou de la laisser à la merci des jongleurs et des commères, ne vaut-il pas mieux encore s'en tenir aux premiers? et ne serait-ce pas une philosophie bien fausse et bien meurtrière, que celle qui nous livrerait aux mains de leurs méprisables concurrents?

Qui ne connaît les troubles de l'esprit, la faiblesse et la crédulité des malades? qui ne sait avec quelle assurance présomptueuse chacun se mêle de leur conseiller son remède, sans connaître ni la maladie, ni le remède lui-même? Vous avez vu, sans doute, de ces malheureux, dont les amis, les connaissances, les voisins, les voisines, s'emparaient tour à tour, et qui n'avaient rendu mortelles des maladies guérissables par le repos et la diète, que pour n'avoir pas eu la force de résister aux importunités, aux menaces, aux promesses, et surtout à ces récits de cures merveilleuses dont la drogue est toujours enveloppée. Or est-il personne qui puisse se promettre d'avoir toujours cette force? Dans les moments où les organes ne sont plus en équilibre, croit-on que le jugement conserve le sien? La tête s'affaiblit avec les fonctions vitales, et par les mêmes causes : elle s'égare souvent d'une manière complète, bien long-temps avant leur abolition, et même sans qu'elles paraissent sensiblement altérées. Une maladie légère peut rendre l'homme le plus sage entièrement incapable de raisonner : le délire le met au-dessous d'un enfant. Dans le premier cas, ceux qui l'entourent le font vouloir; dans le second, ils veulent à sa place. Plus les circonstances deviennent alarmantes, et plus les avis deviennent tumultueux, précipités, incertains : plus les secours exigent de prudence, et plus on les multiplie sans ordre et sans objet précis. Pour sauver le patient de tant de déterminations aveugles, vacillantes, contradictoires, il faut une autorité qui captive sa confiance, qui puisse imposer à tout ce qui l'approche, confondre l'ignorance par l'ascendant des lumières, donner au traitement un esprit méthodique et de l'unité : il faut quelqu'un qui ordonne, afin que tout le monde ne veuille pas ordonner à la fois. Voilà le véritable rôle du médecin; voilà ce qu'on ne peut attendre que de lui : de sorte que, s'il fait peu de bien, il prévient beaucoup de mal; et que même, fît-il quelque mal de son chef, il en empêcherait encore davantage : amis ou ennemis de la médecine, c'est sans doute ce que personne n'osera nier.

Ainsi donc, malgré les vices presque universels de son enseignement; malgré l'imperfection de sa pratique, dont mon but n'est pas de faire une peinture trompeuse; malgré les obstacles de toute espèce qui s'opposent à ses progrès : les esprits justes, après un examen plus réfléchi, sont forcés de reconnaître son utilité réelle, même dans les suppositions les moins favorables à sa cause. De leur côté, que les ames sensibles se rassurent : bien loin d'être, comme l'affirment quelques déclamateurs, un fléau de l'humanité, la médecine en est au contraire l'espérance, la sauve-garde; elle lui promet pour l'avenir des ressources qui doivent devenir de jour en jour plus étendues et plus efficaces.

En effet, et cela résulte de tout ce qui précède, la médecine étant dans la nature, ainsi que les autres sciences et les autres arts, elle a, comme eux, ses bases éternelles et ses moyens de perfectionnement. Les besoins lui donnèrent naissance : le temps et l'observation l'ont agrandie et cultivée; ils ont déja porté la lumière dans une foule d'objets qui n'en paraissaient pas susceptibles; ils ont soumis à l'analyse ce qui semblait s'y refuser. Quelles bornes oserait-on prescrire à des découvertes dont les sujets sont placés sous nos yeux, dont le but nous touche immédiatement, et pour lesquelles il suffit de nos sens bien dirigés? Qui pourrait dire : « L'esprit de l'homme ira jusque-là; il ne passera pas outre? » Sans doute la mesure de ses sensations est celle de sa perfectibilité : mais qui la connaît, cette mesure? qui sait jusqu'à quel point les sensations peuvent être perfectionnées elles-mêmes? Dans ce qui leur est étranger, il n'y a ni plus, ni moins d'évidence; il y a ténèbres complètes. Mais, dans tout le reste, il n'est rien que nous ne puissions éclaircir. Plus nous savons, et plus nous avons de moyens d'apprendre. Nos espérances et notre ambition peuvent embrasser, en quelque sorte, l'infini. Et si l'on parvient à perfectionner les méthodes qui soulagent la mémoire; si, à mesure que nos connaissances se multiplient, nous savons les rattacher à des résultats qui les renferment toutes véritablement : elles seront aussi étendues que sûres, d'une application aussi aisée que précise; nous pourrons les avoir toujours à nos ordres, et nous en servir sans effort à tout instant. C'est peut-être en médecine, que ces classifications analytiques sont le plus nécessaires : elles y sont peut-être aussi le plus faciles. La nature semble nous y porter d'elle-même, et souvent comme malgré nous. Au lieu de résister à ses impulsions, nous n'avons qu'à les suivre religieusement : nous n'avons qu'à la consulter avec confiance et réflexion; elle ne demande qu'à se dévoiler à des yeux dignes d'elle.

§ X.

CONCLUSION.

Oui, j'ose le prédire : avec le véritable esprit d'observation, l'esprit philosophique qui doit y présider, va renaître dans la médecine; la science va prendre une face nouvelle. On réunira ses fragments épars, pour en former un système simple et fécond comme les lois de la nature. Après avoir parcouru tous les faits; après les avoir revus, vérifiés, comparés, on les enchaînera, on les rapportera tous à un petit nombre de points fixes ou peu variables. On perfectionnera l'art de les étudier, de les lier entre eux par leurs analogies ou par leurs différences, d'en tirer des règles générales, qui ne seront que leur énoncé même, mais plus précis. On simplifiera surtout l'art, plus important et plus difficile, de faire l'application de ces règles à la pratique. Alors, chaque médecin ne sera pas forcé de se créer ses méthodes et ses instruments, d'oublier ce qu'on apprend dans les écoles, pour chercher dans ses propres sensations ce qu'il demanderait vainement à celles d'autrui; je veux dire des tableaux, non-seulement bien circonstanciés et d'une vérité scrupuleuse, mais formant un tout dont les diverses parties soient coordonnées. Alors, il ne sera plus nécessaire que le talent se mette sans cesse à la place de l'art : l'art, au contraire, dirigera toujours le talent, le fera naître quelquefois, semblera même en tenir lieu : non que je croie possible de suppléer, par la précision des procédés, à la finesse du tact (1), et aux combinaisons d'un génie heureux; mais le tact ne sera plus égaré par des images vagues et incohérentes, ni le génie enchaîné par des règles frivoles et trompeuses; ils ne rencontreront plus ni l'un ni l'autre aucun obstacle à leur entier développe-

---

(1) Les connaissances qu'on acquiert dans les écoles ou dans les livres, ne peuvent donner ni cultiver la sagacité des sens. Les règles de la poésie ne font pas un grand poète, ni celles de la musique un grand musicien. Le talent est rare et ne se transmet pas. Les vraies connaissances de notre art ne sont qu'un ensemble, plus ou moins complet, de sensations recueillies au lit des malades : ces sensations ne peuvent être fournies que par les objets mêmes qui les produisent. Ainsi la lecture, à proprement parler, ne nous enseigne, en quelque sorte, que ce que nous savons déja. Mais quand les livres élémentaires seront rédigés dans un bon esprit, ils indiqueront la véritable manière d'observer : quand ils présenteront les faits dans leur enchaînement et sous leur jour naturel, ils aideront à mieux voir les objets, à se retracer d'une manière plus nette les impressions qu'on en reçoit souvent au hasard. Ces livres-là ne feront pas perdre un temps précieux à graver péniblement dans la mémoire des choses qu'on est trop heureux de pouvoir en effacer dans la suite : ils abrégeront, au contraire, ils aplaniront toutes les difficultés; ils seront pour le jeune élève ce qu'est un maître habile, qui, pour mieux lui communiquer ses connaissances, s'efforce de le mettre dans les situations, et de lui faire employer les procédés par lesquels il les a lui-même acquises.

ment. Alors, des esprits médiocres feront peut-être avec facilité, ce que des esprits éminents ne font aujourd'hui qu'avec peine : et la pratique, dépouillée de tout ce fatras étranger qui l'offusque, se réduisant à des indications simples, distinctes, méthodiques, acquerra toute la certitude que comporte la nature mobile des objets sur lesquels elle s'exerce.

En attendant, quoiqu'on puisse bien sans doute lui faire des reproches graves et fondés; quoiqu'il se trouve partout des médecins indignes de ce nom : les jugements du public, qui les mettraient tous sur la même ligne, et confondraient le savoir et la vertu avec l'ignorance et le charlatanisme, seraient sans doute de la plus haute et de la plus choquante iniquité. Rien de plus propre à décourager le talent, à flétrir les cœurs honnêtes. Les gens du monde veulent avoir un avis sur tout ce qui fait le sujet des conversations. On parle de maladies et de medécins : ils veulent connaître les unes, ils veulent prononcer sur les autres. — Cette fièvre a été mal prise; on a fait telle faute : on eût dû faire cela. — Tel médecin a tué son malade : si l'on eût employé tel remède, il ne serait pas survenu tel accident. — A ces décisions, aussi tranchantes que peu motivées, les gens de l'art devraient du moins répondre par le sourire de pitié qu'elles méritent. Bien loin de les accueillir eux-mêmes, de les appuyer, d'en repaître la malignité publique, ils devraient faire sentir à ceux qui les énoncent, combien l'on avilit sa raison en jugeant de ce qu'on ignore; combien l'on insulte à toute justice, en voulant avilir ceux qu'on n'est pas en état de juger.

Qu'il est peu de personnes qui puissent prononcer à la fois avec impartialité, et avec une veritable connaissance de cause, sur les matières de médecine! Les lumières nécessaires pour cela n'existent que chez les médecins: et les médecins peuvent être souvent disposés à profiter de l'esprit de dénigrement qui règne dans les cercles; ils peuvent quelquefois saisir avec empressement les occasions qui les dispensent d'être équitables envers leurs confrères. Ainsi donc, d'un côté, le public n'est pas en droit d'avoir une opinion sur leur compte; d'autre part, l'opinion qu'ils cherchent à lui donner les uns des autres peut être assez fréquemment suspecte. Il est incompétent; ils ne sont pas toujours sans préventions.

Si l'on se contentait de conclure de la manière générale de raisonner de chaque praticien et de sa conduite dans les affaires de la vie, quelle tournure d'esprit et quel degré de moralité l'on peut en attendre dans l'exercice de son art; si l'on ajoutait à ces premières données celles de ses succès et de ses malheurs : la confiance serait moins aveugle, les censures moins injustes. Puisqu'on veut absolument juger les médecins, on ne devrait du moins pas sortir de là. Quant à ce qui les regarde personnellement, comme en se livrant à leurs injustices mutuelles ils sont toujours passionnés ou de mauvaise foi, par quels motifs pourrait-on les faire rentrer dans les bornes de la raison et de l'équité? c'est à leur conscience, c'est au sentiment plus juste de leur propre dignité qu'il faut en appeler auprès d'eux.

Mais, je le répète, il en est, il en est même un assez grand nombre qui se plaisent à rendre hommage au mérite : il en est aussi qui joignent et le talent aux vastes connaissances, et l'humanité la plus touchante (1) à cette morale réfléchie qui cultive la vertu comme un art, qui fait remplir les devoirs comme on satisfait à des besoins. S'ils sont plus rares, il faut l'attribuer autant, peut-être, aux erreurs de l'opinion, qu'aux vices de nos écoles ou de l'éducation générale. Pour les multiplier, il suffirait de leur payer le tribut d'hommages qui leur est dû. Si je le réclame, c'est moins en leur faveur, qu'en faveur de ce même public qui les condamne avec tant de légèreté. Ils n'ont pas besoin de son approbation; ils savent en apprécier les incertitudes. Mais cet encouragement est nécessaire à des ames plus

---

(1) Dans tout le cours de cette longue guerre, les officiers de santé ont donné les preuves du plus généreux dévouement; ils ont servi la patrie et la liberté avec un zèle qui honore la science, et qui leur assure la reconnaissance éternelle de leurs concitoyens.

indécises qui pourraient leur ressembler avec son appui. Considérez à quelles études sévères, à quels travaux rebutants ils se dévouent! de quels sacrifices continuels leur vie se compose! quels importants services peuvent en recevoir les individus, les familles, la société (1)! Ce ne sont

---

(1) En insistant sur l'importance des travaux du médecin, je ne crois pas me laisser entraîner à ce sentiment personnel qui nous exagère presque toujours celle des objets auxquels nous avons consacré notre vie : en montrant l'étendue des services que peut rendre un médecin éclairé, sage, vertueux, j'ai surtout en vue de faire sentir à ceux qui embrassent cette profession, toute la grandeur et toute la sévérité de leurs devoirs. Peut-être en effet n'est-il aucun état dans la société dont les obligations soient plus variées, plus délicates, plus imposantes; où l'on ait plus besoin de se tracer d'avance à soi-même, un plan invariable de conduite; de soumettre, en quelque sorte, au calcul toutes les circonstances dans lesquelles on peut se trouver; de diriger toutes ses démarches d'après des règles sûres, auxquelles on puisse en rapporter tous les détails. Qu'on me permette quelques réflexions sur cet objet.

Sous certains rapports, la profession de médecin est une espèce de sacerdoce: sous d'autres, c'est une véritable magistrature. Comme dans les objets de ses travaux il ne s'agit de rien moins que de la vie des hommes, son devoir de dire toutes les vérités utiles, de n'en altérer aucune, de donner à son esprit toute la perfection dont il est susceptible, devient si sacré que la plus légère violation, le plus léger oubli, la moindre négligence sur chacun de ces points, a toujours quelque chose de veritablement criminel.

On peut considérer les devoirs du médecin par rapport à

pas seulement des victimes arrachées à la mort ou à la douleur, qui les rendent recommandables : ce sont les intérêts les plus chers au cœur de

---

la science, par rapport à ses malades, par rapport à la société toute entière.

Le médecin doit à la science, ou, si l'on veut, à l'humanité (car l'utilité générale des hommes est toujours son dernier but) ; le médecin, dis-je, lui doit de rechercher dans les sciences collatérales ce qui se rapporte à notre art, ce qu'on peut y transporter sans hypothèse ; de rechercher dans l'art lui-même ce qu'il peut fournir aux autres sciences, surtout à celles qui lui servent de flambeau. Pour lui, l'amour de la vérité ne doit pas être seulement un penchant, une habitude ; il doit être une passion : il doit avoir l'activité, les sollicitudes, les scrupules d'une passion véritable. Si le médecin vertueux ne peut se permettre de déguiser ou de taire la vérité, quand il croit l'avoir découverte, à plus forte raison ne peut-il négliger l'étude des moyens par lesquelles elle se découvre.

Ses malades ont sans doute droit d'en attendre tous les soins, toutes les consolations. C'est peu qu'il sache médicamenter ; il faut qu'il sache guérir. Et pour cela, il n'a pas moins besoin de connaître les divers effets des impressions morales, que ceux des remèdes, ou des aliments. Il faut qu'il soit initié dans tous les secrets du cœur, qu'il sache en remuer à propos toutes les fibres sensibles. Observez les médecins qui guérissent le plus : vous verrez que ce sont presque tous des hommes habiles à manier, à tourner en quelque sorte à leur gré l'ame humaine ; à ranimer l'espérance, à porter le calme dans les imaginations troublées.

Car pour employer avec fruit l'influence des passions dans le traitement des maladies, il est bien nécessaire d'avoir des notions exactes touchant les rapports et l'action réciproque l'homme remis entre leurs mains; c'est l'espoir d'un mari, d'une épouse, d'un fils éploré, d'un père, d'un ami tendre; c'est le sort des infor-

---

de ces deux genres d'affections. On n'a pas moins besoin d'entendre le langage des unes, et l'art de les exciter ou de les modérer, que de connaître les signes des autres et les moyens d'en modifier les symptômes et le cours. Pour faire concourir tout ce qui environne un malade au plan du traitement; pour animer les personnes qui le soignent des sentiments les plus propres à hâter sa guérison; en un mot, pour savoir toujours ce qu'il convient de dire, comme ce qu'il convient de faire, le médecin doit réunir à beaucoup de sagacité, beaucoup de discrétion et de tact.

Ses devoirs envers la société sont la communication franche et généreuse de toutes ses découvertes, l'emploi sage et patriotique de ses talents et de tous les moyens d'influence que sa profession lui donne. En pénétrant dans l'intérieur des ames, en s'associant par l'empire d'une douce confiance aux pensées et aux sentiments des familles, combien ne peut-il pas combattre de préjugés nuisibles! combien ne peut-il pas répandre d'utiles vérités! Cette influence, qui tient à la nature même de ses fonctions, a quelquefois des effets généraux très-étendus: elle devient une véritable puissance publique.

Dans l'ordre actuel des choses, un médecin peut rendre des services très-différents et très-nombreux à la société: mais chacun de ces services ne forme pas un ordre particulier de devoirs; il est possible de les ramener à quelques chefs principaux.

Le grand roi fait inviter Hippocrate à venir donner ses secours à la Perse, ravagée par une peste cruelle. Il lui offre toutes les richesses qui peuvent tenter son ambition, tous les honneurs qui peuvent flatter son amour-propre. Hippocrate répond: « J'ai chez moi le vivre, le vêtement et le couvert;

tunés qui craignent de survivre aux objets de leur attachement; ce sont les secrets des familles confiés à leur sagesse, à leur probité fidèle; ce

---

« il ne me faut rien de plus. Je n'irai point servir les ennemis « de ma patrie et de la liberté. » — Voilà le grand citoyen, voilà le sage ami des hommes, qui sert son pays par ce simple refus, comme Miltiade et Thémistocle par ces éclatantes victoires dont le souvenir a depuis bien plus contribué qu'on ne pense à l'affranchissement des nations.

Mon maître chéri, le respectable Dubrueil, enlevé si jeune encore à la science qu'il agrandissait chaque jour, à l'humanité dont l'amour remplissait son ame, à l'amitié dont il semblait être le génie; Dubrueil était allé passer quelques mois à Pézenas, dans la retraite du célèbre Vénel, son père en médecine. Au milieu des entretiens les plus attachants, au milieu des douces impressions de la plus belle nature et dn printemps le plus fleuri, tout à coup il apprend que dans son pays natal, alors la province de Rouergue, il vient de se développer une maladie épidémique féroce, avec dépôts charbonneux et bubons, une vraie fièvre pestilentielle. Rien ne l'arrête : il part, il vole, et va se jeter au milieu de la contagion pour porter à ses compatriotes les secours de sa bienfaisance et de ses précoces talents. — Voilà le médecin vertueux, le citoyen dévoué.

Ces occasions signalées de servir son pays sont heureusement assez rares : elles le deviendront bien plus encore à mesure que la police, l'hygiène, et en général l'art de la vie, feront de véritables progrès. Mais, comme nous venons de le dire, il est des occasions plus usuelles où le médecin remplissant en quelque sorte le rôle d'un magistrat, peut faire tourner au profit des lois, de la morale, de la raison, l'empire que lui donnent la confiance de ses malades et l'intimité de ses rapports avec les familles. Le plus grand bien qu'on sont enfin la paix et l'espérance portées dans les ames, quand ils ne peuvent plus donner que cela. Car tel est le charme de la vertu bienfaisante et courageuse, qu'elle n'a pas besoin de secourir le malheur pour le consoler, et que sa voix seule verse des douceurs sur toutes les plaies.

Mais, encore une fois, plus ils sont dignes de la reconnaissance publique, et mieux ils savent s'en passer : en faisant ce qu'il faut pour l'obtenir, ils établissent leur bonheur sur des fondements plus solides. Et, si j'ose le dire, ils doivent s'habituer à la dédaigner; puisqu'il est souvent de leur devoir de braver l'opinion qui la dispense. Ne pouvant être jugés par les autres, il faut qu'ils apprennent à se juger eux-mêmes : ne

---

puisse faire aux hommes est incontestablement de répandre parmi eux des idées saines, de leur inspirer des sentiments généreux. Cet apostolat du bon sens et de la vertu est un devoir sacré pour tout être qui sent et qui pense : mais c'est un devoir bien plus pressant encore pour toutes les personnes dont les opinions peuvent facilement devenir des autorités.

En général, les médecins sont plus libres de préjugés que la plupart des autres hommes. L'habitude d'observer la nature leur fait voir à nu le fond de beaucoup de choses : elle leur donne un profond mépris pour les rêves des imaginations inquiètes ou désœuvrées, beaucoup de pitié pour cette foule de sottises consacrées qui gouvernent le monde. Or, il est impossible que la hardiesse de l'esprit ne communique pas, à la longue, de l'indépendance au caractère. Aussi les médecins dont le nom mérite de vivre dans le souvenir, ont-ils été, de tous temps, et de vrais sages, et des amis sincères de la lipouvant être surveillés ni par la loi, ni par l'œil du public, il faut que leur propre conscience les surveille sans cesse; qu'ils se créent une existence intérieure indépendante du blâme injuste et des vains applaudissements.

Ils aiment leurs semblables; ils aiment à les servir : mais ils ne sont pas révoltés de leur ingratitude; ils savent même y trouver des douceurs ignorées du vulgaire. Car de sentir profondément qu'elle ne peut refroidir leurs projets de bienfaisance, ni flétrir dans leurs cœurs les douces émotions de l'humanité, est sans doute bien au-dessus du plaisir que l'aspect de la reconnaissance procure.

A leurs yeux, comme à ceux du législateur,

---

berté; appréciant d'une manière courageuse et calme tout ce qui frappe de terreur ou d'admiration les autres hommes. De tous temps ces erreurs funestes qui n'abrutissent point les esprits sans corrompre les ames, ont trouvé dans leur sagacité et dans leur énergie des ennemis d'autant plus redoutables, que leurs arguments contre les charlatans de toute espèce s'appuient sur des faits physiques, et que pour en affaiblir la force, il faudrait pouvoir anéantir ces faits. Que les médecins poursuivent; qu'ils continuent de remplir cette tâche respectable; qu'ils deviennent les surveillants de la morale, comme ils le sont de la santé publique; enfin, que les gouvernements libres et amis des hommes trouvent en eux de zélés apôtres de la vérité et de la morale, dont la voix, répandant chaque jour dans le sein des familles les lumières avec les consolations, fasse germer de toutes parts les semences de la raison, des véritables vertus et, par conséquent, du bonheur.

il n'y a que des hommes : la vie du puissant ou du riche ne leur est pas plus précieuse que celle du faible et de l'indigent. S'ils se permettent quelques acceptions de personnes, c'est en faveur des bienfaiteurs de la patrie, des sages qui l'éclairent, des grands artistes qui l'honorent : s'ils pensent quelquefois pouvoir refuser leurs secours, ce n'est qu'à des malfaiteurs publics (1), contre qui la vengeance de la société se trouve quelquefois impuissante. Non contents de faire le bien, ils emploient tout l'ascendant de leur ministère à le faire aimer aux autres : non contents de se nourrir des leçons de la sagesse, ils emploient la confiance intime dans laquelle ils sont admis à propager toutes les vérités utiles. Quand le devoir l'exige, ils savent braver les haines, les dangers, les contagions et la mort. En les voyant entrer dans une ville pestiférée, ou respirer les vapeurs pernicieuses d'une fièvre maligne, vous les plaignez, peut-être ! Ah ! c'est vous, sans doute, qu'il faut plaindre, si vous ne sentez pas que ce dévouement porte avec lui son salaire ; que l'état de l'ame qui l'inspire est accompagné des plus douces comme des plus nobles jouissances !

Enfin, quand le moment approche de payer

---

(1) On vient de voir ci-dessus en note, quelle fut la conduite d'Hippocrate, dont les ennemis de la Grèce et de la liberté imploraient les talents et les secours.

eux-mêmes le tribut inévitable qu'ils ont vu payer à tant d'autres, reportant les yeux sur la carrière qu'ils ont parcourue, ils n'y voient rien qui ne les remplisse du plus pur contentement : et leurs dernières paroles sont encore des actions de grace à l'Arbitre éternel de la vie et de la mort, et l'expression touchante d'une vertueuse sécurité.

Tel fut jadis le grand Hippocrate; tel était, à la fin du dernier siècle, le sage et bon Sydenham; tels ont été, de nos jours, les Van-Swieten, les Dehaen, les Pringle, les Morgagni, les Rosen, les Antoine Petit, les Ribeiro Sanchez, les Dubrueil, etc., dont les travaux ont servi l'humanité, dont les noms sont la gloire de l'art, et dont l'exemple, offert à l'émulation de la jeunesse, peut encore servir à former, d'âge en âge, des hommes dignes de les remplacer (1).

---

(1) La question que nous venons d'examiner dans ses arguments principaux pourrait se poser plus généralement et plus brièvement, à peu près de la manière suivante :

1° Les phénomènes de la santé et de la maladie, les effets des aliments, des remèdes, ou de toute substance capable de modifier l'état du corps vivant, ont-ils lieu suivant un ordre régulier?

2° Cet ordre peut-il être soumis à l'observation?

3° Ou, ce qui est la même chose, peut-on établir certains principes fixes sur la manière dont ces phénomènes ou dont ces effets sont produits?

4° Et, par une conséquence directe, peut-on établir d'autres principes correspondants sur la manière de les produire par art, de les prévenir, ou de les faire cesser?

Ici, comme on voit, chaque terme de la question porte, en quelque sorte, avec lui sa réponse.

Mais il en est de cet énoncé si général, comme de presque tous ceux du même genre : on ne les entend bien, on n'en saisit bien le sens complet qu'après avoir suivi toute la chaîne des propositions particulières qu'ils renferment et présentent en résumé.

P. S. Sur une observation d'un ami très-éclairé, je crois devoir ajouter ici que, quoique je n'admette pas la précision mathématique dans l'évaluation des certitudes relatives aux objets usuels de la vie, je suis bien loin de nier que la méthode générale du raisonnement se soit beaucoup perfectionnée par la considération plus attentive des procédés du calcul. Je n'ignore pas, d'ailleurs, que la langue algébrique a été employée, avec quelque apparence de succès, par des hommes d'un génie éminent, pour l'évaluation des probabilités, non-seulement de toute opinion, qui ne peut être réduite en formule précise, vu la multitude et l'inconstance de ses données, mais aussi de la plupart des évènements éventuels, de ceux mêmes qui sont fondés sur les passions, bien plus inconstantes encore et bien plus mobiles, du cœur humain. Ces deux méthodes, je veux dire celle du calcul et celle de la saine métaphysique, s'éclairent mutuellement d'une vive lumière : de concert, elles ont déja fait quelques pas nouveaux qui ne peuvent être méconnus que des esprits inattentifs ; et tout annonce qu'elles sont à la veille d'en faire de bien plus importants. Il faut convenir de plus que certaines parties de la physique animale, telles que l'appréciation des forces musculaires, la théorie de la vision, peut-être même celle de l'audition ne paraissent guère pouvoir être traitées complètement, sans le secours des mathématiques. Mais les vrais géomètres sont ceux qui savent le mieux que le calcul ne s'applique pas à tout : et ce qu'il y a de bien sûr encore, c'est que les différentes applications qui en ont été faites jusqu'à présent à l'art de guérir, loin de hâter ses progrès, l'ont infecté des théories les plus fausses et des plans de traitement les plus dangereux.

FIN DU PREMIER VOLUME.